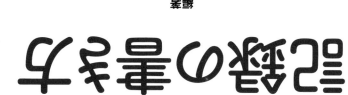

記録の書き方

看護学生のための
実習に役立つ

編著

鈴木智子 上谷いつ子
東京純心大学看護学部

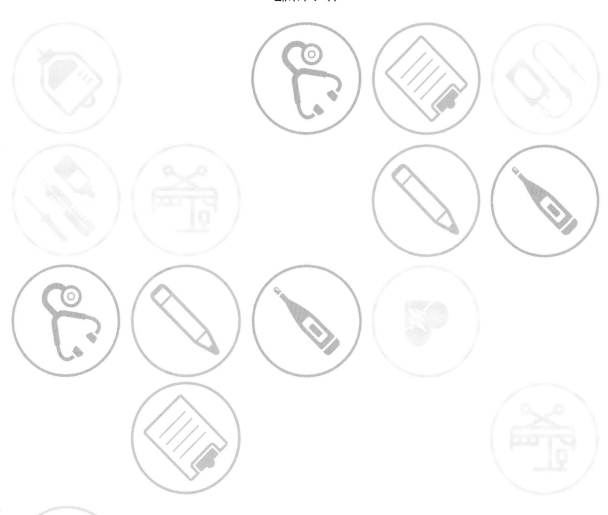

ビイ出版

◆執筆者

編著

塚本都子　　　東京純心大学看護学部看護学科
上谷いつ子　　東京純心大学副学長

以下執筆順

竹元仁美　　　東京純心大学看護学部看護学科
山本君子　　　東京純心大学看護学部看護学科
樋口美樹　　　東京純心大学看護学部看護学科
天野雅美　　　東京純心大学看護学部看護学科
酒井博子　　　元東京純心大学看護学部看護学科
小濵優子　　　東京純心大学看護学部看護学科
津田泰伸　　　東京純心大学看護学部看護学科
博多祐子　　　元東京純心大学看護学部看護学科
松本宗賢　　　元東京純心大学看護学部看護学科
本田智子　　　東京純心大学看護学部看護学科

はじめに

　看護を学び始めた学生の皆さんにとって、臨地実習で最初にぶつかる壁は、誰もが悩み苦しむ"実習記録"といっても過言ではありません。なぜなら、受持患者さんと向き合って得られた多くの情報をどのように結びつけていくのか、1つひとつの情報にはどのような意味があるのか、それらの情報からどのように判断し、受持患者さんへの看護を導き出していくのかなど、頭の中は混とんとした状況に陥るからです。記録を書こうとしてもなかなか書けるものでもありません。だからこそ学修の進度に応じた記録のトレーニング、自らの思考・判断を文字や図で表現するトレーニングが必要になります。

　看護学基礎教育において臨地実習は重要な授業形態です。実習で記録を書く、記録を整理するという作業を繰返し行うことは、学生の皆さんの成長に欠かせません。"書く"ことにより頭の中の"思考"が整理され、新たな気づきや発見が得られます。実習記録が書けるようになることはつまり、看護実践の基本である看護過程の展開能力が高まっていることを意味します。結果として看護実践能力が身につき、自らの成長を実感するといえます。

　本書は、まさに実習に役立つ記録の書き方をわかりやすくまとめたサブテキストです。序章では、2022年度「保健師助産師看護師学校養成所指定規則」の改正にあたり、その主旨と看護過程との関連について解説しています。第1章では、看護実践の基本となる看護過程の展開について、身近な話題を取り上げながらイラストを用いてわかりやすく解説しています。第2章は、看護職が毎日必ず行わなければならない行為の1つである看護記録について解説し、さらに看護過程と実習記録の関連、記録を行ううえでの留意事項、学生に特徴的な記録様式の関連図、地域連携や多職種協働において必要な看護サマリーを加えました。

　第3章では、第4章以降の事例展開に結びつけられるように、代表的な看護理論とアセスメント枠組みについて、第4章では、領域別看護過程の事例展開を記録様式に沿って具体例を示しながら解説しました。第5章では、日々の実習で必ず記載し、提出と発表が求められる行動計画表と実施・評価記録用紙の記載方法のポイントを説明しています。最後に第6章では、臨床の現場でよく用いられ医療用語を正しく理解し実習記録に活用できるよう、分野別に一覧表で示しました。

　学生の皆さんには、学内での事例展開の演習や日々の実習記録に役立てていただければ幸いです。その結果として受持患者さんへのよりよい看護につながっていくことを願っています。

令和3年3月　編著者代表　上谷いつ子

CONTENTS

第5章

マスターしよう！　実習記録 267

正しく使おう！　医療用語 ....(本田智子)......286

第5次指定規則改正からみた看護過程

はじめに

　学生の皆さん、看護過程について学ぶ前に医療の現状と課題について確認しましょう。

　わが国では、超高齢化・少子化が速いテンポで進んでおり、2025年の**地域包括ケアシステム**（医療・介護・予防・住まい・生活支援が一体的に提供される体制、**図1**）の構築に向けて、医療は大きく変化しています。医療は今までは**病院で完結**していましたが、医療機関・行政・コミュニティなどが一体となって、療養する人々とその家族を支える**地域一体型**へと姿を変えようとしています。つまり、地域包括ケアシステムが実現すれば、重度な要介護状態になっても住み慣れた地域で自分らしい生活を人生の最期まで送ることができます[1)]。

　このように「生活を重視する」ことで、看護師の役割・責任も拡大します。もちろん、今までも対象者の生活の視点に立ってケアを提供してきましたが、このシステムの転換に伴って、「生活の支えとなる」看護職として、看護展開の焦点を看護上の問題点である看護診断ではなく、多様な背景をもち、複雑な健康課題を抱える対象者のニーズに合わせた目標に設定し、切れ目のない**シームレス・ケア**を提供することが求められます。

　一方で、看護の真価を発揮するチャンスでもあります。対象者や家族が病気や障害とうまく付き合いながら、その人らしい生活が続くよう支えることが看護の目標です[2)]。ですから、対象者の目標を中心に考え、看護を展開していくことがとても大切になります。

　学生の皆さんは、地域で暮らす人々が、地域の特性や実情に合わせた地域包括ケアシステムの中で生き生きと暮らせるよう支える力を身につける必要がありますが、決して難しいことではありません。現在お住いの地域や、大学の周辺の地域住民と出会い触れ合いながら、看護過程をマスターすれば、未来の社会の医療に携わるための基礎的能力を伸ばすことができます。一緒に学んでいきましょう。

●**地域包括システムとは**
介護が必要となっても住み慣れた地域で自分らしい生活を最期まで続けるために、地域のなかで助け合う体制のこと。自分の住まいの体制について調べてみよう

●**病院完結型の医療とは**
救命や治療により、病院で完全に治して退院につなげる医療のこと。近年、慢性疾患をかかえて老いていく高齢者が増えており、病院で治療が終了することが難しくなっている

●**地域一体型の医療とは**
慢性疾患や障害をかかえながら自分が希望する住み慣れた地域での生活を維持・向上するために、地域と医療が連携したサービスを提供すること

●**シームレス・ケアとは**
切れ目がないケアのこと。例えば、病院から介護施設に転院した後の生活において、必要なサービスを継続して受けることをいう

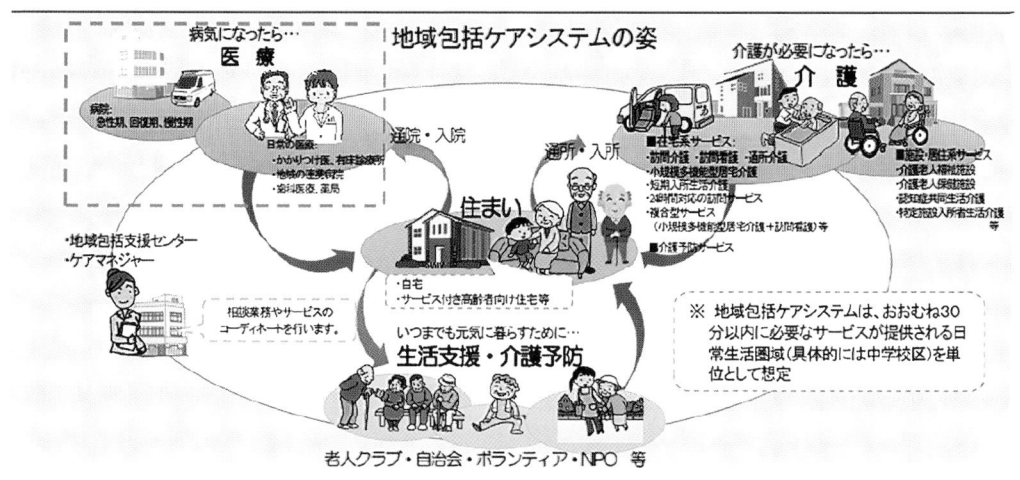

図1　地域包括ケアシステム

第5次保健師助産師看護師学校養成所指定規則改正について

　保健師、助産師、看護師等の看護専門職の養成については、**保健師助産師看護師学校養成所指定規則**（以下、指定規則）に定められた内容を満たし、文部科学大臣または厚生労働大臣の指定を受ける必要があります。指定規則は、わかりやすく言うと、看護職が国家試験を受験できる資格を得るための単位数や時間数などを定めた規則です。

　2022年に第5次指定規則および**看護師等養成所の運営に関する指導ガイドライン**（以下指導ガイドライン）が施行されることとなりました。2009年の第4次改正からすでに10年以上が経過しており、コロナ禍のように、世界全体が予測不能な社会情勢になり、かつ多様化が進む国際社会のニーズに応えうる看護教育システムの見直し[4]が喫緊の課題となっております。「指定規則」とは、文部科学省と厚生労働省の合同省令で大学が（養成所も）遵守すべきもの、「指導ガイドライン」は厚生労働省医政局長通知で保健師助産師看護師学校養成所が遵守すべきものです。

　学修の主体者である看護学生の特徴として、以前より人間関係の希薄化、生活体験の不足、コミュニケーション能力の不足、電子機器の扱いに慣れている等が指摘されています。さらに、看護師教育の実習環境の課題として、成人看護学実習では受け持ち対象者が高齢者になることが多く、老年看護学実習と重複すること、少子化の影響で母性看護学、小児看護学実習に関連した施設確保の困難などがあげられています[4]。

●保健師助産師看護師学校養成所指定規則とは
「看護職の国家試験受験資格を付与できる、一定の水準を備えた学校及び養成所を指定する基準と手続きを定めたもので、その教育に関し、教育内容及び施設・設備、教員等の教育条件の水準確保という機能を果たすもの」[3]とされている

前述した保健医療福祉を取り巻く環境変化、Society5.0に伴って激変する情報化社会などを見据えて、**大学は所属する地域社会における大きな知的リソースであるため、地域特性に合わせた看護教育を行う責務**をもつことになります。また、環境問題で言われる"Think globally, act locally"とは「世界基準で考え、地元で活動を行う」ということですが、まさに国際的視野に立ち、国際社会と密接にリンクした地元の地域社会において、地域特性を生かした活躍ができる人材を育成し輩出することが求められていることを示しています。

刻々と変わりゆく社会と人々の健康課題に寄り添う看護師を育成するために、**看護師教育**も必然的に変わっていきます。その変遷を示したものが**図2**[4]です。また、具体的な看護師教育の内容と単位数の変更については**表1**[5]に示しました。

この第5次指定規則改正に関する報告書[6]に示された、**看護基礎教育における教育の基本的な考え方のポイント**は、以下の7つです。

① **人間を身体的・精神的・社会的に統合された存在として幅広く理解する能力**を養う。

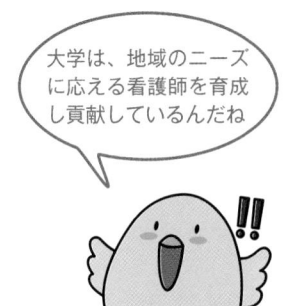

大学は、地域のニーズに応える看護師を育成し貢献しているんだね

●看護師教育とは
社会の変化を先取りして改正されている。第5次改正では102単位に増えている。地域・在宅看護論に科目名が変わる

図2　看護師3年課程　教育内容の変遷　（厚生労働省）

（一般社団法人日本看護学校協議会監：令和元年度厚生労働省看護職員確保対策特別事業「看護師等養成所におけるカリキュラム改正支援事業」カリキュラム編成ガイドライン＆地域・在宅看護論の教育内容. 2019.）

② 対象を中心とした看護を提供するために、**看護師としての人間関係を形成するコミュニケーション能力**を養う。

③ 看護師としての責務を自覚し、**対等の立場に立った倫理に基づく看護を実践**する基礎的能力を養う。

④ **科学的根拠に基づいた看護の実践**に必要な臨床判断を行うための基礎的能力を養う。

⑤ **健康の保持・増進、疾病の予防および健康の回復に関わる看護**を、健康の状態やその変化に応じて実践する基礎的能力を養う。

⑥ 保健・医療・福祉システムにおける自らの役割および他職種の役割を理解し、**多職種と連携・協働しながら多様な場で生活する人々へ看護を提供**する基礎的能力を養う。

⑦ 専門職業人として、**最新知識・技術を自ら学び続け、看護の質の向上を図る**基礎的能力を養う。

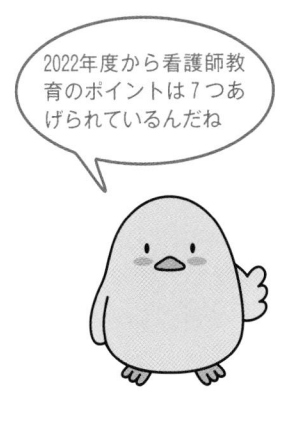

2022年度から看護師教育のポイントは7つあげられているんだね

また、具体的な看護師教育の内容と単位数の変更については表1に示しました。

表1　看護師教育の内容と単位数の変更

教育内容		単位数
基礎分野	科学的思考の基盤 人間と生活・社会の理解	14（＋1）
専門基礎分野	人体の構造と機能 疾病の成り立ちと回復の促進	16（＋1）
	健康支援と社会保障制度	6
専門分野	基礎看護学	11（＋1）
	地域・在宅看護論	6（＋2）
	成人看護学	6
	老年看護学	4
	小児看護学	4
	母性看護学	4
	精神看護学	4
	看護の統合と実践	4
	臨地実習	23
	基礎看護学	③
	地域・在宅看護論	②
	成人看護学 ……………………………	④
	老年看護学 ……………………………	
	小児看護学	②
	母性看護学	②
	精神看護学	②
	看護の統合と実践	②
合計		102（＋5）

＊臨地実習の○内の数値は必要最低限の単位数、赤字は追加を求められている教育内容を示す

看護基礎教育課程において身につける能力

① 看護とは

学生の皆さん、そもそも「看護」とは何でしょうか。

看護とは、「個人、家族、集団、地域を対象として、その人々が本来もつ自然治癒力（健全さ、力）を発揮しやすいように環境を整え、健康の保持・増進、健康の回復、苦痛の緩和を図り、生涯を通してその人らしく生を全うすることができることを目的として、専門的知識・技術を用いて身体的・精神的・社会的に支援する働きである」[7] と定義されています。看護とは「対象者の**健康レベル**に応じて日常生活の自立ができるように、健康の保持増進、健康障害からの回復あるいは安らかな死を迎えるように援助することであり、対象者が自助力によってニーズを充足できない時に援助すること」[8] です。

また、**看護の意義**とは、「看護の特質は看護の対象である人々の身近にあり、関心を寄せ関わることにより、苦痛や苦悩に気づき、人々の尊厳を守る人間的な配慮を行うこと」で、「その人の尊厳を守り、その人らしく生きていくことを支える看護の価値は、人間性を重視する社会の基盤を支える価値である」[8] とされています。

② 看護過程とは

看護の目的は、対象者の健康レベルやニーズに応じて援助することであり、対象者の強み（内的資源）を活用し、看護行為、①健康状態のアセスメント、②教育、③日常生活動作の援助、④カウンセリング、⑤他の専門職への相談等を実施します。対象者の問題解決に沿った看護実践をするためには、系統的で科学的根拠に基づく思考過程が必要になります。

看護過程とは、「看護の知識体系と経験に基づいて、人々の健康上の問題を見極め、最適かつ個別的な看護を提供するための組織的・系統的な看護実践方法の１つであり、看護理論や看護モデルを看護実践へつなぐ方法です」[10]。看護過程は、看護の対象となる人々と看護師との対人的関係のなかで成立するものです。つまり、看護過程とは、コミュニケーションを介して対人的援助関係を築き、看護の目標を達成するための科学的な問題解決法を応用した看護実践を導く「思考過程」で５つのステップから構成されています（**図3**）。

この看護過程を活用して看護を実践するために求められる能力とは、「①問題に気づく能力、②問題を同定するための批判的思考能力や意思決定能力、③問題解決策の考案に向けた柔軟な創造的思考

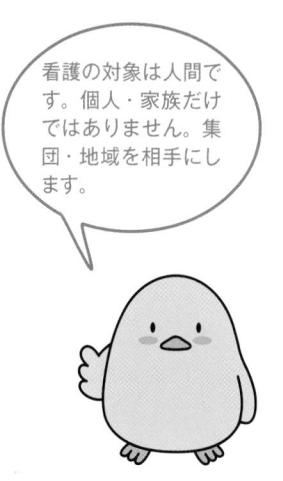

看護の対象は人間です。個人・家族だけではありません。集団・地域を相手にします。

● 「健康レベル」とは
疾病・受傷さらに治療によって身体機能は変化する。治癒可能な疾患、回復に時間がかかる疾患、慢性疾患は、生涯治療が必要である。「急性期」「回復期」「生活期」などに区分される。図1参照

● 看護過程とは？
日本看護科学学会の定義
『**看護過程**とは、看護の知識体系と経験に基づいて、対象の看護上の問題を明確にし、計画的に看護を実施・評価する系統的・組織的な活動』と定めている。
（日本看護科学学会学術用語検討委員会1995年）

看護過程の５つのステップは第１章で学べます

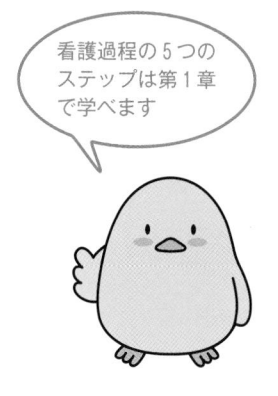

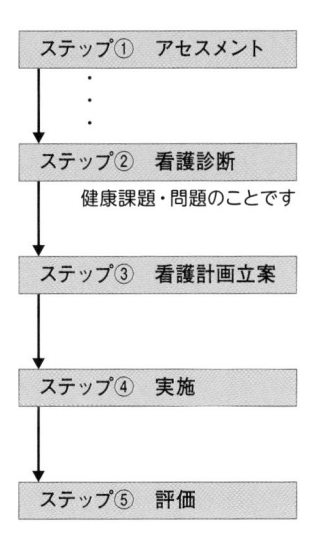

図3　看護過程の5ステップ

などの多様な思考力（知的技能）、④聴く能力・伝える能力、⑤情報収集する能力などの人間関係の技能、⑥特定の結果や望ましい行動反応をもたらすための方法を展開する技術的技能、⑦看護の対象となる人々の心情を感じ取り、気遣いを行うケアリングの能力である」と説明されています[5]。

　看護過程は問題解決過程であるため、判断を支える「**クリティカル・シンキング：批判的／吟味的思考**」、**エビデンス**（根拠）に基づく科学的、論理的な思考が非常に重要で必須の基礎能力となります。ただし、看護実践を導き出すための方法論の1つですので、看護過程の展開自体を目的にしないように注意してください。

　さて、この過程において、学生の皆さんが最も難しいと思うのはどこだと思いますか？　答えは、【アセスメント】の情報の分析と統合です。コツをつかむまで苦労するところのようです。

　人間は「環境との相互作用を通して、身体的、心理的、社会文化的、発達的側面を統一して存在する」という観点[8]から、これらの4側面について情報収集しながら、同時に情報が示す意味を考えます。

　初学者である学生さんは、1つひとつ丁寧にテキストと照合しながら、特に、身体的側面の情報は正常機能と比較して情報の意味を考え、健康状態の判断を行います。**主観的情報**と**客観的情報**との整合性を考慮することが大切です。このプロセスが科学的な看護実践の方向性を示してくれます。

　看護過程を展開する際のポイントはたくさんありますが、ここでは4つだけ紹介します。1つ目は、健康課題（看護問題）をなかなか見いだしにくい時です。「現在の状態」を「望ましい状態」と比較し

●クリティカル・シンキングとは
批判的思考のこと。看護過程のアセスメント・健康課題（看護問題）の特定は注意深い思考が必要で「批判的・客観的・正確に」行う

●エビデンスとは
証拠・根拠のこと。例えば、血圧を上腕で測定するのはなぜか。その根拠を述べる必要がある。点滴や外傷が両上肢にある場合（根拠）は血圧の測定部位を変更する

●**客観的情報とは**
　観察によるもの
・表情・しぐさ
・吐気・嘔吐など
●**主観的情報とは**
　訴えを観察する
・苦痛や不快の訴え　など

てみましょう。健康課題（看護問題）が先ほどより明確に見えてくるのではないかと思います。

2つ目は、看護計画を立案する時です。**対象者の弱み**に注意が集中してしまいますが、**弱み**だけでなく、**対象者の持つ強み**についても考慮してくださいね。この**強み**を活用した看護計画を立案しましょう。

3つ目は、看護の実施です。第一優先順位は、安全・安楽です。実施の前には、リスクの側面も考えて、準備を十分に整えてください。

4つ目は、成果を評価する時です。**看護計画の評価**とは、看護の実施がどのような結果を生み出したのか、看護目標がどの程度達成されたかを判断します。達成されなかった場合には、看護計画を見直しして修正をします。

③ 看護過程で身につけるべき能力

大学や専門学校などの看護基礎教育課程では、1989年の第2次カリキュラム改正[11] において、すでに、高度医療、複合的な問題状況に対応できる判断能力・応用能力・問題解決能力の育成が中心的課題として打ち出されたことから、看護過程の学習は方法の1つとして重要視してきました。看護を系統的、科学的、個別的に実践することを学習するための有効な方法とされ、社会の期待に応え、あらゆる状況にある看護の対象に個別的な看護を提供するために、看護過程の展開能力の習得そのものが重要な目標として位置づけられてきました。**看護過程を展開する能力**は対象1人ひとりに応じた質の高い看護を提供するために看護師が獲得すべき能力の1つです。

また、厚生労働省の「看護教育の内容と方法に関する検討会報告書（2011）」[12] によれば、看護基礎教育において、「対象者の健康の状態や生活の状況に応じた看護が実践できる能力が育成される」ことが明記され、その位置づけは現在まで変わらず（大学における看護系人材育成の在り方に関する検討会、2018）[13]、今後ますます重視される能力といえるでしょう。

看護過程を学ぶ際の課題は、学生さんが対象者の健康課題（看護問題）を明確にし、看護計画を立案するまでの『知的判断過程』の学修です[14]。学生が看護の観点から、対象者の健康課題（看護問題）を解決するために看護計画を立てることであり、事例で示された情報を基に専門的知識を活用として考える実践（演習）です。

先行研究では、学生さんは紙上事例を検討する際、文章の読みがテキストベースであることが多く、**推論**のスキルのうち**帰納**や**演繹**はよく活用し読んでいるが、**類推**や価値判断をしながら読むという

●対象者の強みと弱みとは
例えば、花粉症の人はアレルギー症状で生活に影響する（弱み）。これまでの経過から事前に投薬して症状をコントロールすることができる（強み）

看護過程のポイントは大切だね。1章でしっかり学びましょう

●推論とは
すでに知り得ている事実をもとにして、今後のことを予測し論じること

●帰納とは
具体的・個別的な事例から、論理的に一般的な理論や法則につなげること

●演繹とは
一般的な理論や法則から論理的に具体的・個別的な事柄を導くこと

●類推とは
似ている点をもとに何かを推測すること

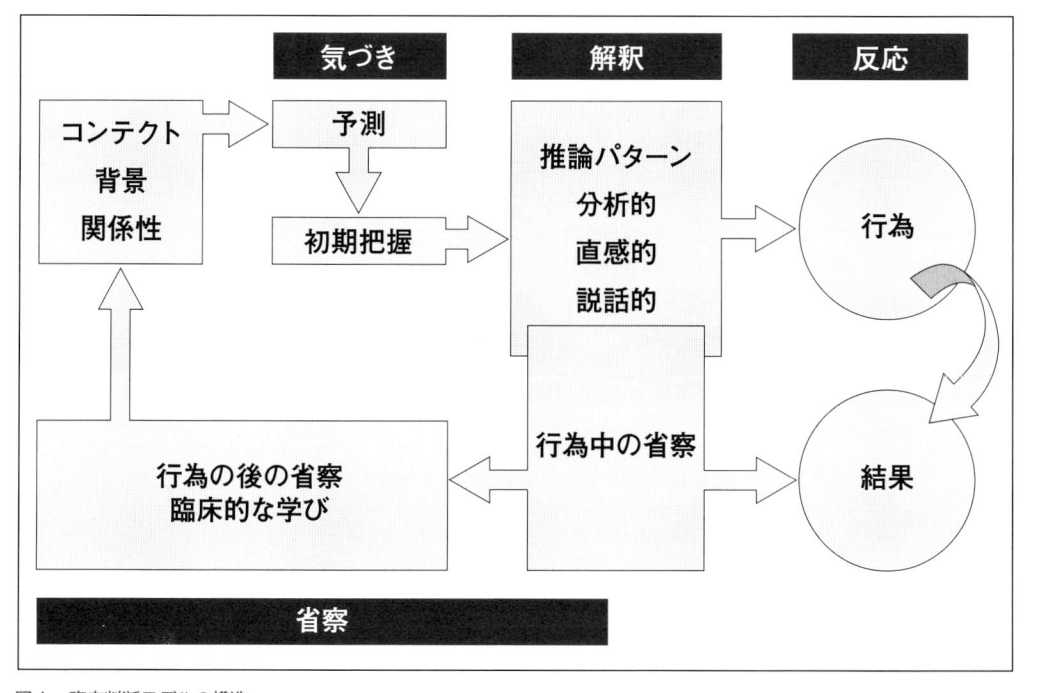

図4 臨床判断モデルの構造

点が不足していると指摘されています[14]。したがって、学生さんが
看護過程において思考する時には、学生間や教員とともに類推・価
値判断のスキルを活用していきましょう。

臨床判断とは

　看護基礎教育における教育の基本的な考え方のポイントの④で示
された「科学的根拠に基づいた看護の実践に必要な臨床判断を行う
ための基礎的能力を養う」のところに、「臨床判断」と書かれてい
ます。あまり聞きなれない言葉だと思います。
　では、「臨床判断」とは何でしょう？
　臨床判断とは、「患者のニーズ、関心ごと、健康問題について解
釈や統合を行い、アクションを起こすか起こさないかを判断し、標
準的なアプローチを使用するか修正し、もしくは患者の反応によっ
て適切とみなされる新しいことを即興で行うこと」と定義づけされ
ています[15]~[17]。これは、Tanner論文「Thinking like a nurse: a
research-based model of clinical judgement（看護師のように考え
よう：研究に基づいた臨床判断モデル）」で示された臨床判断
（Clinical Judgement）に準拠しています。**図4**[15]~[17]の通り、循環
モデルであり、省察（振り返り）によって、看護実践を振り返り、
さらに看護実践を高めるために、気づきの段階に戻ることを示して

表2　臨床判断モデルにおける各段階の概要

気づき （Noticing）	**対象者の状況を知覚的に把握する段階** これは、確定に至らなくても状況がどうであり今後どうなっていくのか予期し、臨床像を全体的に把握する。予期し全体的な見込みをつけるには、典型的な患者の反応やそれに対する看護師の対処パターンを知っていることが前提となる。知識は、類似した患者に対する臨床的もしくは実践的知識、経験から看護師が自身の持論としていること、または**教科書的な知識**からもたらされる。また、卓越した実践に対する看護師の見解、患者の状況に対する価値づけや病棟文化なども影響する。
解釈 （Interpreting）	**後に続く「反応」に向けて十分な状況理解を進展させる段階** 看護師は「解釈」によって把握しているさまざまな情報の意味づけを行い、「反応」の方向性を決定する。看護師は、臨床状況への気づきと初期把握をきっかけとして、直観的、暗黙的に推論パターンを用いて解釈する。 　**Tanner's　臨床推論の3パターン**：経験豊かな看護師が単独または複合的に用いて対象者を解釈する　**【分析的推論】**実践家は状況を要素に分解する。この推論の特徴は、達成すべき成果の見込みに基づいて多数の代替え案（判断結果のバリエーション）を出し、それに対して系統的で合理的な重み付けをしていくこと**【直観的推論】**類似状況としての経験を活用して、臨床状況を即興的に理解する**【説話的推論】**ストーリーの語りであり解釈である「ナラティブ（説話）」を基盤としており、問題解決技法などに代表される系統的な思考とは異なる。重要な出来事をまとめ上げたストーリーとして人に話すことで、これらの経験を意味づける
反応 （Responding）	**状況に対して適切と考えられる看護介入を決定し、実際に行動する段階** 「解釈」と「反応」は、ほとんど時間的空白がない即興的である場合と、ない場合がある。「反応」後の対象者の状況を「反応」の結果として認識することで、後に続く「省察」を導く契機となる。
省察 （Reflecting）	**「反応」のプロセスにおいて看護活動への患者の反応に関心を向け、さらなる臨床判断サイクルのきっかけの段階** 臨床判断を含む看護実践能力を看護師が発達させる契機にする。 **行為のなかでの省察（Reflection in action）**、患者を「読む」能力（看護介入に対してどのように反応しているか）を基盤として、アセスメントに基づく介入を暗黙知的に調整することである。 **行為の後の省察とそれに続く臨床学習サイクル（Reflection on action and clinical Learning）**によって、実践的知識の発展や、同じような状況での臨床判断がより適切に行うことができるようになる。さらに、省察において、看護行為とアウトカムの関連付けを行うことで、成果を念頭においた責任のある実践につなげることができる。

（松谷美和子他：看護診断と「臨床判断モデル」.看護教育、56（7）；616-621.2015.　をもとに作成）

いMS。

　臨床判断のスキルは看護基礎教育の非常に重要なコアの部分です[3]。**臨床判断**は、**表2**に示したように、解釈および患者の状況について判断をし、看護介入の実施、および省察（振り返り）です。言い換えると、科学的思考に基づいた看護実践を導く看護過程を包含した臨床判断プロセスをたどりながら、看護の実践中、実践終了後の振り返りを行い、フィードバックによりさらなるサイクルに入っていく看護実践の導くツールです。

　前提として、複雑な臨床状況を認識し、観察したことを解釈し、対象者に看護ケアを提供するためには、看護師として専門知識が必須です。学生が、臨床状況を体系的に分析することに理論的な知識を応用し、状況を分析的に推論し、臨床判断を発展させることによって、臨床判断に必須な能力と同時に、コミュニケーション、優先度、時間管理の能力を伸ばすことができるという研究報告があり

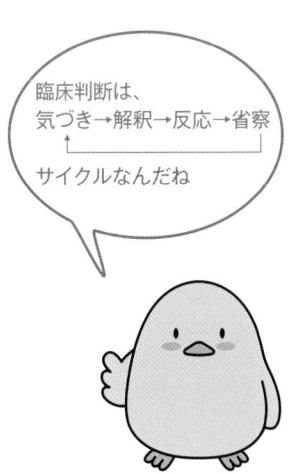

臨床判断は、
気づき→解釈→反応→省察
サイクルなんだね

ます。学生が主体的に、状況をどのように分析し、問題を解釈し、問題解決の意思決定を行うかを学ぶためには、シナリオ／問題に基づいたシミュレーション教育、経験型学習が有効と考えられています[18]。もちろん、高度なICT教材をもちいたシミュレーション教育方法の迫真性には及ばない点もありますが、臨床経験、教育経験をあわせもつ看護教員が、臨床の場を精巧に再現したペーパー・ペーシェント（紙上事例）の看護過程の展開を演習することは、臨床で経験した実例に基づいているため忠実性は高いと考えます。

看護過程の展開によって学べること

　それでは、看護過程について再考してみましょう。

　科学的思考に基づいた看護実践を導き出す、看護過程の有用性について再検討したいと思います。看護学の初学者が、看護を学ぶ方法として、「看護過程」を活用しながら、教員からの「発問」によって、「臨床判断」を導きだすことは十分可能であると考えられています。さらに、有効性を高める方法として、発問、例えば、「患者の状況をどう受けとめたか」「それをどう判断したか」「どう介入したいか」など学修者の思考を導く質問が推奨されています[19]。これは1つの対話的学修法と考えることができます。

　このような発問／対話を用いて科学的思考過程を進める際には、「現在最も解決されなければならない問題は何か」「その理由は何か」「その根拠となるデータは何か」、を吟味的に考えることが求められます。もともと、看護過程は問題解決過程ですので、対象者の健康問題／健康課題を看護の視点であらゆる角度から、それまでに学修した全ての知識と技術や個人的な経験を総動員して検討[20]し、最適解について考えることができるツールです。

　本書に収められた、事例患者を用いた看護過程、すなわち、「ある枠組みにそって事例患者の情報を収集、分析、解釈を整理統合していく」過程[21]を学ぶことによって論理的思考を培うことができます。そして、それを看護学実習（臨地実習）で応用し、科学的根拠に基づいた看護を実践することができるようになります。看護学実習では、「今ここに」生きる患者とその家族に対して、適切な看護実践を体験できます。そのために、本書をもとに看護過程を学びましょう。第5次指定規則改正が求める、能動性、自律性、臨床判断能力の向上等の課題に対応する能力を高める道を進んでいく皆さんにこそ、活用していただければ幸いです。

●発問とは
学修者の思考を導く質問である。例えば、「あなたは何歳ですか？」「あなたは、その時どのようにすればよかったと思いますか？」の2つの質問のうち、後者のほうがより深く考えさせる発問である

引用・参考文献

1）厚労省Webサイト：地域包括的ケアシステム
https://www.mhlw.go.jp/content/10805000/000557242.pdf（閲覧日 2020.4.1）
2）長谷川智子：看護診断の基礎と正しく導き出し活用するコツ. 臨床看護記録、29(2)：2-6：2019.
3）一般社団法人日本看護学教育学会ホームページ. 保健師助産師看護師学校養成所指定規則に定められた教育内容の変遷. https://jane-ns.or.jp/wp-content/themes/dest/assets/doc/library/181218changesrule.pdf
（閲覧日 2020.9.1）
4）一般社団法人日本看護学校協議会監修：令和元年度厚生労働省看護職員確保対策特別事業「看護師等養成所におけるカリキュラム改正支援事業」カリキュラム編成ガイドライン&地域・在宅看護論の教育内容. 2019.
5）カリキュラム改正のポイントとその対応：週刊医学界新聞、2248号、医学書院、2019.
6）厚生労働省：看護基礎教育検討会報告書, 看護師等養成所の運営に関する指導ガイドライン 別表3 看護師教育の基本的考え方、留意点等. https://www.mhlw.go.jp/content/10805000/000557411.pdf,（閲覧日 2021.3.12）
7）日本看護科学学会 編：看護を構成する重要な用語集. 2011. https://www.jans.or.jp/uploads/files/committee/2011_yougo.pdf （閲覧日 2020.11.16）
8）花岡眞佐子：「看護過程の概念」の教育内容構成と授業；看護計画の立案に至る思考過程の検討. 教育学の研究と実践、1；29-37：2002
9）中西睦子：臨床教育論；体験からことばへ. ゆみる出版. 東京. 1992.
10）小林美亜：看護過程. そもそもアセスメントとは？診断とは？評価とは？ https://www.kango-roo.com/learning/5651/ （閲覧日 2020.11.20）
11）公益社団法人日本看護協会ホームページ. 第3部厚生労働省等の看護行政の足跡. https://www.nurse.or.jp/home/publication/pdf/report/2009/hojyokan-60-5.pdf（閲覧日 2020.11.20）
12）厚生労働省ホームページ. 看護教育の内容と方法に関する検討会報告書（2011）. https://www.mhlw.go.jp/stf/houdou/2r9852000013l0q-att/2r9852000013l4m.pdf（閲覧日 2019.9.2）
13) 大学における看護系人材育成の在り方に関する検討会：看護学教育モデル・コア・カリキュラムの概要：看護学教育モデル・コア・カリキュラム：「学士過程においてコアとなる看護実践能力」の習得を目指した学修目標. p.7. 2019.http://www.mext.go.jp/b_menu/shingi/chousa/ koutou/078/gaiyou/icsFiles/afieldfile/2017/10/31/1397885_1.pdf （閲覧日 2019.10. 30）
14）関根聡子他：看護実践経験のない学生が、紙上事例を用いた看護過程において アセスメントを実施した時の推論の特徴. 神奈川県立保健福祉大学誌,17(1):139－148：2020.
15) Tanner C.A.: Thinking like a nurse: a research-based model of clinical judgement. Journal of Nursing Education,204-211.2006.
16) 松谷美和子他：看護診断と「臨床判断モデル」. 看護教育、56(7)：616-621. 2015.
17) 松谷美和子：臨床判断モデルの概要と基礎教育での活用；クリステーン・タナー氏講演録より. 57(9)：700-706、2016.
18) Hao Bin Yuan, et al.: Nursing students' clinical judgement in high-fidelity simulation based learning; A quasi-experimental study. Journal of Nursing Education and Practice, 4(5):7-15:2014.
19）池西静江：今こそ考える，これからの「看護過程」の考え方；初学者は「気づき」をどう学ぶ?. 看護教育、57(6)：418-422、2015.
20）古橋洋子：「看護過程」を教える意義と現状の課題. 看護教育、56(7)：598-603、2015.
21）前川幸子：「看護実践を学ぶ」ということ. 看護教育、56(7)：610-615、2015.

第1章

みえる！　わかる！　看護過程

みえる! わかる! 看護過程

スマホでみえる・わかること

　皆さんが日常的に使用している携帯電話でのコミュニケーションを通じて、「みえる・わかること」は何ですか?　ここでは、看護過程に必要な要素を簡単に理解することができます。

ケースの紹介

　Aさん（18歳、女性）は、都内の看護大学に合格しました。東京で暮らすお姉さん（22歳、会社員）と同居しながら大学生活を満喫しています。残業が多いお姉さんとの会話は、「Line」が日常的です。

●Aさんが、Lineのやりとりをしながら感じとめたこと…

お姉ちゃん最近ずっと残業ばかりで、疲れているんだわ。朝は早いし。体力勝負だなぁ。栄養つけなくちゃ。お姉ちゃんの好きな食べ物?　そうだ、ニンニクと野菜たっぷり入れた激辛カレーとトンカツだな。飲み物はビールにして。
熱めのお風呂も沸かしてあげよ＿。
リラックスしてもらおう。
うん喜ぶぞ。よし、買い物に行こう。

22:00過ぎに帰宅した姉はさまざまな身体症状が出現していました。
体温38.6℃、悪寒、頭痛、全身倦怠感、咳嗽、咽頭痛、吐き気、鼻汁、関節痛など…
姉「ごめん、体調悪い、せっかく作ってくれたのに食べれないわ〜」
夜間救急外来に受診した結果、インフルエンザでした。

（スマホ画面）

妹：お姉ちゃん、お仕事お疲れ様。約束の外食楽しみ!

姉：ごめん無理。まだ終わらない。だるいー

姉：疲れた、明日の会議準備まだまだ。頭ぼ〜とするわ。ヤバい〜

妹：大丈夫?働きすぎ!!じゃん

妹：Okay!私が夕飯つくる。早く帰っておいで〜

姉：助かるぅ、嬉しいな。感謝。クーラー効き過ぎ、会社寒いわ頑張るぞー。持つべきは妹だね

妹：あははー。お姉さま、日頃の恩返しですよ

（症状の図）
寒気／急な38℃以上の発熱／全身がだるい／頭痛／食欲不振／喉の痛み／筋肉痛／くしゃみ／関節痛／咳／鼻水

　このケースからあなたは、「看護過程」の鍵!となる大切なことを学ぶことができます。携帯電話「Line」でのコミュニケーションで「みえる・わかること」とは何でしょう?　さあ、振返ってみましょう。

① 文字から「みえること・わかること」

　私たちは、相手からの「ことばやイラスト」のメッセージを自分なりに解釈していることが多いです。電話での会話は、ことばに伴う抑揚・トーン・スピードなどの情報を収集することができます。しかし、「Line」の文字やイラストでは、受け手の能力にもよりますが、正確な情報を伝達する方法として限界があります。また、本ケースにおいてお姉さんが、Aさんに心配をかけたくない‥と思った場合、真実（このケースでは、体調不良）を文字にしないでしょう。つまり、今回のケースのように文字から「みえること・わかること」には、食い違い（齟齬）が生じる危険が潜んでいます。

② 看護過程に一致させて「みえること・わかること」

　看護過程の構成要素は5つあります。その順序は決まっており、❶アセスメント　❷健康課題　❸計画立案　❹実施　❺評価の順です（詳細は、p.25）。つまり、最初の❶アセスメントが不適切な場合、❷以降、道から大きく逸れてしまう危険があります。今回のケースは、まさにこの最初のステップ「アセスメント」を失敗した典型的な例です。

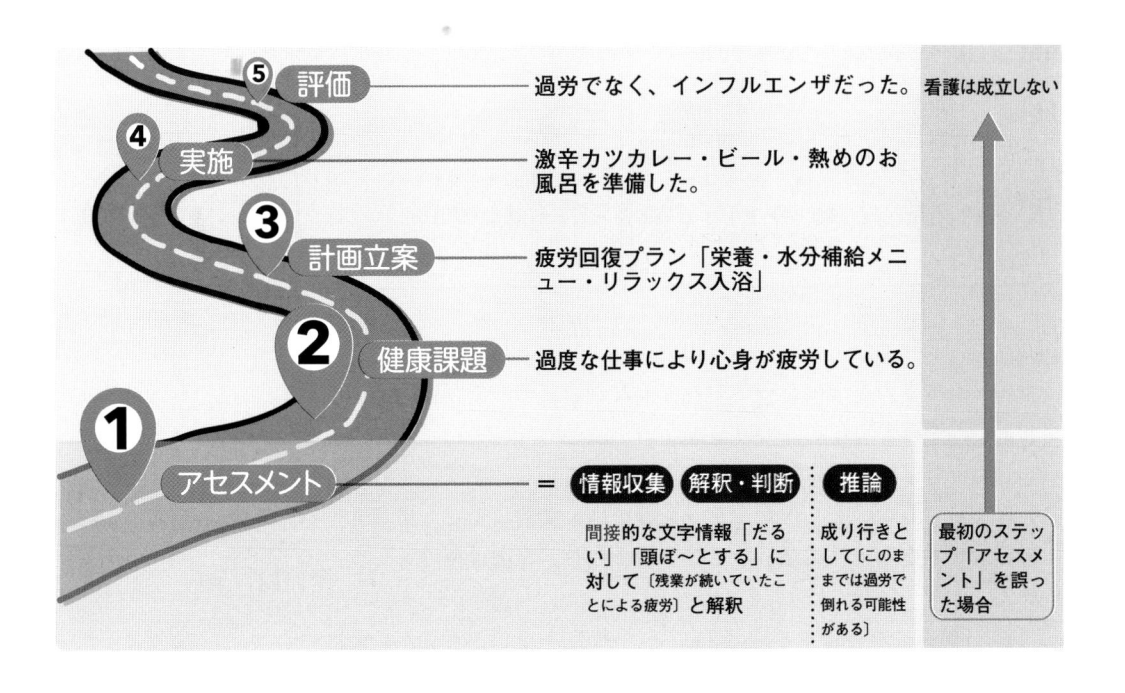

❺評価 ── 過労でなく、インフルエンザだった。

看護は成立しない

❹実施 ── 激辛カツカレー・ビール・熱めのお風呂を準備した。

❸計画立案 ── 疲労回復プラン「栄養・水分補給メニュー・リラックス入浴」

❷健康課題 ── 過度な仕事により心身が疲労している。

❶アセスメント ＝ 情報収集　解釈・判断　推論

情報収集：間接的な文字情報「だるい」「頭ぼ〜とする」に対して〔残業が続いていたことによる疲労〕と解釈

解釈・判断：成り行きとして〔このままでは過労で倒れる可能性がある〕

最初のステップ「アセスメント」を誤った場合

③ スマホの落とし穴とは

スマホの落とし穴とは、<u>正確な情報を見逃してしまうこと</u>でした。このケースで、お姉さんは最終的にインフルエンザと診断されました。妹のAさんは、異常に気がつき夜間救急外来に受診させています。では、どのようにして異常に気がついたのでしょう。

それは、「**直接、観察したから**」です。

お姉さんも「ごめん、体調悪い、せっかく作ってくれたのに食べれないわ〜」と直接述べています。

看護過程の❶アセスメントの「情報収集」は、間接的な情報だけでなく直接、観察して情報を得ることが大切です。<u>何事も、最初が肝心です。看護過程においても同じことが言えます。</u>

④ 言葉に注意。めざせ、普遍的な言葉

きっと、皆さんは、10代後半から20代でしょうから、筆者と30年程度の年齢差があります。ここで、筆者が看護学生の頃に体験した、「基礎看護学実習」で失敗したエピソードをご披露します。

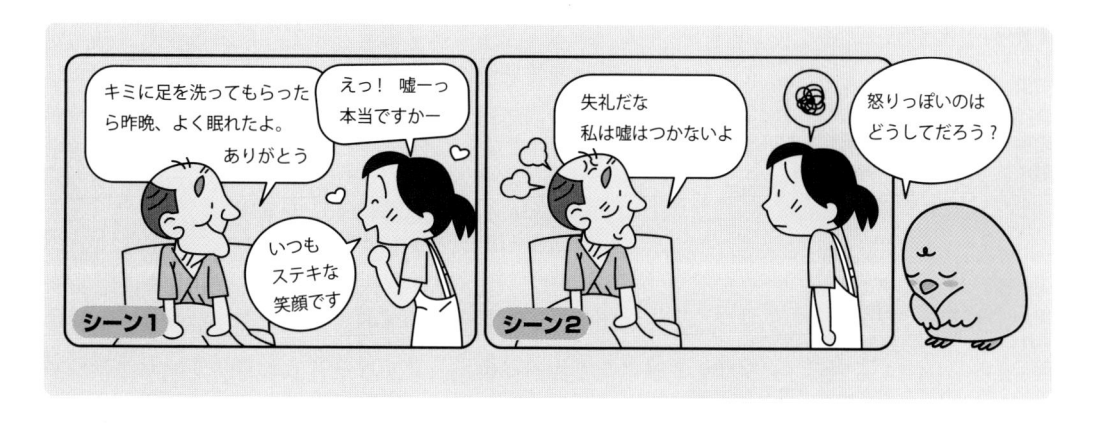

上のイラストの2つのシーンをみてください。そして、このエピソードの問題はどこにあるのでしょうか?

シーン1では、足浴に対して受持ち患者さんから「感謝」されて良い雰囲気でした。ところが、シーン2では、突然、受持ち患者さんの態度が豹変して「激怒」してしまいました。原因は何でしょうか。

当時、「驚き」を表現する時に「嘘〜!」「本当?」という言葉が若者のなかで流行っていました(私だけではないはずです)。しかし、受け手の患者さんには、通用せず、「嘘つき」という言葉に「怒り」をかってしまいました。患者との信頼関係は、ことば1つによって影響を受けるのです。

日常的に注意する「ことば」

　皆さん（若者）が日常的に使用している言葉には、同世代のみに通用している流行言葉（例えば、「マジ」「ヤバい」「ウケる」「へこむ」など）が含まれていませんか？　時代によっては、公に周知されているような言葉かもしれませんが、使用する場面ごと多様なニュアンス（微妙な差異）があり、筆者のエピソードのように衝突する危険があります。

　看護職は、対象者（患者さん）と信頼関係を築き、質の高い援助を計画に基づいて実施し、その成果を振り返るためにも、対話のなかで誤解を生むようでは困ります。つまり、援助的コミュニケーションツールの1つ「ことば」は、普遍的な要素が必要なのです。

　看護者は医療チームの一員として、使用する「ことば」に責任が伴います。このことは、コミュニケーションに限らず看護記録に反映されます。読み手によるニュアンス（微妙な差異）が生じないよう、今日から「ことば」を意識して使用してみましょう。

看護過程
(Nursing Process) とは

看護過程とは、看護を実践するための手順（ステップ❶〜❺）のことです。まずは、看護と看護の対象の関係を理解しましょう。

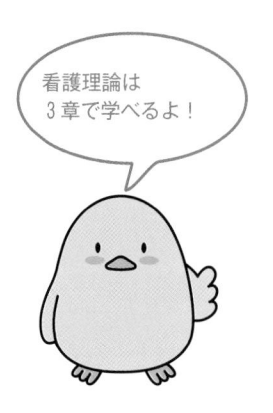

看護理論は
3章で学べるよ！

① "看護" とは？

看護は、フローレンス・ナイチンゲール（1820〜1910）によってはじめて定義されました。著書『看護覚え書き』の中で「病気とは回復過程である」[1] と記し、さらに「看護師は自分の仕事に使命感をもつべきである」[1] として病人の回復のプロセスを妨げることなく、回復が促進できるように熱意をもって働きかけることの重要性を明確に唱えています。

看護の定義は、さまざまな看護理論家によって提唱されています。代表的な看護理論家は、ナイチンゲールをはじめ、ヘンダーソン、アブデラ、ロイです（表1）。

表1　看護理論家による看護の定義

ナイチンゲール	自然に働きかけて、人間をあらゆる点において最良の状態におくこと
ヘンダーソン	全体性・安全性・自立性の確保を目的として体力・意思力・知力が不足している点を補う独自の機能である。
アブデラ	健康上のニーズに関連する重要な看護問題に対して、問題解決すること
ロイ	健康疾病連続性において、4つの適応様式を用いて適応を促進する。

② "ICNにおける看護の定義"

"ICNにおける看護の定義" を以下に示します。

> **ICN 看護の定義（簡約版　前文）**
>
> Nursing encompasses autonomous and collaborative care of individuals of all ages, families, groups and communities, sick or well and in all settings. Nursing includes the promotion of health, prevention of illness, and the care of ill, disabled and dying people.
>
> 看護とは、あらゆる場であらゆる年代の個人および家族、集団、

●ICNとは？
(International Council of Nurses / ICN) 国際看護師協会は、1899年に世界で初めて設立された国際的な保健医療専門職団体である。130以上の各国の看護師協会（national nurses' association / NNAs）で編成されている。

●「看護が行われる場」とはどこでしょう
「病院・在宅・施設・学校・企業…」つまり、人間がいるあらゆる場である。

●「看護の対象」とは
誕生から死まで、すべてのライフステージの人を対象とします。個人に限らず、家族や集団、地域社会を対象とします。健康の回復が望めずに死に至る全過程において看護は提供される。

コミュニティを対象に、対象がどのような健康状態であっても、独自にまたは他と協働して行われるケアの総体である。<u>看護には、健康増進および疾病予防、病気や障害を有する人々あるいは死に臨む人々のケアが含まれる。</u>（日本看護協会訳、2002年）

③「看護実践の内容」とは

日本看護協会「看護業務基準2016年改訂版」[2]によると、「看護を必要とする人が<u>**変化によりよく適応**</u>できるように支援する。保健医療福祉サービスの提供にあたって、看護職は、看護を必要とする人がその内容と目的を理解し、安心して、積極的に参加できるよう支援する。さらに<u>**健康レベルの変化**</u>に応じて生活様式や生活環境を<u>調整するための支援を行う</u>」とあります。医療は、病院完結型から地域完結型にシフトしてきており、<u>**生活の質**</u>を重視した看護が求められています。

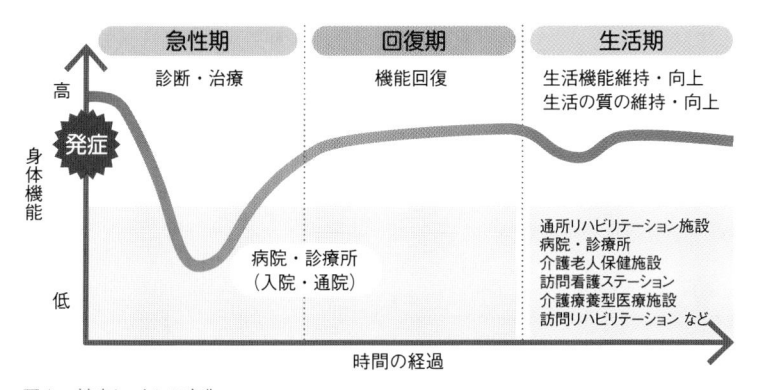

図1　健康レベルの変化

④「看護実践の方法」とは

日本看護協会「看護業務基準2016年改訂版」よると、「看護実践の方法は、看護を必要とする人を継続的に観察し、状態を査定し、適切に対処する」「この一連の過程は、**健康状態**や生活環境等の変化に迅速かつ柔軟に対応するものであり、よりよい状態への支援を行うために適宜見直し、必要に応じてさまざまな資源を活用する」とあります。

● 「変化によりよく適応」とは
疾病・受傷により身体機能は変化する。また、入院による環境の変化や検査や治療によって生活は大きく変化する。看護とは、これらの変化に対して適応していくことを支援する

● 適応とは
看護を必要とする人が主体となることを示す。自身の状態や医療・福祉等のサービスを十分理解して、積極的に臨む姿のことである

● 「健康レベル」とは
疾病・受傷さらに治療によって身体機能は変化する。治癒可能な疾患、回復に時間がかかる疾患、慢性疾患は、生涯治療が必要である。「急性期」「回復期」「生活期」に区分される。図1参照

● 「生活の質」とは
少子超高齢多死社会が進むなか、療養の場は医療機関から暮らしの場へ移ってきた。どのような健康状態にあっても、その人にとって満足した生活であることが大切である

● 「よりよい健康状態」とは
その人にとって身体的、精神的、社会的、スピリチュアルな側面において満たされた状態である。病態の変化には、急速に身体機能が低下し死に至る場合、悪化と回復を繰り返す場合、徐々に身体機能が低下し死を迎える場合がある。どのような身体機能の状態においても最期まで「よりよい健康状態」への支援が必要である

⑤ "看護を必要とする人" と 看護の関係

まず、事例を見てみましょう。

事例

看護大学3年生の8月、あなたは交通事故で骨折してしまい、入院となりました。9月下旬から病院実習を控えています。「早く回復して歩けるようになりたい」と強く、願っています。

> 病院のベッドに寝たきりのまま日数が経ってしまうかもしれませんね。車椅子乗車の援助が無計画の場合、どうなるでしょうか。大変不安ですね。

〈看護を必要とする人の健康状態〉

入院時の健康レベルはかなり低く（骨折のため寝たきり）、身体機能の回復（車椅子乗車 ➡ 杖歩行）を望んでいます。

〈看護の方向性〉

この事例での看護の方向性 ⬆ は、「病気や障害に対する回復促進」を目的とした経過の中に存在します（**図3**）。

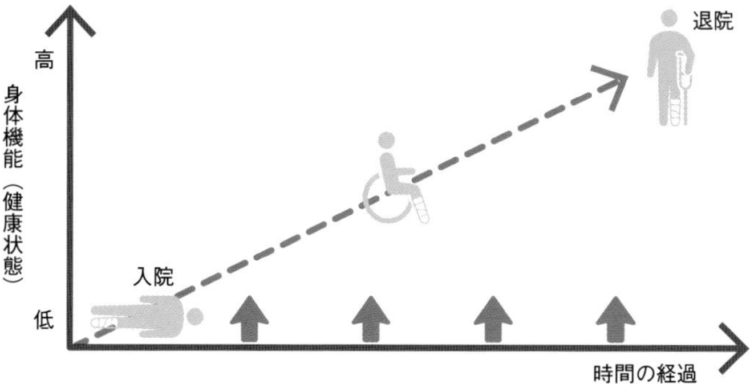

図3　時間の経過と身体機能

⑥ "看護実践の手順" 看護過程のステップ

では、上記の「事例：大学生の骨折」に関連づけて学びましょう。

看護過程（Nursing　Process）とは、看護を実践するための手順です。対象に生じている健康課題（骨折のため寝たきり）を明らかにし、解決・改善（車椅子乗車 ➡ 杖歩行）することを目的に実践する看護の経過は、5つのステップから成り立っています。

「看護」は、「行き当たりばったり」では困ります。無計画の旅行は、当事者にとってスリルがあって楽しいかもしれません。しかし、健康課題（骨折のために寝たきり）を解決・改善したいと願う患者さんは、決して無計画（無責任）な看護を望んでいません。

● 看護過程とは？
日本看護科学学会の定義では、『看護過程とは、看護の知識体系と経験に基づいて、対象の看護上の問題を明確にし、計画的に看護を実施・評価する系統的・組織的な活動』と定めている
（日本看護科学学会学術用語検討委員会1995年）

看護過程（Nursing Process）5つのステップ

　看護過程（Nursing　Process）は、「対象の健康状況に応じ、安全・安楽な看護を計画的に実施し、その効果をチェックする」手順です。❶アセスメント、❷健康課題、❸計画立案、❹実施、❺評価の５つのステップがあります。看護過程の５つのステップは、下のイメージのように１つひとつ分断していません。連続性を成して成立します。

　対象に適した「看護の実施」は、４番目に位置しています。つまり、その前の過程である、対象の健康レベルの状態を踏まえた❶❷❸の手順を踏むことが必要不可欠です。

　先述の「事例：大学生の骨折入院」では、看護過程の５つのステップがどのように関係しているのでしょうか。**図４**を見てください。看護の目的である「病気や障害に対する回復促進」に向けて健康レベルの回復段階ごと、看護過程の５つのステップが存在しています。

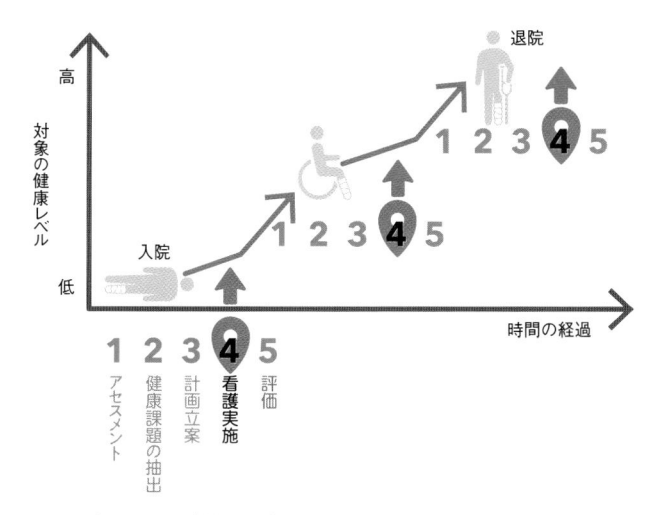

図4　時間の経過と対象の健康レベル

　看護過程の５つのステップの最後は、❺評価です。❺評価では、❶❷❸❹を振り返り、さらに対象の健康レベルの状態を高めていくために行い、次の❶❷❸❹❺につなげていきます。

　さあ、次の項で詳細を学びましょう。

まずは看護過程のステップ❶をしっかりおさえましょう。

アセスメントの手順は次のとおりです。

その1；情報収集　　　その2；解釈する・判断する　　　その3；推理する・推論する

情報収集

① 情報の種類

情報には、2種類あります。その違いを**表2**に示しました。

表2　主観的情報と客観的情報

a.主観的情報 Subjective date	・対象自身や家族の言葉による情報 （話す・書く・頷く・首を振るなどの意思表示の内容）
b.客観的情報 Objective dete	・診察結果、検査結果、観察から得た情報 （表情・顔色、血圧、脈拍数、呼吸音などの事実）

それでは、確認テストです。次の情報は、主観的情報、客観的情報のどちらでしょうか？（解答はこのページの下段に）

1．「汗ばんで、気持ちが悪い」と述べた。

2．検温の際（触れた）、皮膚が湿潤していた。

3．体温36.9℃、呼吸16回/分、脈拍70回/分

4．肺炎で入院、酸素マスク5L/分投与中。

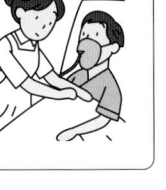

② 情報収集の方法

情報収集は、直接的な方法と間接的な方法があります（**表3**）。

記録物は、間接的な情報収集の方法です。しかし、常に**タイムラグ**が生じます。必ず、直接対象と向き合い、変化する情報を収集し、対象の状態を正しく理解することが大切です。

表3　情報収集の方法

直接的	a.インタビュー (interview)	・入院時に情報を取る、医療相談の場面や面談 ・治療に対する考えや心配事 ・検査に対する考えや心配事
	b.観察 (observation)	・対象の言動から感情に通じる情報を得る （しぐさ・表情・動作など非言語的なものを含む）
	c.身体診査 (physical examination)	・「視診、触診、聴診、打診」という技術により、 全身の客観的な情報を得る
間接的	d.記録物 (record)	・診療録からの情報 ・看護記録からの情報

●覚えていますか？

情報収集を失敗した大学生Aさんのケース

ラインではお姉さんの体調不良に関する正確な情報がとれなかった

結果、妹のAさんは一方的に「過労」と解釈して、「栄養補給とリラックスが必要」と判断して、大失敗した。ステップ❶アセスメントの手順は重要である

●看護師の観察力とは

看護師の独占業務の1つに「療養上の世話」がある。対象への援助を通して、時間を共にすることが多く「観察」から重要な情報を得ることができる

①**主観的情報**…訴えを観察する

・苦痛や不快な内容、など

②**客観的情報**…観察によるもの

・表情・しぐさ、など

確認テスト（解答）

1．**主観的情報**：Sデータ　本人が述べている。

2．**客観的情報**：Oデータ　看護師が触って得た。

3．**客観的情報**：Oデータ　バイタルサイン測定で得た。

4．**客観的情報**：Oデータ　確認によって得た。

解釈する・判断する

　次の段階は、「解釈する・判断する」です。「解釈する」は得た情報に対して、その意味を文章化することです。「判断する」は判断基準を用いて、根拠をもとに決定することです。

　対象者が抱えている健康課題〔（看護問題）（日常生活で「マイナス」に影響したこと）〕についてや、対象者の健康課題に関連した「強み」（対象がもてる能力）について記載します。

　そして、「知力・意思力・体力」の 3 つの視点から記載しましょう。

20歳 看護大学生です。
入院は初めてです。
骨折した部分と頭が痛い。
実習が始まるまでに、
早く歩けるようになりたい。

事例

交通事故により左腓骨骨折にて入院。床上安静。
意識清明。頭部外傷ないが、頭痛あり、頭部CT予定

●知力〈Sデータ〉
・20歳
・看護大学 3 年
〈解釈・判断〉
骨折による治療・安静度について理解することができる。
看護大学生であることから疑問点は、医療者に確認し、または、自身で調べるなど学修する力がある。

●意思力〈Sデータ〉
・早く歩けるようになりたい
〈解釈・判断〉
大学の履修事情から本人は歩行できることを希望しており、回復ニーズは高い。

●体力〈Oデータ〉
・交通事故、左腓骨完全骨折。床上安静。
・頭部外傷なし。意識清明。
・頭痛あり、頭部CT予定
〈解釈・判断〉
左腓骨完全骨折後、安静が必要で歩行することができない。頭痛の原因は現在不明であるが、CT所見から明らかにする。

推理する・推論する

　次は、「推理する・推論する」です。「推理する」は、得た情報からすでにわかっていることをもとに、まだわかっていない今後の成

り行きを予測することです。「推論する」は、すでにわかっている
ことをもとに、まだわかっていない今後の成り行きを何らかの論理
的なものに基づき論じることをいいます。

　「今後の成り行き」は、健康レベルが低下する恐れ（リスク）の
場合、未然に予防できるような看護の介入を論じます。

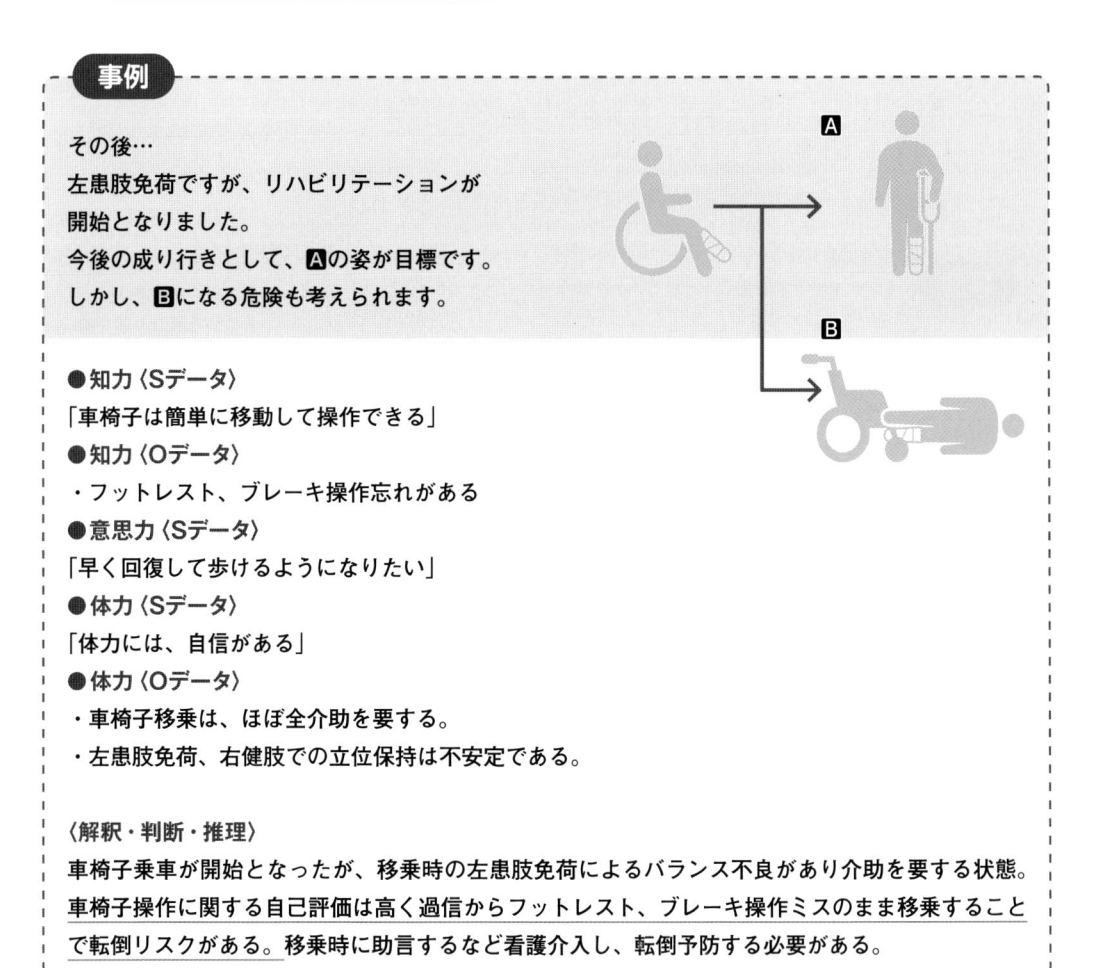

事例

その後…
左患肢免荷ですが、リハビリテーションが
開始となりました。
今後の成り行きとして、Aの姿が目標です。
しかし、Bになる危険も考えられます。

●知力〈Sデータ〉
「車椅子は簡単に移動して操作できる」
●知力〈Oデータ〉
・フットレスト、ブレーキ操作忘れがある
●意思力〈Sデータ〉
「早く回復して歩けるようになりたい」
●体力〈Sデータ〉
「体力には、自信がある」
●体力〈Oデータ〉
・車椅子移乗は、ほぼ全介助を要する。
・左患肢免荷、右健肢での立位保持は不安定である。

〈解釈・判断・推理〉
車椅子乗車が開始となったが、移乗時の左患肢免荷によるバランス不良があり介助を要する状態。
車椅子操作に関する自己評価は高く過信からフットレスト、ブレーキ操作ミスのまま移乗すること
で転倒リスクがある。移乗時に助言するなど看護介入し、転倒予防する必要がある。

ステップ❷ 健康課題の明確化　1 ❷ 3 4 5

　ステップ❶のアセスメントの手順として、情報収集➡解釈・判断する➡推理・推論する　を学びました。

　ステップ❷では、ステップ❶をふまえて「健康課題の明確化」を行います。これを学ぶうえで、重要なことをおさえましょう。

① 健康課題の明確化の条件

以下の3つの条件を意識して明確な表現をしましょう。

条件1	対象の状態（原因）を的確に表現している
条件2	問題・課題を特定した根拠が表現されている
条件3	今後の成り行きに関して表現されている

　それでは、事例に対して「条件1・2・3」を考えてみましょう。

〈健康課題の明確化の条件〉

　条件1は…移乗時のバランス不良　体力・移乗動作への過信

　条件2は…左患肢免荷　不完全な車椅子操作

　条件3は…転倒リスク

　また、健康課題の明確化の表現スタイルには以下に示す「顕在的な表現」と「潜在的な表現」があります。それでは、下の表を参考にして事例に対して、「健康課題」を考えてみましょう。

② 健康課題の明確化の表現スタイル

顕在的な表現	①PES方式 問題（課題）　／　**原因**　／　症状と徴候 Problem；P　**Etiology；E**　Signs & Symptons；S
	②2段階構成 原因・誘因　に関連した（による）／問題（課題）
潜在的な表現	危険因子　に関連した（による）／問題（課題）の恐れ*

　＊恐れ……可能性（リスク状態）でもよい

〈事例の健康課題の明確化〉

●顕在的な表現

術後、左患肢免荷に関連した身体清潔のセルフケア不足

●潜在的な表現

下記の要因に関連した車椅子移乗時の転倒リスク状態

a. 不完全な車椅子操作

b. 左患肢免荷による立位バランス不良

c. 移乗動作の過信

① 健康課題と看護計画の関係

　ステップ❸では、ステップ❷で抽出した「健康課題」１つひとつに対して、「看護計画」を立案します。

② 短期目標の表現方法

〈例〉10月30日までに**松葉杖を使用して、見守りのもとトイレ歩行ができる。**

❶期限の設定

・目標の成果がいつ頃に見られるのか判断し設定する。
・目標達成までの期限となる。
・計画した看護をどの時点で評価するのか、日時の目安。

❷期待する姿

患者または家族が看護介入によって健康課題を解決・改善した言動（姿）で表現する。

●期限の設定基準
健康課題により異なる
1.変化が激しい、症状が安定しない、苦痛が強いなど頻繁に確認する必要がある場合
2.目標を達成するために一定の時間がかかる場合
3.潜在する問題やリスクを避ける場合・・・など

●健康課題のナンバーリング
#1・#2・#3・・・番号をつけ、「#」はナンバーと読む。

●健康課題の優先順位
健康課題の優先順位を判断し、番号を振る。（最初は#の番号と同じ）

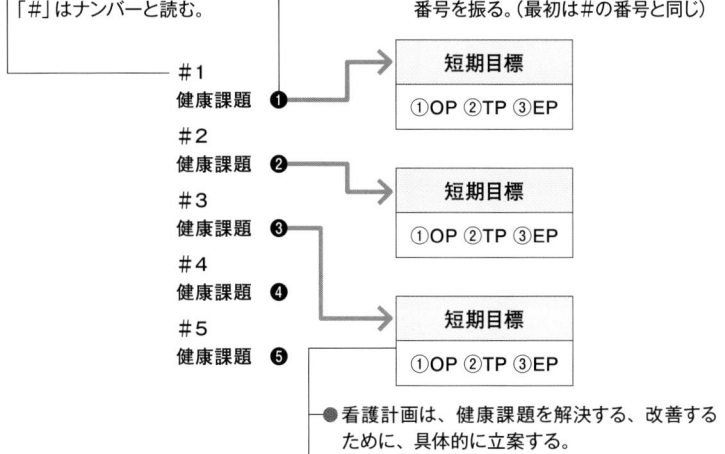

#1
健康課題 ❶

短期目標
①OP ②TP ③EP

#2
健康課題 ❷

短期目標
①OP ②TP ③EP

#3
健康課題 ❸

#4
健康課題 ❹

#5
健康課題 ❺

短期目標
①OP ②TP ③EP

●看護計画は、健康課題を解決する、改善するために、具体的に立案する。
●看護計画は、「短期目標」と「具体的な計画OP・TP・EP」で構成される。

③ 具体的な計画の記入ポイント

　具体的な計画の記入ポイントは、**表4**のとおりです。

表4　OP・TP・EPの記入のポイント

短期目標	
OP：観察計画 Observation Plan	・５Ｗ１Ｈを意識して記入 ・健康課題の原因・誘因に関する観察項目
TP：看護ケア計画 Nursing Therapy Plan	・５Ｗ１Ｈを意識して記入 ・健康課題の原因・誘因を除去するケア
EP：教育・指導計画 Education Plan	・５Ｗ１Ｈを意識して記入 ・健康課題の原因・誘因を除去する教育・指導

❶「観察（OP）」「ケア・処置（TP）」「教育的援助（EP）」の3つに区分して記入します。

　・OP＝Observation Plan（観察計画）

　・TP＝Nursing Therapy Plan（看護ケア計画）　※TPは、CP（Care Plan）と記載可。

　・EP＝Education Plan（教育・指導計画）

健康課題の原因・誘因を除去することができるような、看護活動を考える（同じ健康課題でも、患者によってその原因が異なります）。

❷5W1Hを意識して文章を記載します。

　誰もが理解でき、同じ看護が実践できるように記載します。

　When（いつ）、Who（誰が）、Where（どこで）、What（何を）、Why（何故）、How（どのように）」を意識して具体的に書きます。

❸医療チームの視点を含めて記載します。

　他の職種が提供する医療やケアとの関係性、費用、時間なども考慮しながら立案します。

ステップ❹　実施　　　1 2 3 **4** 5

　立案した看護計画に沿って、実施します。

① 事前の準備は大切です

　実習の場面では、事前に準備して臨みます。例えば、看護計画を読み直し「挨拶の仕方」「必要物品」「看護技術の手順」を用意周到に頭の中でシミュレーションすることが大切です。

② 実施する際、注意しましょう

　看護計画を立案した時から必ず時間が経過しています。最新の対象の状態を理解して、適切な援助、つまり「安全・安心・安楽な援助」を実施することが大切です（図5）。

　この事例では、SデータとOデータから患者の身体的な課題だけでなく、心理的な課題が生じていることが確認できます。自立性を尊重しつつ、安全・安心につなげる援助を実施するためにP（プラン）を立案し実施しました。本人に説明し理解が得られ、援助を受け入れる機会がもてました。

前日まで・・・
「全身清拭・陰部洗浄」でした
脳内シミュレーションが必要

全身清拭？
陰部洗浄？　　タオルとおむつ…

次の日・・・
「シャワー浴」許可された

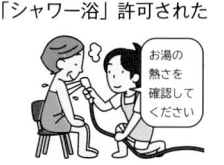

お湯の熱さを確認してください

看護の内容と方法は、看護を必要とするその人を継続的に観察し、状態に応じて変更し対処する必要があります。また本人がそのことを理解し、安心して、積極的に参加するために、コミュニケーションは欠かせません。

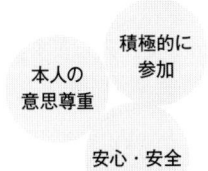

図5 看護実践の内容・看護の方法

事例：臨床判断能力が大切

松葉杖で単独でのトイレ歩行が許可された患者さんです。
看護計画は、環境整備で離床時の危険因子を取り除く予定でした。しかし、電子カルテと患者さんから、次の情報を得ました。その結果・看護計画を変更し実施しました。

S：頭がスッキリしない。咳すると頭がズキズキします。熱っぽく、身体がだるい。迷惑をかけたくない。大丈夫です。

O：咳嗽のため、夜間不眠。体温37.6℃。湿性ラ音聴取。朝食未摂取。うつむき表情暗い。点滴開始予定。

A：昨日から、松葉杖でのトイレ歩行が許可されたが、発熱と不眠による倦怠感が生じている。遠慮がちな性格のため無理して松葉杖でトイレ歩行し、転倒する危険がある。

P：本日の松葉杖歩行時は、見守るため遠慮せずにナースコールを押すよう説明する（追加EP）。歩行バランス不良な場合や発熱時は車椅子を使用する。

ステップ❺ 評価　　　　1 2 3 4 5

　評価とは、「短期目標に対する達成度」のことです。看護計画の目標（短期目標）には、患者がめざす姿「＝期待される成果」を表現しました。つまり、看護過程における「評価」とは、看護計画に沿って看護を実施した結果、「期待される成果」がどの程度、達成できたのか査定することです。到達度は、達成・一部達成・未達成の3つに区分されます。

　評価日は、予め定めていた「評価予定日」に行います。ただし、評価日よりも早く目標達成した場合や病状が悪化した場合は、評価日より早い段階（非評価日）で評価します。

〈短期目標〉
10月30日（5日後）までに松葉杖を使用して、見守りのもとトイレ歩行ができる。

（例）10/27 松葉杖でトイレ歩行ができた ←――――――――――（短期目標は達成）

（例）10/27 転倒し手関節骨折、安静度が車椅子となる ←―――――（病状変化）

↓

予定日（10/30）より早い10/27に評価し、健康課題や看護計画・目標を修正する。

評価

☐ 評価日を記入（予定日／非評価日）

目標を完全達成した		目標を全く達成していない
達成	一部達成	未達成

達成

☐ 達成の根拠
（S・Oデータで示す）

☐ 健康課題の要因は、どうなったか？

☐ 有効だった看護実践とは？

☐ 健康課題は、解決でよいか？

☐ 看護計画は、終了とするか？

- - - - - - - - - - - - - - - - - -

☐ 今後の成行き、考えられること？

☐ 継続、目標達成のために必要なことは何か？

一部達成

❶達成した部分

☐ 達成の根拠
（S・Oデータで示す）

☐ 健康課題の要因は、どうなったか？

☐ 有効だった看護実践とは？

- - - - - - - - - - - - - - - - - -

☐ 患者のアセスメントは適しているか？

☐ 患者の状態に健康課題は適しているか？

❷未達成の部分

☐ 未達成の根拠（S・Oデータで示す）

☐ 目標達成しなかった要因は何か？

☐ 患者の状態に短期目標は適しているか？

☐ 患者の状態に看護計画は適しているのか？

- - - - - - - - - - - - - - - - - -

☐具体的にどのように追加・修正するのか？

・アセスメント

・健康課題　　　　　　　ステップ

・看護目標　　　　　　　❶❷❸❹

・看護計画（OP、TP、EP）

- - - - - - - - - - - - - - - - - -

☐ 目標達成日は妥当であるか？

引用・参考文献
1）フローレンス・ナイチンゲール著、湯槇ます他訳：看護覚え書き. 改訳第7版、現代社、2011.
2）公益社団法人日本看護協会：看護業務基準. 2016年改訂版.
https://www.nurse.or.jp/nursing/practice/kijyun/pdf/kijyun2016.pdf

第2章

書きたくなる！　実習記録

書きたくなる！ 実習記録

はじめに

① 看護と看護記録

　第2章では、看護師を目指して学ぶ看護学生の皆さんと、看護の過程を正確に書き記す大切な看護記録について学びます。

　厚生労働省の調べによると、2018年現在、全国で約122万人の看護師が働いています。医師数は約32万人ですから、いかに看護職員の数が多いかわかりますね。序章で学習したように、医療システムは病院から地域完結型へと変換が求められており、看護職の活躍の場は病院に限らずあらゆる地域にその拠点が移され、多職種との連携・協働が重要視されています。したがって、患者さんと家族のために実践する看護のプロセスは、看護職同士での共有にとどまらず、多職種間で活用される大切な情報となります。そのためには、正確に伝える方法、看護を継続する方法、より質の高い看護サービスを考える手段が求められ、記録することが重要となります。

② 看護過程を記録する訓練

　看護過程は、対象者一人ひとりの希望に応じるオーダーメイドのため、適切に記録ができるように訓練する必要があります。看護過程は、第1章で学習したように5つのステップで構成されています。看護をはじめて学習する皆さんは、この5つのステップを文字で表現することに悩むことでしょう。看護職同士での共有、またはチーム医療の一員として、さらには多職種との連携に役立つ記録を書くためには努力が必要です。病院や地域の第一線で活躍している看護師の姿に憧れる学生さんが多いと思いますが、誰もが看護過程に悩みながら学修した経験があり、日常的に訓練しているともいえます。医療や看護の専門用語を正しく理解して、一連の看護実践のプロセスを記録するには、考え抜く訓練が大切です。

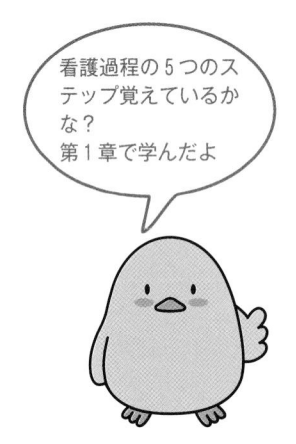

看護過程の5つのステップ覚えているかな？
第1章で学んだよ

③ 実習が大切

　看護学生の皆さんは、入学以降、看護に必要な学修を積み重ねて

います。看護過程については、講義や事例演習を通じて疑似的に体験します。ただし、紙上の事例では時間が止まっており、得られる情報に限りがあるので、自分の考えたアセスメントや看護計画が正しいのか疑問が残ります。

一方、臨地実習では、患者さんを中心に時間が流れており、知りたい情報は直接得ることができ、実施した看護が適切であったのか患者さんの反応から、評価することが可能です。講義・演習での学びをもとに、看護を実践する臨地実習での記録は貴重な学習体験となります。

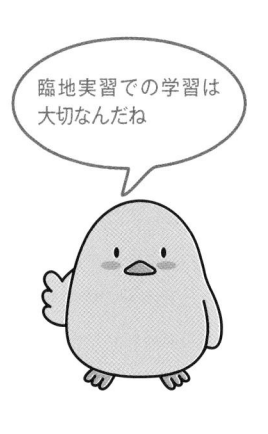

臨地実習での学習は大切なんだね

④ 実習記録

学生の皆さんは、実習中に多くの種類の記録を書くことが求められます。看護学実習には、基礎看護学、成人看護学、老年看護学、小児看護学、母性看護学、精神看護学、地域・在宅看護学などの各領域の特徴をふまえた実習記録を書くことになります。実習記録の用紙は、**看護理論**や**看護モデル**によって異なります。

学生の皆さんに「実習中に大変だと思うことは何ですか」と尋ねると、「日々、記録の提出に追われる」「課せられた"記録"を書くことです」と言います。また、各領域によって実習記録用紙の違いがあることも大変さにつながっているようです。緊張の連続の実習を終えて、ホッと息抜きしたくても、次の実習開始までに提出する記録に追われ"眠れなかった""記録の書き方に戸惑った""記録の修正の指導を受けたがどのように書き直せばよいのかわからなかった"などなど日々の記録の悩みは尽きないようです。

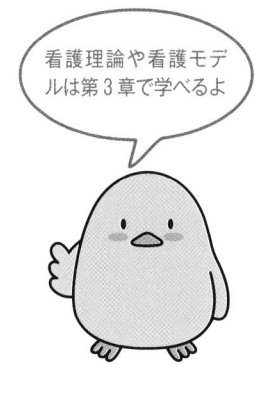

看護理論や看護モデルは第3章で学べるよ

第2章では、学生の皆さんが日々の実習記録の大変さを乗り越えるために、「なぜ、実習記録を書く必要があるのか？」「看護記録の構成要素とは何か？」「看護の記録の様式とは何か？」「SOAPとは何か？」「サマリーとは何か？」などについて、具体例を示しながら説明していきます。

日々の実習記録が書けるようになると、悩みも少しは軽くなり、学生の皆さんの実習に対する気持ちの大変さが軽減するのではないかと思います。では、最初に実習記録の書き方について説明していきます。

実習記録とは

看護師は、施設で定められた記録用紙や電子カルテなどに記録しますが、学生の皆さんは実習記録用紙に記録することになります。看護師の使用する看護記録用紙や電子カルテに書き込むことはでき

ません。学生の皆さんは、<u>看護過程の５つのステップに関連した実</u><u>習記録の用紙</u>に記録します（**表1**）。ステップ①のアセスメントでは、データベース／フェイスシート、アセスメントシート、関連図に記録します。ステップ②の健康課題（看護問題）の明確化では、健康課題（健康問題）リスト用紙が該当し、ステップ③の看護計画の立案では、看護計画用紙に記録します。ステップ④実施では、実習の日々の行動計画・実施記録が該当し、ステップ⑤評価では、看護計画の評価用紙に記録します。実習記録の用紙のタイトルは、所属している学校ごと異なりますので確認してみましょう。

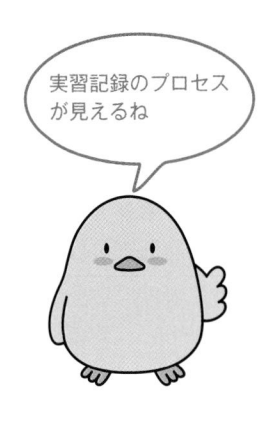

実習記録のプロセスが見えるね

表1　看護過程と実習記録の用紙

看護過程のステップ	実習記録の用紙
①アセスメント	データベース／フェイスシート、アセスメントシート、関連図
②健康課題（看護問題）の明確化	健康課題リスト用紙／看護問題リスト用紙
③看護計画の立案	看護計画用紙
④実施	実習の日々の行動計画・実施記録
⑤評価	看護計画の評価用紙

※表の中の用紙のタイトルは大学等で異なります。

　学生の皆さんは、実習中に受持患者さんに看護を実践した、その思考・判断（患者さんに必要だと考えた看護援助の理由つまり根拠）、行為（患者さんに必要だと考えた看護援助の実践）、行為の結果（患者さんの対応・変化など）、看護援助実践の評価（思考と行為の振り返りにより、よかった点、よくなかった点を明確にし、次への課題を見出す）などのプロセスを記載することが実習記録になります（**図1**）。

　では、学生の皆さんは、なぜ、日々大変な思いをしながら実習記

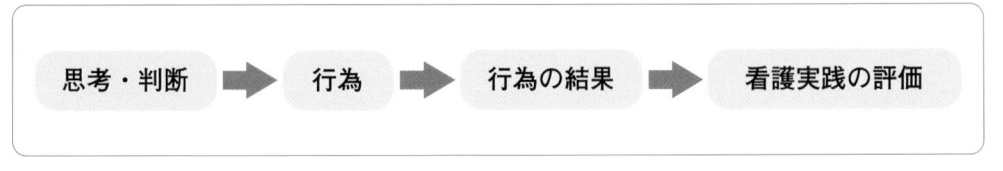

思考・判断　➡　行為　➡　行為の結果　➡　看護実践の評価

図1　実習記録のプロセス

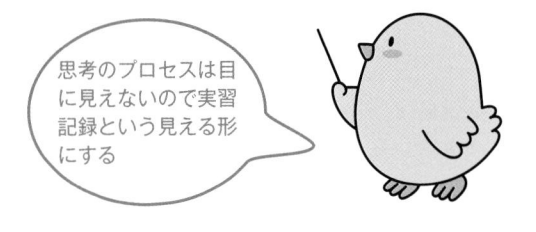

思考のプロセスは目に見えないので実習記録という見える形にする

録を書かなくてはいけないのでしょうか。その理由は、実習記録を書くことによって、実習で受け持った患者さんへの看護援助について、自分の思考と行為を言葉で整理することができるからです。その整理した内容を活用し、自分の言葉で自分の考えを他者に説明することができるようになります。また、実習記録を書くことは、看護過程の展開の１つでもあり、看護過程を通して自分自身の看護援助を振り返ることにつながり、自己成長を確認でき実感することもできます。受持患者さんに、行った看護援助が根拠に基づき行われているか、つまり、クリィティカルシンキング（適切な根拠：事実、理論などのこと）といった思考を見極めるために、<u>思考のプロセスを可視化する必要があります。思考のプロセスは、目には見えないため、実習記録という目に見える形にするのです。</u>

　次に、看護記録について説明していきます。

看護記録とは何か

　日本看護協会は、看護記録とは「あらゆる場で看護実践を行うすべての看護職の看護実践の一連の過程を記録したものである」[1]と定義しています。つまり、看護職者の思考と行為を示すものであるということです。

看護記録の目的

　日本看護協会の看護記録に関する指針では、看護記録の目的として以下の３つをあげています[1]。

① 看護実践を証明する

　看護実践の一連の過程を記録することにより、専門的な判断をもとに行われた看護実践を明示する。

② 看護実践の継続性と一貫性を担保する

　看護職の間で、看護記録を通じて看護実践の内容を共有することにより、継続性と一貫性のある看護実践を提供する。

③ 看護実践の評価及び質の向上を図る

　看護記録に書かれた看護実践を振り返り、評価することで、次により質の高い看護実践を提供することにつながる。また、看護研究等で看護記録に書かれた看護実践の内容を蓄積、分析し、新しい知見を得ることで、より質の高い看護実践の提供につながる。

●看護記録の法的位置づけ
　保健師助産師看護師法には、看護記録に関する規定はない。助産師の記録は義務付けられている。医療法および医療法施行規則においては、病院の施設基準等の１つである診療に関する諸記録の１つとして、看護記録が規定されている

看護記録の構成要素と様式

看護記録の構成要素は、「基礎情報（データベース）」「看護計画」「経過記録」「看護サマリー（要約）」の4つです。実習記録との大きな違いは、「看護サマリー」の存在です（**表2**）。

表2　看護記録の構成要素

1	基礎情報（データベース）
2	看護計画
3	経過記録
4	看護サマリー

看護記録を記載するためには、問題志向型システム（Problem Oriented System；POS）を理解する必要があります。頭文字をとってPOSと表記されています。Problemは「問題」、Orientedは「志向」、Systemは「方式」です。看護学生の皆さんが、実習記録を書くために、POSについて理解することが必要になります。

POSは、1968年にアメリカの医師であるウィード（Weed. L. L.）が開発したシステムであり、わが国には1973年、故・日野原重明先生が日本の医療のあるべき方向性をめざして医師や看護師、その他の医療従事者に向け導入しました。

POSは、言葉通り、患者さんの問題点を中心に明確に捉え、その問題の解決に向かうために論理的に考え、分析し、統合し、必要な看護を計画し、実行することができるシステムです。

その構成要素には、①基礎データ（Data Base,**図2**）、②問題・課題リスト、③看護計画、④経過記録、⑤看護サマリーの5つの構成要素があり、これらに則って記録がされます。

看護記録の構成要素と比べてみると、構成要素が重なっていることがわかります。

① 基礎情報（データベース）とは

基礎情報は、入院後変化していく患者さん、その家族の状態（情報）と比較するために重要です。そのためには、入院時に患者さん、その家族の状態をよく観察し情報を得る必要があります。

看護の対象者の病歴や現在の治療、使用薬剤、アレルギー、さらに、身体的、精神的、社会的、スピリチュアルな側面の情報等を記載します。

基本情報とは看護の対象者を理解し、必要とされるケアを見出す

●PONRとは
POSに基づいた看護記録の方法を、問題志向型看護記録（Problem Oriented Nursing Record；PONR）と呼ぶ。叙述的な経過記録の1つで、健康課題（看護問題）とに、患者の状態や観察した内容を、SOAPで記載するもの
Problem：問題
Oriented：志向
Nursing：看護
Record：記録

●POMRとは
POSに基づいた医療記録の方法を問題志向型診療録（Problem Oriented Medical Record）と呼びます。患者のかかえる問題に目を向け、患者の問題を中心に行う医療（problem oriented medical；POM）に関する記録方法のことをいう。POMRによる記録は、医療チームで解決すべき問題が明確になり、問題を解決するために多職種が連携し介入することが可能となる

ための基礎となるものです。

患者氏名・性別 男・女	年齢 歳	入院年月日 年 月 日
診断名	主治	
【現病状・発病から入院までの経過】		
【既往歴】		感染症 HB( )、HCV( )、梅毒( ) HIV( )、MRSA( ) 結核菌( )、その他( ) 血液型　　　型　　RH( ) 輸血の経験　無・有(　　　) アレルギー　無・有
【治療方針・内容】		

図2　基礎情報（データーベースシート）の一部

② 看護計画とは

　看護計画は、看護の対象者の健康課題（看護問題）に対して立案します。患者さんの健康課題（看護問題）は、優先順位をつけて＃（ナンバー）で記載します（**図3**）。優先順位の決定については、第1章で学習しています。生命にかかわること、患者さんにとって苦痛であることなどを理由に判断します。

　看護の対象者の健康課題と期待する成果、期待する成果を得るための個別的な看護実践の計画を記載したものです（**図4**）。

　看護計画には、期待する成果をあげ、達成するために患者さんと家族の個別性やニーズに応じて患者さんとともに立案します。入院と同時に看護を提供するために、看護計画は迅速な立案が求められます。患者さんに説明し、患者さんとその家族の同意を得ていることを記録します。

(1)　**患者さんが主語です。**

(2)　**達成期限を設定します。**

(3)　**行動レベルで示します。**

　看護チームの誰もが、看護計画を見て行動に移すことができるように具体的な表現で記載します。つまり、看護チームの誰もが同様に看護計画を評価できることが肝心です。そのために、行動ができるレベルで看護計画を記載することが重要です。

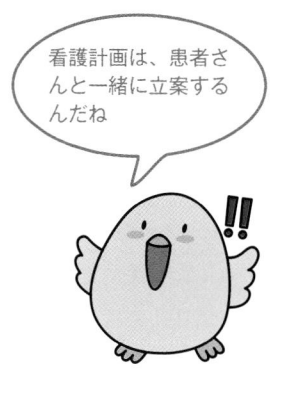

看護計画は、患者さんと一緒に立案するんだね

⑷ **達成可能な目標にします。**

　看護計画は、何といっても患者さんの個別性が問われます。標準的な看護計画を用いても構いませんが、同じ疾患の患者さんであっても同じ看護援助とは限りません。患者さん、その家族の個々に合った看護計画を立てる必要があります。

> 看護計画は患者さんの個別性が問われます。同じ疾患の患者さんでも同じ看護援助とは限りません

問題番号	看護問題・課題リスト
＃1	○○○○に関連した○○○○
＃2	○○○○に関連した○○○○
＃3	○○○○に関連した○○○○
＃4	○○○○に関連した○○○○

図3　健康課題（看護問題）リスト

【看護問題の記入例】
ストレスによる不眠、水分摂取不足に関連した便秘

看護問題	＃	
短期目標		
問題解決のための計画（OP・CP・EP）		
OP（看護計画）	CP（ケア計画）	EP（教育計画）

図4　看護計画

③ 経過記録とは

　経過記録とは、日々の患者さんの状態や健康課題（看護問題）に沿って記載することです。

　看護の対象者の意向や訴え、健康課題（看護問題）、治療、処置、看護実践等の経過を記載したものです。経過記録には、1．叙述的な記録　2．経過一覧表（フローシート）があります。叙述的な記録とは、時間の経過に沿って、健康課題リストごとに関連させて、行った看護援助や患者さんとその家族の反応を記載する記録様式のことです。叙述的な記録には、①経時記録②SOAP③フォーカスチャーティングなどがあります（**図5**）。

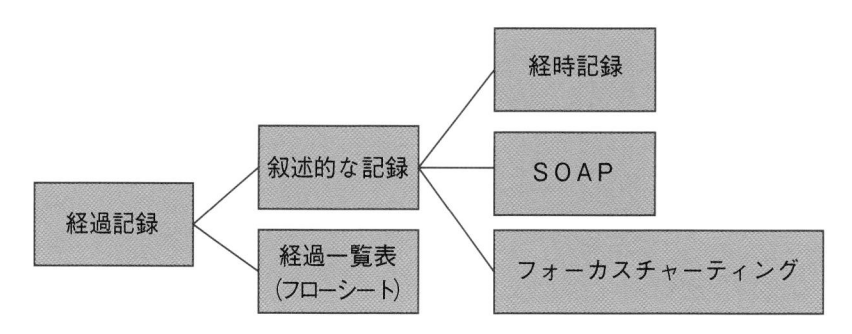

図5 経過記録の種類

❶叙述的な記録：SOAP

　SOAPは、患者さんの健康課題（看護問題）について情報から分析し、解決策を導き出し、計画的に実行し、評価するという一連のシステムです。健康課題（＃）ごとSOAPの要素に即して記載します（**表3**）。

　S：subjective date（主観的情報）

　O：objective date（客観的情報）

　A：assessment（アセスメント）

　P：plan（計画）

表3　ＳＯＡＰ

月日	時間	問題・課題	ＳＯＡＰ	サイン
		#○○○○	S：	
			O：	
			A：	
			P：	

❷叙述的な記録：フォーカスチャーティング

　フォーカスチャーティングは、患者さんの健康課題（看護問題）に焦点をあてた記録方法です。系統的4つの要素で記録します（**表4**）。

　F：focus（健康課題や治療、処置、症状、指導など）

　D：data（フォーカスに関する主観的情報、客観的情報）

　A：action（フォーカスに対して行ったケア・治療・処置などの行為や今後の計画）

　R：response（実施した看護援助・治療・処置に対する患者さんの結果・成果・反応）

表4　フォーカスチャーティング

月日	時間	フォーカスコラム	DARコラム	サイン
		#1.○○○○	D：	
			A：	
			R：	

＊注：コラムとは欄のこと

❸経過一覧表（フローシート）

　経過一覧表（フローシート）とは、患者さん、その家族の特定の、またはいくつかの健康課題（看護問題）に関連する項目を、経時的に観察するために用いられる経過一覧表のことです（**図6**）。簡易型経過記録とも呼ばれています。

　1週間の経過が一目でわかるように、日付、時間、実施した看護援助が記録できるように、縦と横の欄で構成されています。また、検査データの比較や経過の評価が容易にできます。特定の問題の経過など、項目を設定し、図や記号などで簡潔に記載することができます。

フローシート記載例

印刷　オプション　基準日　≪　＜　▼

入院期間指定

日付	5月23日（水）	5月24日（木）	5月25日（金）
病日／術後日数	105日／4日	106日／5日	107日／6日

T	P	BP	R
◆	●	×	■
42	180	200	80
41	160	180	70
40	140	160	60
39	120	140	50
38	100	120	40
37	80	100	30
36	60	80	20
35	40	60	10
34	20	40	0

	項目	5月23日			5月24日			5月25日		
バイタル	T	37.0	37.6		37.2	37.0	36.8	36.7	37.0	37.6
	P		110		120	110	100	120	125	110
	BP	／	120/85	／	100/85	100/80	100/80	100/80	110/85	120/85
	R		20		40	30	35	35	40	35
	SPO2		100.0		100.0			100.0	100.0	100
	体重		61			60			60	
食事	食種	一般食（米飯）1600	－	－	－	－	－	－	－	－
	摂取量（主）									
	摂取量（副）									
	水分摂取量		120			350			600	
	輸液量		1200			1250			325	
	排液量		120			250			135	
	尿回数／尿量		3/1000			5/1250			5/1300	
	便回数／性状		2/下痢便			1/タール便			2/タール便	
	夜間睡眠		△			○			△	
	安静度		ベッドアップ20度可			－			－	

図6　フローシート記載例

④ 看護サマリー（要約）とは

　サマリー（summary）とは要約のことです。患者さんとその家族の看護問題・課題に対して行った看護実践の結果、今後継続が必要な看護援助などを簡潔にまとめたものです（**図7**）。患者さんの転棟時、転院時、退院時など情報提供として用いられます。

　近年、看護を必要とする患者さんとその家族の療養の場が医療機関から暮らしの場へと移行しています。そのため、保健医療福祉サービスの提供にかかわる専門職の協働のもとで実践・提供することが求められています。このような状況において、他職種と看護を必要とする患者さんとその家族の情報を共有することは、効果的で効率的な看護のために必須となっています。

　一人の患者さんのサマリーは、医師によるサマリー、理学療法士によるサマリー、作業療法によるサマリー、薬剤師によるサマリー、栄養士によるサマリー、ケースワーカーによるサマリーなどがあります。今後は、他職種のサマリーを統合したサマリーがあれば、一人の患者さんとその家族の継続的な援助が一目で理解できます。

　看護職が記載する看護記録は、他職種と情報共有する際の重要な記録の1つです。看護記録は患者さんとその家族の情報を網羅的に収集しています。そのため、看護職が他職種のサマリーを統合することができれば、継続性、一貫性を担保をすることができます。

情報の総括
目標（他職種の目標も含む）
問題・課題　　　　　解決 ＃1. ＃2. ＃3. ・ ・ ・
経過と残された課題

図7　看護サマリーの視点

記載のポイント

・継続が必要な問題については、問題ごとに看護目標（期待される結果）として何を設定し、どのような看護を実践したか、その結果、どのような反応があったか、それらを評価し、継続してかかわるべき残された課題を明らかにします

看護が継続されることが看護サマリーの目的

・なぜ、この課題を継続する必要があるのかが、相手にわかりやすく記載できているかがポイント！

・解決した問題については、なぜ解決したと判断したかの根拠になる情報を中心に簡潔にまとめること

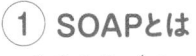

SOAPについて

① SOAPとは

　ＳＯＡＰ（ソープ）は、問題志向型システム（Problem Oriented System：POS）の考え、つまり、患者さんの問題を中心に、論理的に考え、分析し、統合し、計画、実行するためのシステムに基づいた形式の記録方法の１つです。

　患者さんの問題・課題ごとに、計画・実施・評価を論理的に展開していく記録方法です。ＳＯＡＰ（ソープ）に沿って記述することで、情報を整理して把握できることが特徴です。他者が読んでもわかりやすく患者さんの状態や看護援助の必要性、行われた看護援助がわかるように、整理して書くことが必要です。

表6　POSの経過記録で用いるSOAPの記載内容

S：Subjective data	主観的情報のことです。 患者さんとの言語的コミュニケーションによって得られた情報のことで、患者さんの言葉をそのまま記載します。 患者さんとその家族の心身に関する訴え、苦しいこと、不安なこと、そのほかさまざまな訴え、看護援助に対する患者さんとその家族の反応などをそのまま書きます。
O：Objective data	客観的情報のことです。 患者さんの状態を客観的に見た情報のことで、観察したことや測定したことなどを記載します。 例えば、検査データ、バイタルサイン、患者さんの表情や顔色、実施した看護援助とその際得られた情報などです。 看護師以外の医師、栄養士、理学療法士、薬剤師などの医療従事者が視診、聴打診などから得られた所見や検査結果などの情報のことです。
A：Assessment	事実に関する評価のことです。 SデータとOデータは「事実」であり、その事実の情報から、根拠を示しながら患者さんはどのような状態であると考えられるかを記載します。収集した情報を解釈・分析・評価することです。看護問題・課題となりうる根拠を記載します。
P：Plan	情報の評価によって抽出された看護問題・課題を解決するために計画する看護援助のことです。つまり、患者さんの状態を改善していくためにはどのような看護援助が必要なのかを考えて計画します。 ※看護計画には個別性が重要です。個別性のある具体策を記載することが必要です。

（日本看護協会ホームページ：日本看護協会看護業務基準．より　一部改変．）

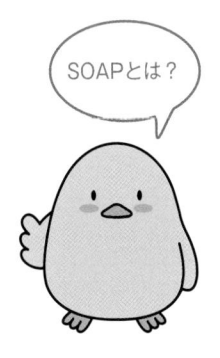

SOAPとは？

患者さんの言葉や家族の反応をそのまま記載する

POSとは？

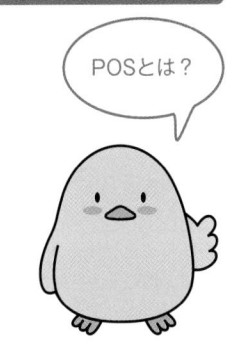

SデータとOデータは事実です。根拠を示しながら患者さんはどのような状態かを記載する

患者さんの状態を改善していくためにはどのような看護援助が必要か考えましょう

② SOAPの書き方

S＋O⇒A⇒Pがポイント！

　ＳＯＡＰで実習記録を書く際は、つながりをもった記録になるようにしましょう。つまり、下記のポイントを押さえておくことが重要です！

① 　Ｓ（主観的情報）がＡ（アセスメント）につながっていること

② 　Ｏ（客観的情報）がＡ（アセスメント）につながっていること

③ 　Ａ（アセスメント）がＰ（計画）につながっていること

④ 　Ｏはありのままの患者さんの状態を書くこと

⑤ 　Ａは判断と（ＳとＯに基づく）根拠を書くこと

⑥ 　ＳとＯからＡを考えて、ＡからＰを考えること

⑦ 　一貫性をもたせること

　上記のポイントをおさえて理論的に書きましょう！

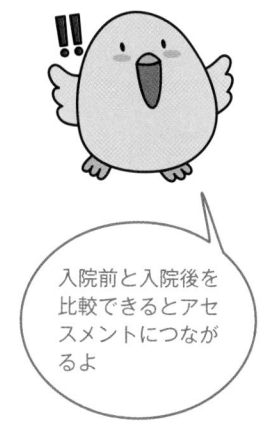

入院前と入院後を比較できるとアセスメントにつながるよ

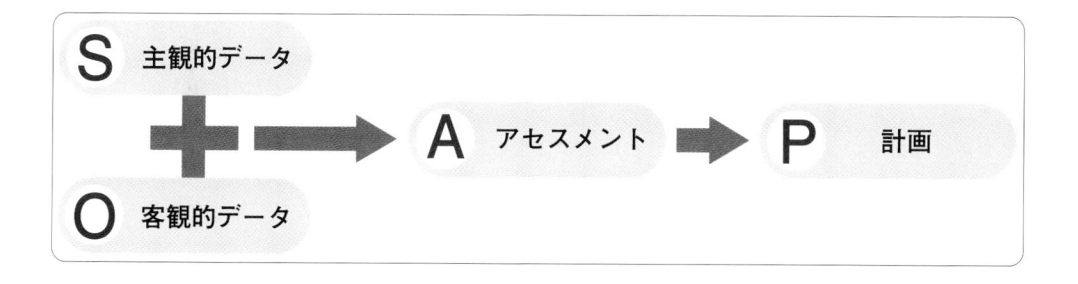

ＳＯＡＰ（ソープ）形式の記載例

Ｓ：「のどがゴロゴロする」

Ｏ：咳をしている

　　胸に手を当てている

　　喘鳴がある

　　SpO_2　97％

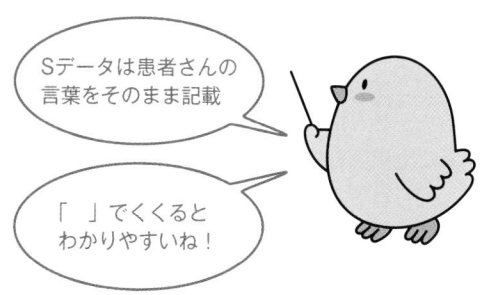

Sデータは患者さんの言葉をそのまま記載

「　」でくくるとわかりやすいね！

Ａ：胸に手を当てており、呼吸が苦しそうである

　　のどがゴロゴロするという発言や咳嗽・喘鳴があり、痰がうまく出せていない

　　ガス交換障害の可能性がある

Ｐ：呼吸が苦しい症状が出現しており、酸素飽和度の低下がないか観察する

　　痰の喀出を促すため体位ドレナージを行い自力で喀出できない場合は、吸引を行う

　　酸素飽和度の低下があれば、指示に基づいて酸素吸入や医師への報告をしていく

以下の事例を読み、次ページにSOAPで記録してみましょう！

事例

3日前に乳がんの手術を受けた50歳代の女性のAさん

　Aさんは3日前に乳がんの手術を受けた50歳代の女性です。手術部位の痛みと息苦しさがあり表情硬くベッドに横になっています。病衣は創部からの滲出液が付着しており、シーツも汚れが目立っています。夫が面会に来ていましたが、椅子に腰かけて会話がない状態でした。

　Aさんを手術当日から受け持っている看護学生が、午前中に清拭を提案しました。それに対し、Aさんは「まだ、傷が痛いし、少し苦しいのでなるべく動きたくないから、明日でいいです」と答えました。

　受け持ちの看護学生は、「傷が痛くて、少し苦しいので動きたくないのですね」とまずはAさんの言葉をそのまま受け入れました。そして、受け持ちの看護学生は、Aさんに「身体を拭く時、動かすと傷の痛みが増すのではないかと思われるのですね」と尋ねると「痛いのは、いやですから」と答えました。

　そこで、受け持ちの看護学生は、「病棟看護師さんと一緒に痛みがないように素早く拭かせていただきますのでいかがでしょうか？」と声をかけました。少し考えてAさんは「じゃあ素早くお願いします」と言って了承してくれました。夫も、「よろしくお願いします」「終わるころに戻ってきます」と言って病室を出ていきました。

　受け持ちの看護学生は、準備を整え病棟看護師と二人で清拭することになりました。まずは、手術部位から離れたほうの腕から胸部、腹部を蒸しながら、できるだけ短時間で圧をかけてていねいに拭いていきました。最後に、背部を拭くため受け持ち学生は熱いお湯を入れ直し固く絞ったタオルを2枚用意しました。背部全体に2枚のタオルを当て、両手で押さえ蒸しながら「熱くないでしょうか」と声をかけました。すると「熱くない。とっても気持ちがいいわ…」とAさんは言いました。目を閉じて深い呼吸をしていました。清拭が終わるころにはAさんの眉間のしわがとれ、きれいな病衣とシーツの上でしばらく休まれました。

　30分ほどしてから受け持ちの看護学生は、Aさんの病室を訪れると、夫と楽しそうに会話していました。「さっきはありがとうございました。さっぱりしました。身体を拭いてもらっただけで生きかえったようだわ」と笑顔で夫の顔を見ながら話した。夫から「久しぶりに妻の嬉しそうな顔をみることができました。本当にありがとうございました」という言葉をいただいた。

　清拭の翌日、受け持ちの看護学生が病室に行くと、Aさんは「今日は髪の毛を洗ってもらいたいの。洗ってもらえますか」と言ったのです。受け持ちの看護学生は、「私も今日は髪の毛を洗わせていただきたいと思っていました」と伝えると、Aさんから「わあ。うれしいわ」と返事がありました。

SOAP記録にチャレンジしてみましょう！

S：

O：

A：

P：

チャレンジ事例の模範解答

S：まだ、傷が痛いし、少し苦しいのでなるべく動きたくないから、明日でいいです。

　　熱くない。とっても気持ちがいい…

　　さっぱりしました。身体を拭いてもらっただけで生きがえったようだわ。

O：乳がん術後3日目。50歳代女性。手術部位に疼痛あり。息苦しさあり。

　　表情硬く、ベッド上で横になっている。

　　病衣は創部からの滲出液が付着しており、シーツも汚れが身だっている。

　　夫が面会に来ているが、会話はない。

　　清拭の提案に、疼痛の訴えあり拒否がみられていたが、受け持ち学生と病棟の看護師の2名で手早く行うことを提案。すると了承得られる。

　　清拭時、背部の熱布貼付、熱布清拭実施中、目を閉じて深呼吸しながらSあり。

　　清拭後、眉間のしわがとれる。

　　清拭30分後、訪室すると夫と楽しそうに会話をしている姿あり。

A：術後の疼痛、息苦しさにより活動意欲の低下があると考えられる。

　　清拭後に、苦痛表情が消失し、夫と楽しそうに会話しているなど活動意欲が増している。これは、清拭により毛細血管が拡張し、血液循環が促進されたことでマッサージ効果が得られたこと、背部の熱布貼付により、副交感神経が優位になりリラックス効果、筋緊張の緩和などの効果が得られ、疼痛、息苦しさが緩和されたためと考えられる。

　　術後の活動低下は、無気肺、肺炎などの肺合併症のリスクや深部静脈血栓症など、術後合併症のリスクを高めるため、疼痛、息苦しさを緩和し、早期離床を促す援助が必要である。

　　清拭は、疼痛や息苦しさなどの苦痛を緩和し、活動意欲を増し、早期離床を促す支援として有効であると考えられる。

P：清拭を行うことによって、身体の清潔が保たれるだけでなく、リラクゼーション効果をもたらし、心理的な苦痛の軽減につながっていた。そのため、清拭を行う際には、清潔を保持するための摩擦だけではなく、背部の熱布貼付を行うことや、患者とともに話し合って患者の好みの香りの入浴剤を入れたお湯を使用してみるなど、患者のリラクゼーション効果を促す方法を取り入れて実施する。また、清拭だけではなくリラクゼーションを目的とした足浴や手浴を行うことも提案し、承諾が得られた際には実施する。清拭や足浴の実施時間は、本人の疼痛や息苦しさの程度を評価した後、日中の活動意欲の向上を意図して、なるべく午前中に実施する。なお、リラクゼーション効果のある介入になるため患者と相談しながら、質のよい睡眠に向けて夕方の実施もできることを伝える。創部の疼痛が強い場合や息苦しさが強い場合には、医師の指示に従って対処し、症状の緩和を優先させる。

関連図！ 看護学生に特有な記録！

　学生の皆さんは、臨地実習で受持患者さんのアセスメント（情報収集、分析・解釈）に時間を費やします。多くの学生さんは、頭のなかではわかっているつもりが、なかなか他の学生や教員および臨床指導者に上手に説明できずに悩みます。

　関連図は、学生さん特有のアセスメントの記録用紙で、収集した患者さんと家族の情報に対する分析・解釈した自分の思考プロセスを可視化することができます。つまり、頭の中の情報を整理し、情報と情報の関係や健康課題など明らかにでき、看護学生の皆さんに役立つ記録の方法です。看護に必要な関連図について学びましょう。

① 関連図とは

　関連図とは、**病態関連図**に患者さんとその家族の情報を書き込み、それらから発生する看護上の問題や課題などの関連を一覧できるように示した図のことです。つまり、関連図は患者さんとその家族に関するすべての情報をまとめたものであり、病態だけでなく、身体的・心理的・社会的な情報が含まれています。

　また、関連図には、時間の流れに沿って、今後起こり得ること（潜在的な問題や課題）も描きます。さらに、病態だけでなく、**看護の視点**で収集された**患者さんとその家族の反応**について1つの図にまとめることができ、健康課題（看護問題）を示すことができます。つまり、適切な看護援助を実践するために、関連図を活用する必要があります。

② 関連図の役割

❶関連図は、頭の中を整理し理解することに役立つ

　すべて頭の中で、情報を整理し統合することができるでしょうか？　頭の中で情報の関連を整理することは難しいです。そのため、情報と情報の関連の整理に役立つのが関連図です。

❷関連図は、アセスメントの思考過程を明らかにし、健康課題の原因・誘因のつながりが明確になる

　自分の頭の中で情報が入り混じっている状態を解決するために、情報のつながりを可視化する必要があります。頭の中のことは見えないので関連図を用いて見ることができるようになります。特に、病態と生活を含めた患者さんとその家族の像が1つの図にまとまることで、健康課題の全体像が見えてきます。

●**病態関連図とは**
病態関連図とは、ある疾患について、その原因、病態生理、症状、検査、診断、治療などの関連を一覧できるように示した図のこと。病態関連図を示すことにより病態生理の原因・誘因を明らかにし、病態生理のしくみを解明できる。
また、医学的な診断を中心に身体の中で何が起こっているのか、なぜ症状が起こるかが描かれ、医学的な診断を全体的に把握することができる

●**看護の視点とは**
患者さんと家族が、疾患や症状、入院・検査・治療をどのように捉えているのか、生活する力がどのように影響しているのか（する可能性があるのか）S・O情報が大切。健康課題は、対象者の視点から潜在的・顕在的な側面から捉える

❸関連図は、新しい健康課題（看護問題）を発見することができる

　1つの図に表し、全体をみることで頭の中で不明瞭であった健康課題に気づくことができます。

❹関連図は、看護を実践するための手がかりとなる

　情報の相互の関係性を明らかにし、病態のしくみや状態を構造化をすることによって、受け持った時点の患者さんとその家族の病態と生活を含めた全体像を把握することができます。

③　関連図に記載する項目

❶患者さんの年齢と性別、❷健康障害の種類・程度、治療に伴う症状、訴え、徴候、❸検査データ、薬剤名・薬液量、単位など、❹診断名、病態、誘因、❺発達段階や家族背景の特徴、家族内や社会的役割に対する意識、❻情動の状態、価値観、意思力、❼疾患と症状、検査・治療が患者さんとその家族に及ぼす影響、❽今後の生活に対する思い、考え、❾治療や看護援助を実践するための方向性（健康維持・回復・増進、成長発達、より良い死）、❿健康課題（看護問題）

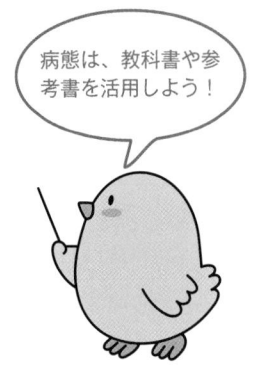

病態は、教科書や参考書を活用しよう！

関連図の書き方のポイント

①　病態関連図をベースにする（図8）

　病気のしくみを図式化しているもので、病気の症状の原因や成り行きを記入します。健康課題（看護問題）は、病気の症状や治療内容が影響していることが多いです。したがって、病態関連図の中にある、症状や治療内容の先に、患者さんとその家族の生活への影響を追加記載することで、患者さんの個別性が描かれ、全体像を整理することできます。

②　基本の関連図の書き方をおさえる

　関連図の書き方に決まった方法はありません。しかし、基本的な書き方としてのポイントがあります。例えば患者Aさんの場合、①病名を書く（疾患名：○○○○○）→②発症する原因を書く（原因：○○細胞の増殖）→③患者さんAさんの基本情報を書く〔年齢（○歳代）性別（女性）性格（心配性）〕など→④症状を並べる（倦怠感、眩暈、体動時息切れ）など→⑤行われている（行われる）治療・検査・処置（CVカテーテルから抗がん剤投与、食事療法、安静療法）など、関連性を考え矢印をつなげていきます。

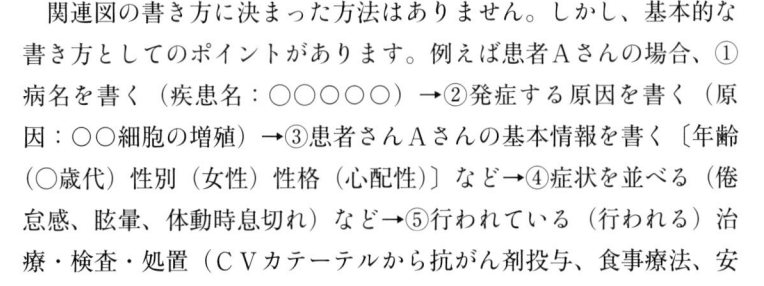

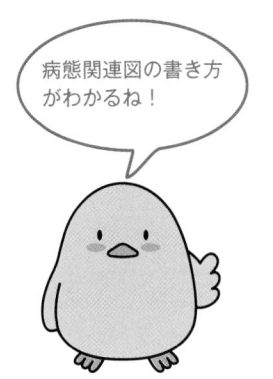

病態関連図の書き方がわかるね！

　矢印をつなげていくことで、病気のしくみを確認することでき、行われている（行われる）治療や処置などについて、なぜそれが必

要なのか「目的」を確認できます。適切なアセスメントをするために最も大切なことは、現在の状態をいかに正確に把握できるかという点です。そのためにも関連図は有効なのです。

③ **書き出しに迷ったら、キーワードをあげる（図 9 ）**

キーワードとは、年齢、性別、疾患、発達段階、症状、原因などです。つまり、年齢と疾患をあげて、年齢から発達段階へ、疾患から症状または原因につなげていくことで書き出しの迷いが少なくなります。

書き出しはどこからでもよいですが、一般的には、中央に診断名、患者さんの背景を書きます。病態関連図を先に記入し→その後に患者さんの個別の情報を追加記入するとわかりやすいです。

患者さんとその家族の情報として、S・O情報は健康課題（看護問題）を引き出すための意味づけになります。学生の皆さんが患者さんに必要だと思えば記載しますが、健康課題（看護問題）の意味づけなので、すべての情報のS・Oを記載する必要はありません。

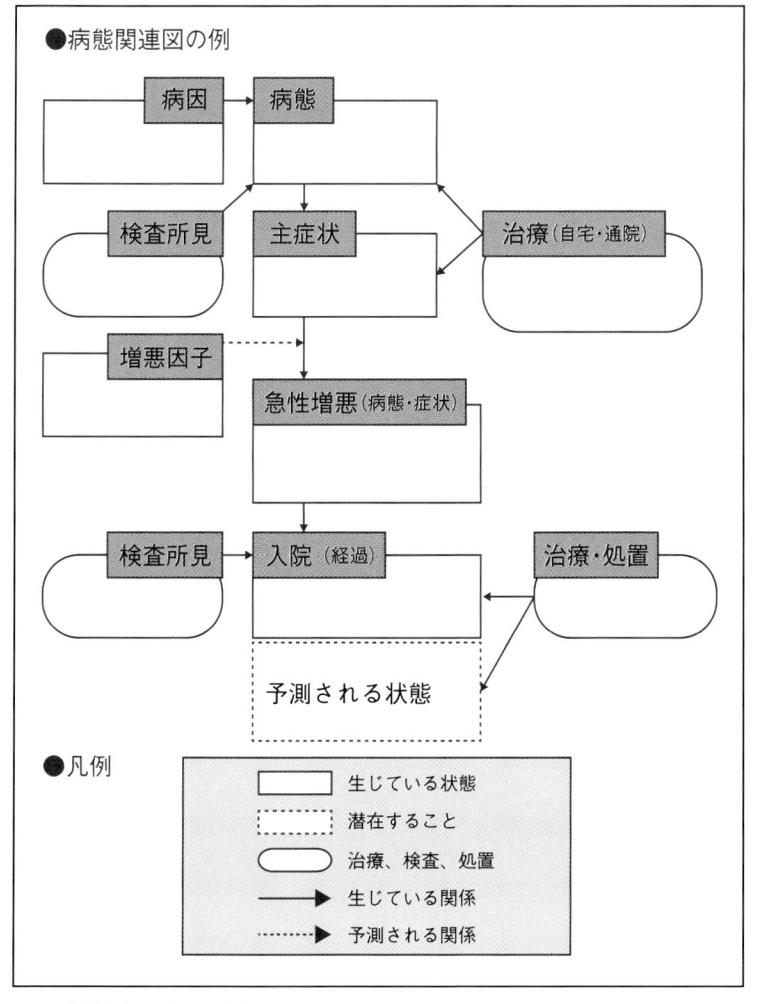

図 8　病態関連図の例と凡例

④ 矢印がどこまでも続くの？

　学生から「矢印はどこまで続くのですか？」という質問がよくあります。例えば、抗がん剤の服用が開始されたが口内炎はまだ発症していない場合、

　　抗がん剤の副作用→口内炎→潰瘍→出血→痛み→食事量低下

となりますが、潰瘍以降の矢印は不要です。このような場合、可能性は1つでよく、「抗がん剤の副作用→口内炎の可能性」という書き方でよいのです。その根拠は、口内炎はまだ発症していないのですから、口内炎を予防する看護援助の介入が必要になります。口内炎を予防することで潰瘍まで起こさないことが重要なのです。

⑤ 複数の疾患がある場合、まず、原因、症状、合併症の3つの項目を確認する

　複数の疾患があると混乱しやすいですが、まずは、おおまかに書き出してみることから始めます。例えば、糖尿病、高血圧、脳梗塞の3つの疾患の原因の共通点は何かと考えると、「生活習慣病」とのつながりが見出せます。

　そして、次に疾患同士の関連を確認します。例えば、上述の糖尿病、高血圧、脳梗塞の複数の疾患がある場合、まずはこの3つの疾患の関連を確認します。それを矢印→でつなげて、それぞれの病態が、患者さんの生活に及ぼす影響など、細かい情報を追加します。関連する項目が多い事柄に対して看護援助を実践すると、同時に多くの問題を解決できる可能性があります。

⑥ 看護問題は、矢印→が向かう数が多い情報を選ぶ（注目するということ！）

　関連図から健康課題（看護問題）を見つけるヒントは、矢印が向かう数が多い情報を探すことです。その理由は、情報に向かって矢印が多いということは、状態を生じさせる因子が多いということです。言い換えると、それが起こり得る可能性が高いということになります。または、すでに起こっている問題であれば、向かっていく矢印が多いということは、起こるだけの根拠のある原因・誘因があるということ、つまり、看護援助の介入が必要だと判断できる情報だと言えます。

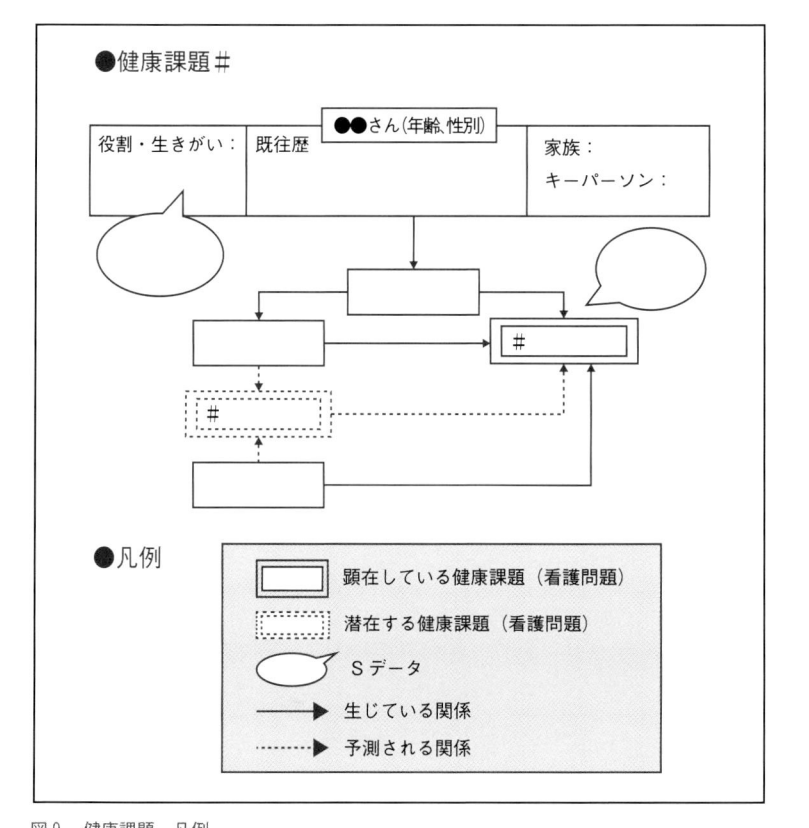

●健康課題＃

●凡例

顕在している健康課題（看護問題）	
潜在する健康課題（看護問題）	
Sデータ	
生じている関係	
予測される関係	

図9　健康課題　凡例

看護学生に求められる実習記録の注意点

① 実習記録の記載上の注意

　看護学生の皆さんは、次の点に注意して実習記録を記載する必要があります。

❶実習記録には実名は記載しません

　実習記録は万一紛失した際に個人が特定されないように配慮することが必要です。

　学校や実習施設によっては、実習記録を施設から持ち出さないというルールがあります。具体的には、患者さん、その家族の氏名、施設名などはアルファベットなどの記号を用います。また、生年月日や年齢は、○○○○年○月○日　70歳代というように記載します。

❷実習記録には記号は使用しません

　基本的には、実習記録で症状の有無を（＋）（－）（±）で記載することはしません。

●注意が必要な実習記録の記載内容
　・実習病院名
　・転院先の施設名
　・患者さんの実年齢、職業
　・患者さんの住所

●実習施設外での注意
　・電車やバスの中で実習記録を見る
　・電車やバスの中で実習記録を記載する
　・学生が自身の家族に実習内容を話す
　・ソーシャル・ネットワーキング・サービスに実習に関することを記載する

フローシートで経過をひと目で分かるようにする場合は、記号を使ってもかまいません。実習記録の１つとして、学生の皆さんの体調管理に使用している用紙もフローシートで経過がひと目でわかるようにしている場合がありますのでその場合は、記号を使ってもかまいません。また、感嘆符（！）や疑問符（？）は使いません。

❸日本語を略して書いてはいけません

　基本的に、例えば、「リハビリテーション」を「リハビリ」「リハ」と記載しないということです。他には、「バイタルサイン」を「バイタル」「体位変換」を「体交」「陰部洗浄」を「陰洗」なども同様です。

❹日常生活における会話の言葉をそのまま用いません

　会話で使っている言葉、例えば「指導してくれる先生が探してもつかまらなかった」「受持患者さんに散歩に誘ったがのってこなかった」などは使ってはいけません。

②　実習記録の取り扱い

　「看護記録および診療情報の取り扱いに関する指針」（日本看護協会）では、看護学生による看護記録への記載、実習記録の取り扱い、および看護学生による看護行為の違法性阻却証明について、次のとおり示されています。

❶看護学生による看護記録への記載

　看護学生が看護記録に記載した場合は、記載した学生と記載内容の確認を行った看護者の両者の署名が必要である。患者への看護実践の記録者としての最終責任は担当の看護者にある。

❷実習記録の取り扱い

　看護教育者や実習受け入れ先の看護者は、実習記録の取り扱いに関する規定を作成し、看護学生や患者に明示する必要がある。また、実習記録に個人を特定できる内容が含まれる場合には、「匿名性」の確保だけが機密の保持になるわけではないということを十分に理解し、取り扱いに留意する。実習記録の取り扱いに関する主な留意点を以下に示す。

　１）記録用紙は、個人を特定する情報（住所、氏名、生年月日、病院、病棟名、家族歴や遺伝情報等）を可能な限り記載しないようなフォーマットにする。

　２）不必要な情報・不確実な情報は記述しない。

　３）診療記録及び実習記録は安易に複写しない。

4）カンファレンスの資料等に利用するために複写した場合は、担当の看護教育者がシュレッダーにかける等適切に処分する。

5）個人が特定される可能性がある実習記録等の院外への持ち出しは原則として禁止する。やむを得ず院外に持ち出す際にはルールに則る（紛失・散逸の防止に努める。ファイル等で管理し、第三者の目に触れないようにする）。

6）実習目的以外に使用しない。

7）実習記録の作成にパソコン等の電子媒体を使用した場合には、ハードディスクや機体にデータが残ることを考慮し、個人所有の電子媒体の使用は避ける。

8）実習終了後、不必要となった記録物やメモ類はシュレッダーにかける。電子媒体は内容を消去する等の処分を行う。

9）実習終了後の実習記録は、看護教育者が適切に保管・管理し、看護学生が必要な際はこれを閲覧させることが望ましい。実習記録を学生が保管する場合は、その取り扱いを適切に行う。

❸学生による看護行為の違法性阻却証明

　看護職の免許を有しない看護学生による臨地実習中の看護行為は、法的には①患者の同意②目的の正当性③手段の相当性が証明されれば、無資格行為、民法上の不法行為、刑法上の犯罪行為についての違法性が阻却されると解釈されている。

❹「看護者の倫理綱領」による看護記録に関する内容

　日本看護協会「看護者の倫理綱領」には、看護記録に関して次のとおりに定められています。看護学生の皆さんが、受持患者の情報を収集し、実習を展開する際、意識して行動する必要があります。

4．看護者は、人々の知る権利及び自己決定の権利を尊重し、その権利を擁護する。
人々は、自己の健康状態や治療などについて知る権利、十分な情報を得た上で医療や看護を選択する権利を有している。看護者は、対象となる人々の知る権利及び自己決定の権利を擁護するために、十分な情報を得る機会や決定する機会を保障するように努める。
5．看護者は、守秘義務を遵守し、個人情報の保護に努めるとともに、これを他者と共有する場合は適切な判断のもとに行う。
看護者は、個別性のある適切な看護を実践するために、対象となる人々の身体面、精神面、社会面にわたる個人的な情報を得

る機会が多い。看護者は、個人的な情報を得る際には、その情報の利用目的について説明し、職務上知り得た情報について守秘義務を遵守する。診療録や看護記録など、個人情報の取り扱いには細心の注意を払い、情報の漏出を防止するための対策を講じる。

（日本看護協会：看護者の倫理綱領，2003．条文より一部抜粋）

引用・参考文献
1) 日本看護協会ホームページ．看護記録に関する指針http://www.nurse.or.jp/（最終アクセス日：2018年5月）
2) 古橋洋子：NEW実践！ナースのための看護記録．第3版，p.34～38，学研メディカル秀潤社，2013．
3) 清水佐智子：アセスメント．監査でも困らない！見てわかる看護記録．第2版，p.14～15，p.29～36
4) 大口祐也：看護現場ですぐに役立つ看護記録の書き方．p14～15秀和システム，2016．
5) 深井喜代子編：新体系　看護学全書；基礎看護学①；基礎看護技術Ⅰ．p.80～85、メヂカルフレンド社、2018．
6) 石川ふみよ：ナーシングキャンバス2015年6月号特別付録；お手本にしよう！"理想！の実習記録．p.2～3，学研メディカル秀潤社，2015．
7) 任和子編著：プチナースBOOKS 実習記録の書き方がわかる　看護過程展開ガイド．p.34～63　照林社2015．
8) 夏目美喜子他：臨地実習における学生の患者情報取り扱い上の問題およびその指導法．p．4、臨地実習において教員が遭遇した学生が患者情報を取り扱う上での問題
9) 樋勝彩子：特集　気持ちいいの」ケアを教えよう！　ケアを通して関係性が深まる気持ちのいい全身清拭．看護教育、57(5)：352～355，2016．

第3章

理解しよう！　看護理論と看護過程

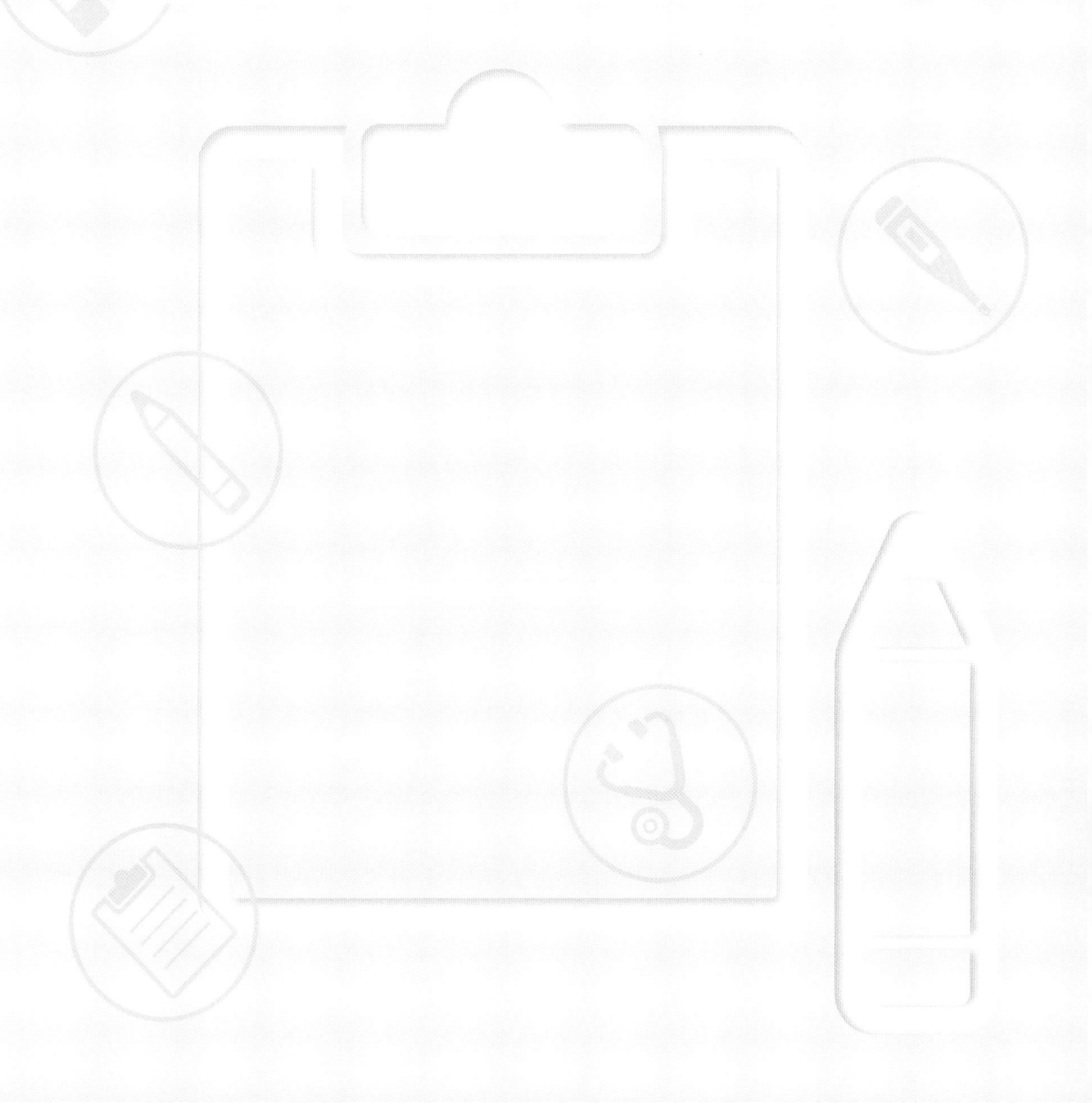

理解しよう！
看護理論と看護過程

看護理論と看護過程

　看護学は実践の科学であり、私たち人間の健康と安寧を対象としていることは、多くの看護学者によって明らかにされています。看護を行うにあたり、人々によりよいケアを提供するためにはどうしたらよいのか、看護の実践を体系化し、説明し、よりよい結果を予測する、ここに大きな役割を果たしているのが看護理論や看護モデルです。

　看護理論は、主に4つの要素について説明されています。その4つの要素とは、①看護の対象となる人をどのように捉えているのか、②看護の目的は何か、③どのような問題に関与するのか、④どのような方法で援助を行うのか、の4つです。つまり、第1章で学習した看護過程は、個々の看護師が看護理論や看護モデルを個別の対象への看護実践へとつなぐ手段です。

　ここで大切なことは、「看護理論」は看護実践への示唆をしますが、実際の現象はとても複雑です。1つの「看護理論」ではすべてを説明することはとても難しいです。病気による生体への反応も全く同じというわけではありません。そのうえ、私たち一人ひとりがこれまで生きてきた環境や、もっている考え方は誰一人として同じではありません。だからこそ、私たちはさまざまな「看護理論」を学び、看護の対象となる人を理解しようと努力します。

　第1章では、看護実践の手順として**看護過程5つのステップ**を学びましたが、これから皆さんと一緒に学んでいく看護理論・看護モデルは、看護に役立てるものです。看護の対象となる患者さんとその家族をどのように捉え、看護上の問題をどのような視点で明確化していくのか、そして、その看護上の問題を解決・改善するために必要な看護を明らかにしていきます。つまり、看護過程全般にかかわっていく内容になります。

看護過程の5つのステップ言えるかな？

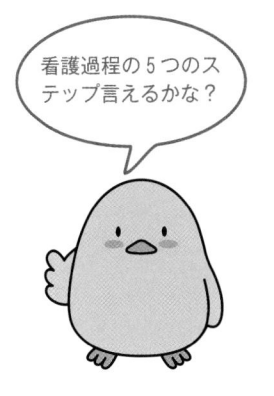

なぜ理論が必要なのか？

「理論なんて何で必要なんだろう」「わからないし、面倒くさい」そんな声が聞こえてきそうですが、看護は科学（サイエンス）であり、技術（アート）であるという言葉を聞いたことがありますか？実は、サイエンスであるためには、理論は切っても切り離せないことなのです。看護は思いつきで行われているのではなく、いま行っている行為、判断する基準など、それらはすべて科学的な理論と知識にもとづいている、ということです。

私たちは経験的な知識を、「過去の経験」としてただ語り継ぐのではなく、科学的な根拠をもって論理的に説明し、記述していくことが求められています。そして、それを活用することにより、実践の中で、また新たな知識が生み出されます。

看護理論の発展（1970年後半以降）

・ベナー「初心者から達人へ
　─臨床看護実践における卓越性」（1984）
・パースィ「健康を一生きる一人間」（1981）
・ワトソン「ケアリングの哲学と科学」（1979）
・レイニンガー「文化ケア」（1978）

○看護理論の発展
・現象学や人類学の考えを取り入れた看護理論

看護理論の開発（1960年代～）

・ロイ「適応モデル」（1976）
・ベティ・ニューマン「システム・モデル」（1972）
・キング「目標達成理論」（1971）
・オレム「セルフケア理論」（1971）
・トラベルビー「人間対人間の看護」（1971）
・ロジャーズ「システムモデル」（1970）
・ホール「コア・ケア・キュアモデル」（1964）
・ウィーデンバック「臨床看護の本質」（1964）
・オーランド「看護の探求」（1961）

○独自の看護理論の構築
・対人関係・システム・相互作用に注目した理論
・看護において人間に焦点を当てる生物的・生理的・社会心理的存在「看護は人間を全体として理解すること」

看護の高等教育化と看護理論の萌芽

・アブデラ「患者中心の看護」（1960）
・ヘンダーソン「看護の基本となるもの」（1960）
・ペプロウ「人間関係の看護論」（1952）

○看護理論の萌芽
・問題、ニーズなど看護の根本的な役割に注目した理論

近代看護の基礎づくり

・ナイチンゲール「看護覚え書き」（1859）

○近代看護の基盤
・看護の哲学

（野嶋佐由美編：看護学の概念と理論的基盤、p.34、日本看護協会出版会、2012.）

図1　看護理論の発展[2]

●ナイチンゲール
　近代看護の礎をつくったといわれているナイチンゲールは、1859年に『NOTES ON NURSING』を世に送り出している。日本で「看護覚え書き」と訳されているこの書籍は、「看護史上初めて看護という言葉を概念化して使用した著作」[3]であり、「看護理論としては，哲学に分類され『環境』に注目した看護論」[4]とされてきた。

看護が「看護学」として、皆さんに提供されるということは、ある現象に対しての見方や考え方を体系づけたもの、現象を説明できるものがあるという証明です。つまり、「看護理論は看護における現象を説明するものや、看護に対する見方や考え方を体系づけたもので、専門職として看護実践する際の基礎になる知識体系」[1]にほかなりません。そして、看護理論は、自然科学の実験研究によって見出された不変の法則や原理と異なり、状況に応じて変化する可能性があり、時代や背景による影響を受けています（**図1**）[2]。

さまざまな切り口で看護をとらえる看護理論

　私たちが、入院している患者さんの看護を行うときに、この患者さんの今の疾患・症状だけを捉えて看護を行うわけではありません。患者さんの今ある疾患・症状はもちろん、健康に関する認識、行動、意欲、患者さんを取り巻く人間関係、家庭や社会での役割、入院前の生活習慣と入院による生活への変化など相手を知ることからはじめます（**図2**）。

　そして、私たちが相手を理解していくときには、いろいろな視点から相手を理解しようとします。その視点はみる人によって実はとても異なります。例えば、皆さんの隣りに座っている人がどのような人なのか、お互いに紹介してみてください。ある人は、「現在、○○大学看護学部の1年生、○○高校出身、家族は両親と弟の4人」

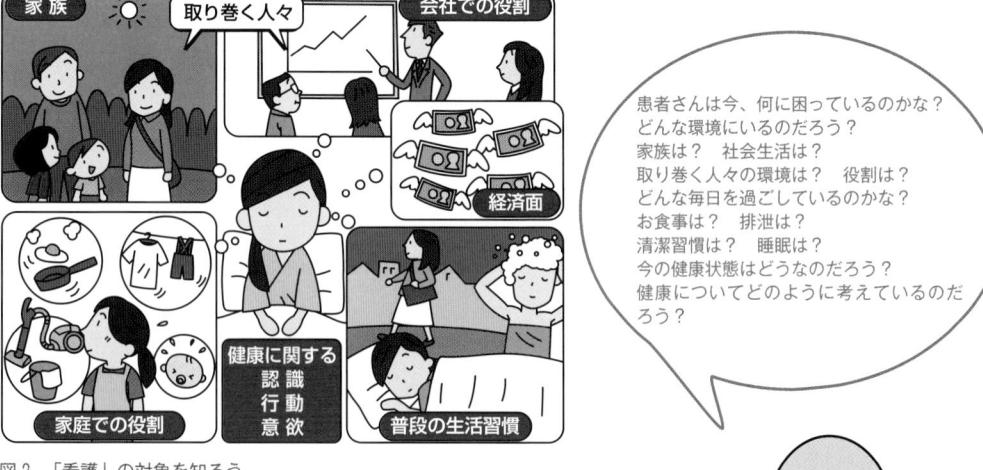

図2　「看護」の対象を知ろう

のように所属している場所や家族構成からその人をとらえるかもしれません。また、ある人は「スキーと旅行が大好きなとても元気そうな人で、何でも自分でやってみようとする人です」とその人の行動や意欲の点からその人を捉えるかもしれません。

　看護理論は、その理論家によって独自の切り口で看護の内容を説明しています。それは、皆さんの看護の大先輩である看護の理論家が、看護活動を通して得た経験やその時代に新たに発見された知識や理論などを使って、看護とは何なのか、看護の対象である患者さんやその家族を理解しようとしてきた結果、たどり着いた看護活動の方法です。つまり、看護理論・看護モデルにより情報収集の切り口（集めた情報をどのように分類するのか）が異なり、何をどのように判断するのかも異なります。そして、**看護理論の主要概念**となる「人間」「健康」「環境」「看護」の捉え方、考え方もそれぞれの理論により異なってきます。

　看護理論は、それぞれの理論家によって一貫した考え方に基づいて構成され、看護の目標や対象である人間をそれぞれの視点でとらえたうえで、看護活動の方法を系統的に述べています。それぞれの理論家は、各看護理論のなかで看護を定義づけています。また、看護理論は、時代背景、社会背景、理論家の経験などの影響を受けています。

　環境を整えることに看護の活動の中心をおいたナイチンゲール、人間のもつ基本的欲求を充足できるように援助することの必要性を説いたヘンダーソン、生活を主体的に整えていくセルフケアに注目したオレム、外部、また身体・心の内部環境からの刺激を正しく認識し、適応することに注目したロイ、看護のなかでの対人関係の重要性に着目したペプロウやオーランド、トラベルビーといった各理論家による看護理論から「看護」の対象である人をどのように捉え、かかわっていこうとしたのかみることができます（**図3**）。

　また、ゴードンの機能的健康パターンは、看護理論ではありませんが、看護のためのアセスメント指針、アセスメントを体系化する枠組みです。

　今回、皆さんと一緒にヘンダーソン、オレム、ロイの看護理論とゴードンの機能的健康パターンを学習していきたいと思います。

●看護理論を構成する主要概念とは
フォーセット（Fawcett J）の「人間」「健康」「環境」「看護」の4つが長い間使われ浸透してきた。しかし、看護の説明概念として「看護」を入れることに異論を唱える考え方がある。看護理論家たちの関心や考え方によってはこの4つの概念の切り方では十分に説明しきれない側面も出てきた。「人間」「環境」「健康」「生活」の4つを主要概念とする考え方もある

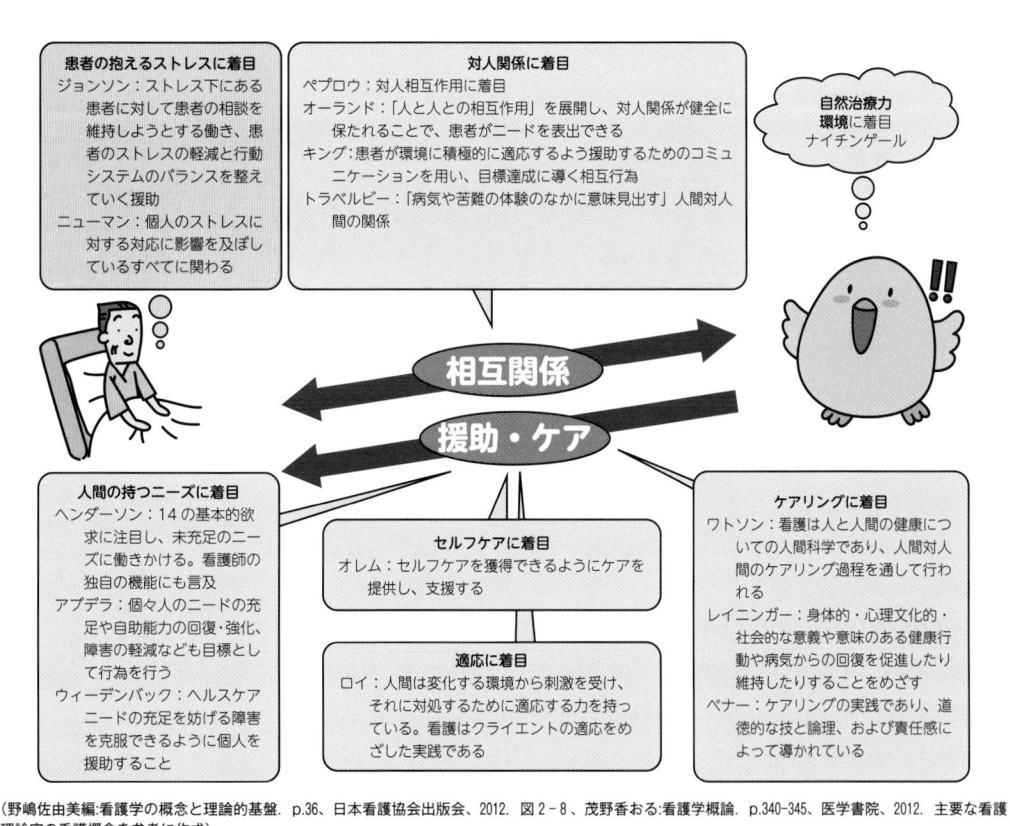

患者の抱えるストレスに着目
ジョンソン：ストレス下にある患者に対して患者の相談を維持しようとする働き、患者のストレスの軽減と行動システムのバランスを整えていく援助
ニューマン：個人のストレスに対する対応に影響を及ぼしているすべてに関わる

対人関係に着目
ペプロウ：対人相互作用に着目
オーランド：「人と人との相互作用」を展開し、対人関係が健全に保たれることで、患者がニードを表出できる
キング：患者が環境に積極的に適応するよう援助するためのコミュニケーションを用い、目標達成に導く相互行為
トラベルビー：「病気や苦難の体験のなかに意味見出す」人間対人間の関係

自然治療力環境に着目
ナイチンゲール

相互関係

援助・ケア

人間の持つニーズに着目
ヘンダーソン：14の基本的欲求に注目し、未充足のニーズに働きかける。看護師の独自の機能にも言及
アブデラ：個々人のニードの充足や自助能力の回復・強化、障害の軽減なども目標として行為を行う
ウィーデンバック：ヘルスケアニードの充足を妨げる障害を克服できるように個人を援助すること

セルフケアに着目
オレム：セルフケアを獲得できるようにケアを提供し、支援する

適応に着目
ロイ：人間は変化する環境から刺激を受け、それに対処するために適応する力を持っている。看護はクライエントの適応をめざした実践である

ケアリングに着目
ワトソン：看護は人と人間の健康についての人間科学であり、人間対人間のケアリング過程を通して行われる
レイニンガー：身体的・心理文化的・社会的な意義や意味のある健康行動や病気からの回復を促進したり維持したりすることをめざす
ベナー：ケアリングの実践であり、道徳的な技と論理、および責任感によって導かれている

（野嶋佐由美編:看護学の概念と理論的基盤. p.36、日本看護協会出版会、2012. 図2−8、茂野香おる:看護学概論. p.340-345、医学書院、2012. 主要な看護理論家の看護概念を参考に作成）

図3　看護理論からみた「看護」のイメージ図

ヘンダーソンの看護論（Virginia Henderson 1897-1996）

ヘンダーソンってどんな人？
ヘンダーソンが看護の定義を提唱した背景は？

　多くの看護学生さんは、ヴァージニア・ヘンダーソン（Virginia Henderson）の「看護の基本となるもの」を一度は読んだことがあるでしょう。彼女は理論家かつ実践家であり、臨床で働くなかで「医学と看護の違いは何か?」「看護とは何か?」を考え続けた人です。

　1914年に勃発した第一次世界大戦において、兄たちが従軍したことに刺激を受け、看護の道を志し、開講したばかりの陸軍看護学校に入学します。当時は当たり前だった画一的なケアや、「医師の仕事の補助にすぎない」とみられていた看護のあり方は、彼女にいろいろな疑問を抱かせ、その疑問によって看護を探究することにつながりました。

　『看護の基本となるもの』が生み出された時代は、患者さんを中心にヘルスケア・チームを組むさまざまな職種が出現し、看護の独自

の機能が問われました。病院では看護業務が急増し、患者さんの身の回りの世話は看護助手などが分担するようになり、看護師がベッドサイドから離れ、医療の補助的な業務や雑用に追われるようになっていました。ヘンダーソンは、著書である「看護の基本となるもの」のなかで看護の定義および看護の独自の機能と役割を明確にしました。当時、チーム医療の時代にあって混迷する看護に専門職としての光をあてたと言えるでしょう。

ヘンダーソンの考える看護の基本概念

　ヘンダーソンは、人間の心と身体は不可分の関係にあり、心と身体が完全であるか無傷であることはまれであるととらえています。また、人間に対して14の基本的欲求から充足しようとする生物的-心理的-社会的-精神的存在として捉えています。

　ヘンダーソンの14の基本的欲求（**表1**）は、マズローの階層的ニード論の生理的欲求（8つ）、安全と安心の欲求（1つ）、所属や愛の欲求（2つ）、承認の欲求（2つ）、自己実現の欲求（1つ）に対応しているように見えます（**図4**）[3]。ヘンダーソンは、『看護の基本となるもの』に「基本的看護は人間の欲求の分析から引き出されるサービス」であり、「その要素は各人の必要条件に応じて当然変容し、さまざまな方法で満たされる」[4]と述べています。

　看護の対象になる患者さんは誰もが皆、同じわけではありません。老若男女さまざまで、抱えている病的状態も異なります。ヘンダーソンはその人の年齢、精神状態、その人を取り巻く社会的環境、身体的・知的能力が基本的欲求に影響を与えると考えました。また、健康な時には自分で基本的な欲求を満たしていくことができると考えました。

　さらに自分でその欲求を満たしていくためには、その人の体力、意思力、知識の3つが必要だと考えました。病理的状態に陥ると患者自身がそれを自分で満たしていくことが難しくなります。ヘンダーソンは12の病理的な状態をあげています（**図5**）。私たち看護者はそれを①診断名や合併症、②現病歴、③検査所見（データ）、④治療方針、⑤入院に対する説明といった情報から理解していきます。

表1　ヘンダーソンの14の基本的欲求

	ヘンダーソンの14項目	【充足している状態】
1	正常に呼吸する	ガス交換が正常に行われている 安楽に呼吸できている
2	適切に飲食する	必要な栄養が摂れている 楽しく食べられ満足感がある
3	あらゆる排泄経路から排泄する	生理的で正常な排泄経路である 快感がある
4	身体の位置を動かし、またよい姿勢を保持する	歩行、立つ、座る、寝るなどの姿勢は適切である よい姿勢のとり方を理解している
5	睡眠と休息をとる	休息や睡眠が自然にとれる ストレスや緊張感からの解放感がある
6	適切な衣服を選び、着脱する	着衣と脱衣という更衣動作ができる 衣服の適切な選択ができる きちんと身づくろいができる
7	衣服の調節と環境の調整により、体温を正常範囲に維持する	体温が生理的範囲内にある 衣服や環境を調整し、体温調整に努めることができる
8	身体を清潔に保ち、身だしなみを整え、皮膚を保護する	皮膚や粘膜が清潔になっている 清潔の基準が保たれている 他人に受け入れられやすい身だしなみである
9	環境のさまざまな危険因子を避け、また他人を傷害しないようにする	自分のいる環境に起こりうる危険性をあらかじめ予測して行動することができる ・自分で自分の環境を自由に調整できる ・周囲に危険なものがない（物理的な危険／感染） ・知らずに他人に害をあたえない
10	自分の感情、欲求、恐怖あるいは「気分」を表現して他者とのコミュニケーションをもつ	相手のことを考えながら、自分の気持ちを伝えることができる ・自分の欲求、興味、希望などを十分に自分の身体で表現できる ・周りの人に理解してもらえる
11	自分の信仰に従って礼拝する（自分の信仰や善悪の価値観に従って行動する） 信仰：日本の場合はライフスタイルや価値観と考えるとわかりやすい	自分の信じる教養・思考に従う権利が守られる 自分の宗教にもとづいた生活の仕方ができる
12	達成感をもたらすような仕事をする 仕事：学業や趣味など、その人を形成するうえで重要な意味を持つもの、あるいはその人それぞれの目的	身体的あるいは精神的に仕事（生産活動）ができる 自分が社会に受け入れられているという満足感がある
13	遊び、あるいはさまざまな種類のレクリエーションに参加する レクリエーション：サークル活動やボランティア活動、社会的な活動	変化や気分転換、慰安、レクリエーション、社会活動の機会がある 気分が引き立ち、楽しくいきいきしていられる
14	「正常」な発達および健康を導くような学習をし、発見をし、あるいは好奇心を満足させる	自己実現のため、夢のため、目標のために自分自身を高めていくことができる 自分が設定しうる最良の健康的な生活習慣に従って生活できる

（ヴァージニア・ヘンダーソン著、湯槇ます他訳：看護の基本となるもの. 再新装版、日本看護協会出版会、2019.　より作成）

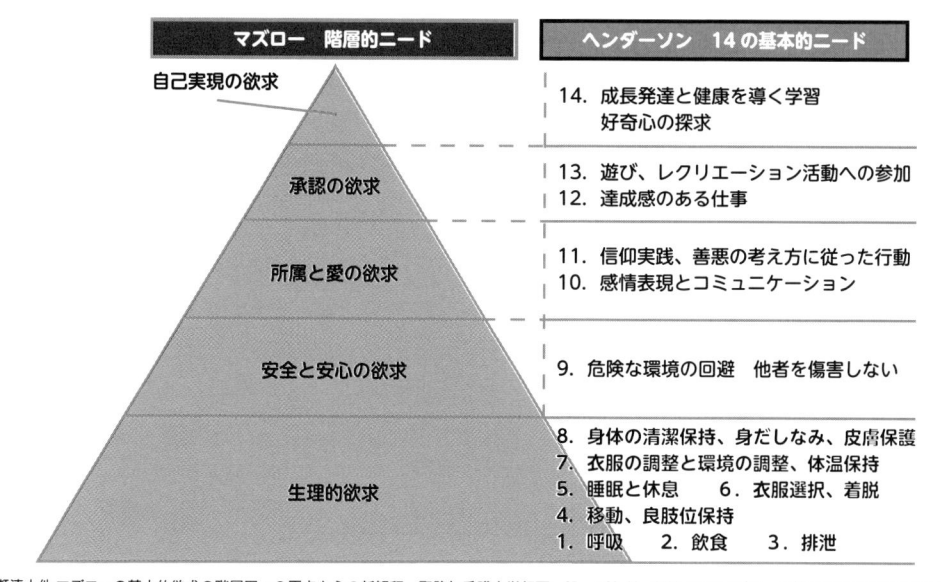

マズロー　階層的ニード	ヘンダーソン　14の基本的ニード
自己実現の欲求	14. 成長発達と健康を導く学習 　　好奇心の探求
承認の欲求	13. 遊び、レクリエーション活動への参加 12. 達成感のある仕事
所属と愛の欲求	11. 信仰実践、善悪の考え方に従った行動 10. 感情表現とコミュニケーション
安全と安心の欲求	9. 危険な環境の回避　他者を傷害しない
生理的欲求	8. 身体の清潔保持、身だしなみ、皮膚保護 7. 衣服の調整と環境の調整、体温保持 5. 睡眠と休息　　6. 衣服選択、着脱 4. 移動、良肢位保持 1. 呼吸　　2. 飲食　　3. 排泄

（廣瀬清人他:マズローの基本的欲求の階層図への原点からの新解釈. 聖路加看護大学紀要、35，p.28-36，2009. 図7マズローの基本的欲求の階層図をもとに作成）

図4　マズローの基本的欲求の階層図とヘンダーソンの基本的ニードとの関係

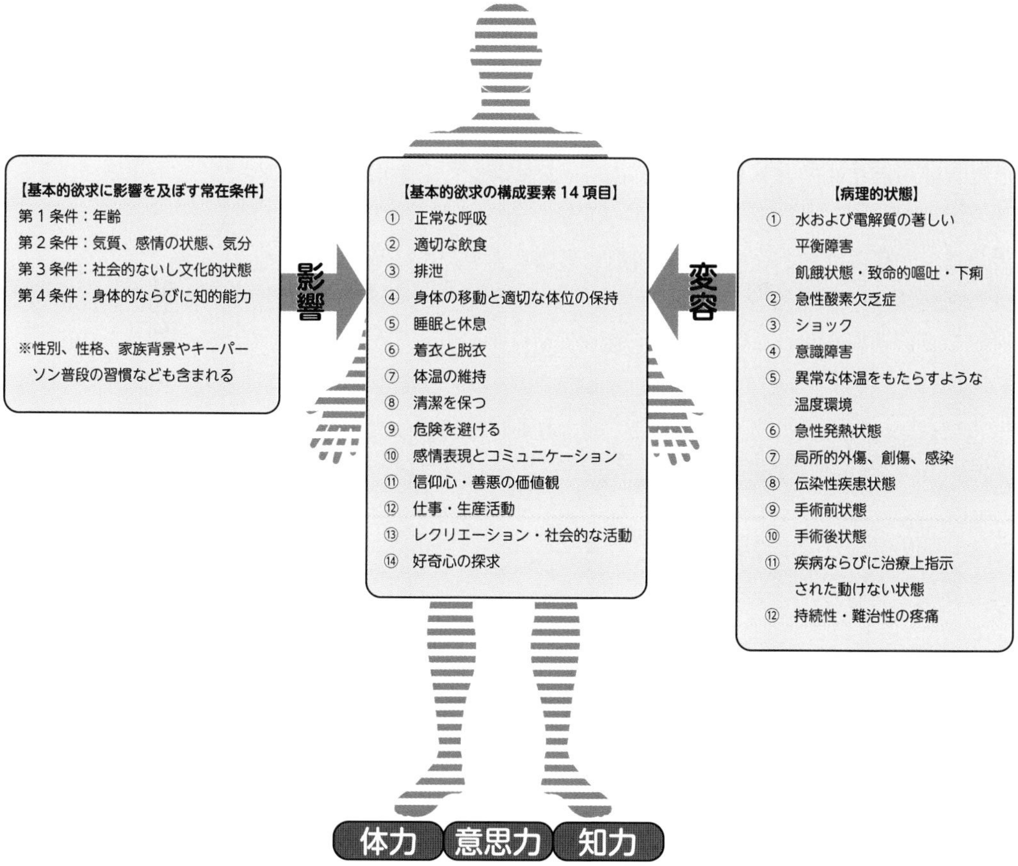

【基本的欲求に影響を及ぼす常在条件】
第1条件：年齢
第2条件：気質、感情の状態、気分
第3条件：社会的ないし文化的状態
第4条件：身体的ならびに知的能力

※性別、性格、家族背景やキーパーソン普段の習慣なども含まれる

影響

【基本的欲求の構成要素14項目】
① 正常な呼吸
② 適切な飲食
③ 排泄
④ 身体の移動と適切な体位の保持
⑤ 睡眠と休息
⑥ 着衣と脱衣
⑦ 体温の維持
⑧ 清潔を保つ
⑨ 危険を避ける
⑩ 感情表現とコミュニケーション
⑪ 信仰心・善悪の価値観
⑫ 仕事・生産活動
⑬ レクリエーション・社会的な活動
⑭ 好奇心の探求

変容

【病理的状態】
① 水および電解質の著しい
　平衡障害
　飢餓状態・致命的な嘔吐・下痢
② 急性酸素欠乏症
③ ショック
④ 意識障害
⑤ 異常な体温をもたらすような
　温度環境
⑥ 急性発熱状態
⑦ 局所的外傷、創傷、感染
⑧ 伝染性疾患状態
⑨ 手術前状態
⑩ 手術後状態
⑪ 疾病ならびに治療上指示
　された動けない状態
⑫ 持続性・難治性の疼痛

体力　意思力　知力

（ヴァージニア・ヘンダーソン著、湯槇ます他訳:看護の基本となるもの. 再新装版、p.27 日本看護協会出版会，2016.を参考に作成）

図5　ヘンダーソンの基本的欲求14項目とそれに影響を及ぼす常在条件・変容させる病理的状態

ヘンダーソンは「その人が必要なだけの体力と意思力と知識とをもっていれば、これらの生活行動は他者の援助を得なくても可能であろう。この援助は、その人ができるだけ早く自立できるようにしむけるやり方で行う」[4] としています。つまり、ヘンダーソンは得られた情報から基本的欲求をアセスメントする時に、体力、意思力、知識の3側面のどの側面の不足なのか（未充足であるのか）明らかにして、不足なところに援助すること、そして、その援助はその人ができるだけ早く自立できるように仕向けるやり方で行うとしています。

　例えば、糖尿病の患者さんが「食事管理ができない」という行動の場合、「自分ひとりで買い物に行けない」「目が見えない」などの体力的な問題なのか、「好きなものを食べたい」「食べるのが大好きでやめられない」という意思の問題なのか、それとも「食事管理の方法がわからない」という知力の問題なのかを得られた情報から明らかにし、不足なところにアプローチしていきます。

オレムの看護論(Dorothea E. Orem 1914-2007)

オレムが注目する人間の能力

　オレムは、すべての人間に共通する特性として潜在的能力に注目しています。人間が生存し機能するためには、自身や環境に絶えず主体的にはたらきかける能力が必要とされます。オレムは、このような人間の潜在的能力をヒューマン・エージェンシーと表現し、能力（エージェンシー）をもつ人をエージェントと表現しています。看護は、対象のニードを理解し意図的に支援します。オレムの看護論の前提は、看護者、患者さんおよび家族をエージェントと捉えて、特定の目標達成に向けた行為を行う能力をもつ存在であると述べています。

オレム看護理論の主要概念

　オレムの看護理論の主要概念は、セルフケア理論・セルフケア不足の理論・看護システム理論の3つです。

① セルフケア（理論）
　オレム看護理論の中核となる概念は、セルフケアです。オレムは「セルフケアとは、人が生命、健康、そして幸福を維持していくうえで自分のために活動をおこし、やり遂げること」と述べています。自分自身の生命や健康および安寧を目標として、主体的に必要な情報を得て、自身の意思と判断にもとづき遂行する行動のことです。日々、人々が生きるうえで自分自身のために行っている実践活動は

●依存的ケアとは
子どもや依存状態にある大人の場合には、責任がある立場の成人が代わって世話することになる。この行動を依存的ケアという

すべてセルフケアといえます。子どもの場合には、十分なセルフケアをとることができず、依存的ケアで補われています。

また、疾患や外傷等によって健康を逸脱した場合には、セルフケアを行う能力が不足します。その不足した能力の程度をセルフケア要件といいます。セルフケア要件には、普遍的セルフケア要件、発達的セルフケア要件、健康逸脱に対するセルフケア要件の3つがあります。

❶普遍的セルフケア要件とは

その人の健康状態や年齢、発達段階などすべての人間に共通する欠かすことのできない8つの要件です（**表2**）。**普遍的セルフケア要件**とは、年齢や発達段階や環境によって変化します。例えば、「十分な食物の摂取」について、乳児・成人・高齢者では、消化・吸収機能は変化し、個々の健康状態に応じて適切な食物の形態や必要とされる栄養素の割合などは異なります。

●普遍的セルフケア要件とは
生きていくために日々の生活に必要な行動で、年齢や発達段階や環境によって変化する

表2　普遍的セルフケア要件

```
1．十分な空気を取り入れ維持する
2．十分な水分を取り入れ維持する
3．十分な食物を取り入れ維持する
4．排泄の過程と排泄物に関連したケアを維持する
5．活動と休息のバランスを維持する
6．孤独と社会的な相互作用のバランスを維持する
7．人間の生命、機能、安寧に対する危険を予防する
8．正常性の促進（人間の潜在能力および正常でありたいという欲求に応じた、社会
　　集団のなかでの人間の機能と発達の促進）
```

❷発達的セルフケア要件とは

乳幼児期、学童期、思春期、青年期など人間の成長・発達過程・ライフサイクルのさまざまな段階で生じる出来事に関連して起きます。さらに、発達を阻害する出来事に関連して起こります。前者の出来事の例は、早産や妊娠などがあり、後者の出来事の例には、両親の死や子どもの死などが該当します。

❸健康逸脱に対するセルフア要件とは

病気や障害をもつ人々や医学的な診断や治療とその影響に関連して起きます。例えば、病気を患い治療や支援が必要となった場合、疾患をかかえながら生活するために治療やリハビリテーションが必要な場合に必要となるセルフケア要件です。健康逸脱に対するセルフケア要件は、普遍的セルフケア要件と発達的セルフケア要件が重なり合って必要となります。

交通事故で意識を失った場合や慢性腎不全で週3回の通院透析が必要になった場合のセルフケア要件を考えてみよう。3つのセルフケア要件が重なるね

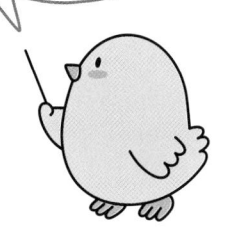

② セルフケア不足の理論

　人間には、自分自身の変化、自分を取り巻く環境の変化に適応する力が備わっています。しかし、どんなに適応しようとしても、自分の能力を超えるような状況もあり、そのような時には助けが必要となります。助けが必要というのは、セルフケアが不足しているということであり、セルフケア不足理論とは、「なぜ人が看護ケアを必要とするのか」を説明しているものといえるでしょう。

　図6の1）は、自身のセルフケア能力が普遍的セルフケア要件と健康逸脱によるセルフケア要件を満たしています。2）は、2つのセルフケア要件に対してセルフケア能力不足が生じており、看護を必要としています。3）は、2）に対して看護行為によってセルフケア能力不足を補い2つの要件を満たしています。

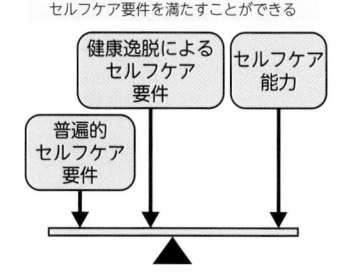
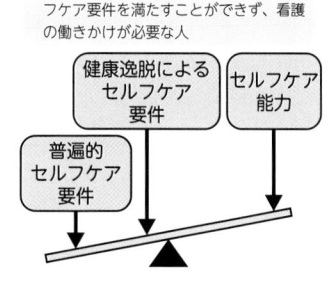

1）健康状態の変化を経験しているが、普遍的セルフケア要因と健康逸脱によるセルフケア要件を満たすことができる

2）健康状態の変化を経験しており、普遍的セルフケア要件と健康逸脱によるセルフケア要件を満たすことができず、看護の働きかけが必要な人

3）看護の援助によって普遍的セルフケア要件と健康逸脱によるセルフケア要件を満たすことができる人

（スティーブン・J.ガバナ、数間恵子ほか訳：オレムのセルフケア・モデル. 看護モデルを使う①、医学書院、1993. より改変）
図6　セルフケア能力不足と看護行為の関係

③ 看護システム理論

　看護システムの理論とは、患者さんのセルフケアの欠如を満たすために、看護師と患者さんの意図的行為についてのシステム（体系的な仕組み）です。セルフケアの欠如とは、患者さんのセルフケア能力と**治療的セルフケアデマンド**とのギャップのことです。看護システムは、患者さんのセルフケアの欠如と方向性に応じた看護師との関係から、全代償的システム、一部代償的システム、支持・教育的システムの3つの型があります。

❶全代償的システムとは

　患者さんのセルフケア欠如に対して、全面的に看護師の援助を必要とする場合です。患者さんを支持し、保護することを含めて看護師が援助します。

●治療的セルフケアデマンドとは
人々が生命の維持・健康・発達などより良い状態を維持増進させるために必要とされる看護を評価するもの

❷一部代償的システムとは

　患者さんのセルフケア欠如の一部を看護師が患者の代わりに実施し補います。患者さんは一部のセルフケアを調整・実施できていることをふまえて、看護師は必要に応じた援助を行います。

❸支持・教育的システムとは

　患者さんは、ほとんどのセルフケアに必要とされる行動がとれますが、さらに患者さんのセルフケア能力を強化し高める必要がある場合に看護師は援助します。

　では、重症肺炎で緊急搬送された患者さんを例に取り上げ、この3つの看護システム理論を考えてみましょう。緊急搬送された患者さんは、重症肺炎のため、ベッド上で絶対安静を強いられ、セルフケア欠如が大きく全面的に看護師の援助を必要とする「全代償的システム」が適用されます。治療によって肺炎が改善し、一般病棟でのリハビリテーションが行われる時期は、入院時よりセルフケア欠如の程度は少なく、不足している部分に対して看護師が援助する「一部代償的システム」に移行します。退院の段階では、肺炎は治癒し患者さん自身のセルフケアの力は回復しています。退院後の生活における患者さん自身のセルフケア能力を強化する「支持・教育的システム」が必要とされます（図7）。

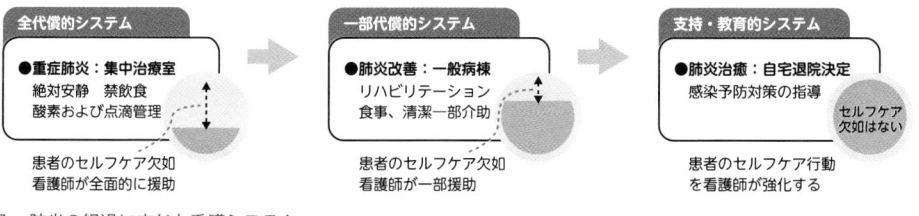

図7　肺炎の経過に応じた看護システム

オレムの看護論における概念枠組み

まず、オレムの看護論における3つの概念の定義をおさえましょう。

① **セルフケア能力（セルフケア・エージェンシー；self-care agency）とは**

セルフケアを行うための能力のことです。

② **看護能力（看護エージェンシー；nursing agency）とは**

看護を行うための能力のことです。

③ **治療的セルフケアデマンド（therapeutic self-care demand）とは**

人々が生命の維持・健康・発達などよりよい状態を維持増進させるために必要とされる看護を評価するものです。

次に概念枠組みを理解します。オレムの看護論における概念枠組み図8は、セルフケア不足と看護の関係（R）が表現されています。患者さんのセルフケア能力の不足がある場合あるいはセルフケア能力の不足が予測される場合において、看護が必要となります。つまり、図8においてセルフケア能力の不足とは、＜（符号）で記載されており、セルフケア能力よりも治療的セルフケア・デマンドが大きいということを意味しています。このセルフケアを患者さん自身で満たすことができない状態を「セルフケア不足」といい、看護能力のはたらきかけが代わりに作用します。

●オレム看護論の概念とは
①セルフケア能力、②看護能力、③治療的セルフケアデマンドの3つ

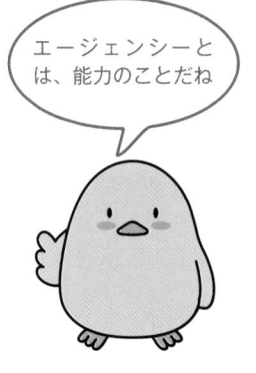

エージェンシーとは、能力のことだね

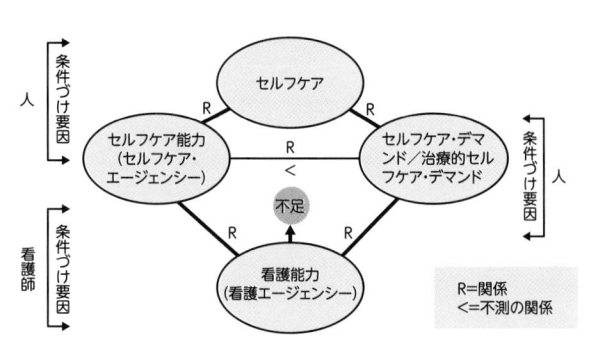

（ドロセア・E. オレム、小野寺杜紀訳：オレム看護論—看護実践における基本概念、第4版、医学書院、2004より改変）

図8　オレムの看護論における概念枠組みモデル

シスター・カリスタ・ロイの適応モデル(Sister Callista Roy 1939-)

シスター・カリスタ・ロイの紹介

　シスター・カリスタ・ロイは、アメリカの著明な看護理論家の一人で、1939年にカルフォルニア州のロサンゼルスで生まれました。ロイは人間の回復力と心身の変化に対応する適応力のすばらしさに気づき、「適応力を促進させること」が看護の役割であると考え、理論を確立していきます。彼女が自身の看護モデルを発表した1970～1980年代前半は、情報科学、工学、哲学などのあらゆる分野でサイバネティクスという考え方が注目されている時代でした。

　このような時代背景に加え、ロイ自身の長年の闘病生活やシスターである彼女のもつキリスト教的価値観が大きな影響を与えてこのモデルが生まれたと考えられます。

ロイの適応理論に影響を与えた理論

　ロイの適応理論に大きな影響を与えた理論は2つあります。以下に適応レベル理論と一般システム理論について説明します。

① ロイ適応理論の基盤：適応レベル理論

　ロイの適応理論の基盤は、精神物理学者ハリー・ヘルソンの適応レベル理論です。ヘルソンは、人間の適応力について「人間が外部・内部からの刺激を受けた時に知覚する能力」と述べています。知覚する能力は、「焦点刺激」「関連刺激」「残存刺激」が影響し合う「適応レベル」と説明しています（**図9**）。

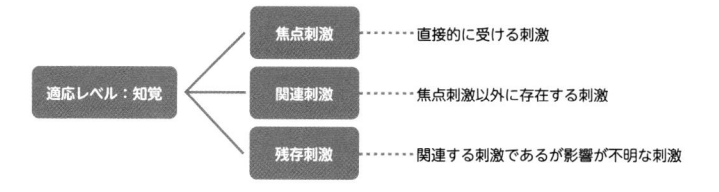

図9　適応レベル理論

では、次の事例から、3つの刺激について考えてみましょう。あなたは、自転車で大学に移動中、車に衝突して転倒しました（図10）。焦点刺激は、直接的に遭遇した「車との衝突」です。また、車と衝突したのは、信号を無視して渡ったこと、自転車のブレーキが故障していたこと、音楽を聴きながら自転車に乗っていたことなどが存在する場合は、すべて関連刺激となります。また、残存刺激としては、今まで音楽を聴きながら信号無視をして通学していた経験がある場合、今回の「車との衝突」に関連している可能性があります。

　さて、この例で大学生のあなたの反応として「はっと驚き、ブレーキをかけた」場合は肯定的な反応です。一方「はっと驚くと同時に怒りがこみ上げた」場合は否定的な反応です。このように適応レベルとは、刺激や個人によって異なる特徴がある理論です。

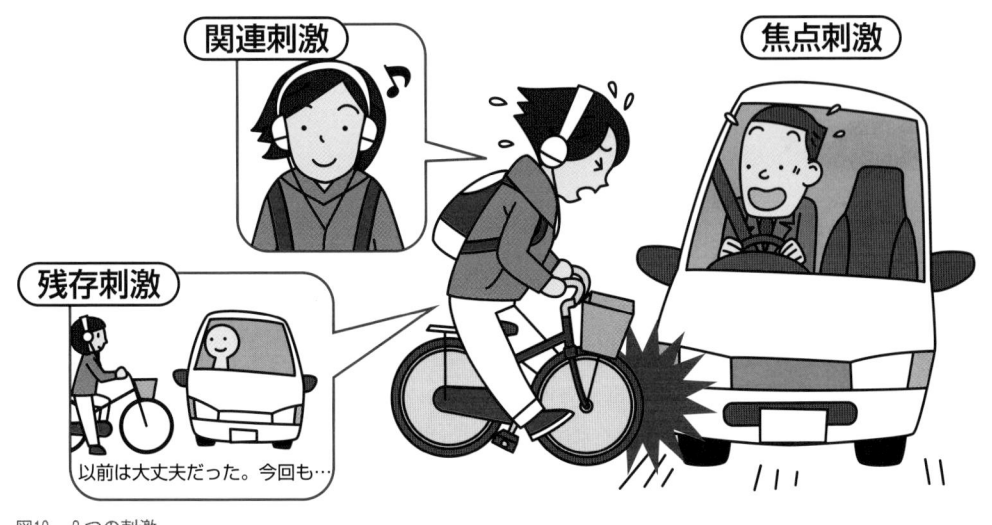

関連刺激　　　　焦点刺激
残存刺激
以前は大丈夫だった。今回も…

図10　3つの刺激

② ロイ適応理論の基盤：一般システム理論

　一般システム理論とは、生物学者のベルタランフィによって提唱されています。**図11**のように「入力・出力・コントロール・フィードバック」という基本的な要素で構成されたプロセスです。この一般システム理論の考えがロイの人間のとらえ方に影響を与えています。

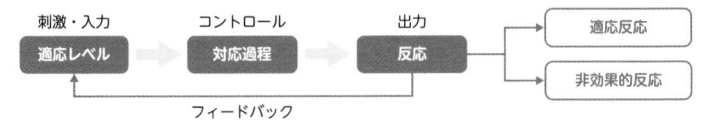

刺激・入力	コントロール	出力	
適応レベル	対応過程	反応	適応反応
			非効果的反応

フィードバック

図11　一般システム理論の基本的要素

ロイのとらえる人間・環境・健康・看護とは：全体的適応システム

① 人間と全体的適応システム

　ロイは、一般システム理論の考えを基盤に、人間を全体的適応システムと捉えています。全体的（holistic；ホリスティック）とは、人間システムとして捉える考えに基づき、人間を器官のはたらきや機能で捉えるのではなく、1つの生体として、その行動は統合的な機能であると捉えています。つまり人間とは、環境と相互に作用する存在であり、変化する環境のなかで「刺激による入力・その刺激をコントロールする対処過程・反応として出力する」ことを絶えず体験し、成長・発達する適応システムと言われています。

　個人の場合の刺激をコントロールする「対処過程」は、調節器サブシステムと認知器サブシステムです。集団における「対処過程」は、安定期サブシステムと変革期サブシステムとなります（**表3**）。

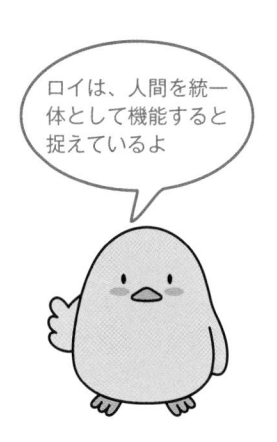

ロイは、人間を統一体として機能すると捉えているよ

表3　個人と集団における刺激の対処過程

個人の対処過程	集団の対処過程
・調節器サブシステム ・認知器サブシステム	・安定器サブシステム ・変革器サブシステム

　ただし、環境からの刺激の対処過程とは、内的に処理されるためいずれも観察はできません。直接観察できるのは、その後、出力される反応（行動）です。ロイは、この観察できる反応（行動）を効果器と呼び、4つの適応様式から捉えました（**表4**）。

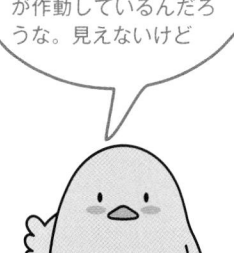

夏の暑い日、冬の寒い日でも、一定の体温を保っているのは、身体の調節器サブシステムが作動しているんだろうな。見えないけど

表4　個人と集団における4つの適応様式

個人の適応様式	集団の適応様式
・生理的様式 ・自己概念様式 ・役割機能様式 ・相互依存様式	・物理的様式 ・集団アイデンティティ ・役割機能様式 ・相互依存様式

② ロイのとらえる人間と環境

　人間を全体的適応システムと捉えるロイの適応理論において、人間と環境との関係を考えてみます。人間とは、変化し続けている環境から常に刺激を受けていることを前提に成長・発達し続けています。人間の成長・発達は、環境との相互作用の過程から成立しているため、環境は欠かせない存在です。

③ ロイのとらえる人間の健康

　ロイ適応理論において健康とは、統合された全体としての人間として捉えられています。適応システムによる人間の健康は、常に変化する環境に適応する対処過程により成長と発達していくことです。

④ ロイのとらえる看護

　ロイは、人間がもつ4つの適応様式に対して、適応する行動を促進することが看護の目標であると述べています。看護師は、個々の人間の健康レベルに応じて刺激を調整し、また対処過程への適応を促進できるよう支援します。

マジョリー・ゴードンのアセスメント枠組み (Marjory Gordon 1911-2015)

機能的健康パターンの生まれた背景

　1950年代のアメリカでは、看護を科学として位置づけるようになり、1960年にはヘンダーソンによって看護の独自の機能が紹介され、世の中の動きとして看護の独自性・役割を明らかにしようとする動きが活発になってきました。

　また、チームナーシングという看護方式や看護診断という言葉が登場したり、看護理論が誕生したりする時代でもありました。この頃、ゴードンは看護学生の経験を経て、臨床や看護教育の場で過ごしました。

　1970年代になり、ゴードンは研究者として歩み始めました。当時大学院の博士課程で学んでいたゴードンは、アセスメントと診断の両方に役立つような看護に焦点をおく枠組みを模索し始めました。きっかけは、看護師がこれまで作成してきた「看護師が診断し治療するリスト」を組織化する必要性が生まれたこと、看護師が医学データを使った看護診断に困難さを感じていたことでした。

　これから紹介する機能的健康パターンは、看護理論ではなく、看護アセスメントを導くために、また、看護診断名をグループ化するための分類セットを提供する方法です。ゴードンは、「アセスメントと診断の両方に対して一貫性のある枠組みを作成すること」[6]を目的に機能的健康パターンを作成しました。その枠組みは「学生や臨床家があまり緊張することなくデータから診断へ進めるような、アセスメントへの指針となることを目指した」[6]と述べています。

看護診断の正式な始まりとされる1973年の第1回全米看護診断分類会議（のちの北米看護診断協会；NANDA）が、〈看護師の行為は医学診断だけでは説明できない〉と考えたセントルイス大学の教員たちにより企画され、〈看護師が独自に診断し治療する状態を特定・命名する作業〉が1週間にわたって行われたと言われています。ゴードンもこの会議に招待され、2回目以降の会議ではその中心的役割を担い、1973年に初代会長に就任してから1988年までその職にありました。

●NANDAとは
世界的に認識されている看護診断用語としての組織名「北米看護診断協会」のこと。2002年以降は「NANDA-インターナショナル」になった

看護診断と機能的健康パターン

ゴードンの機能的健康パターンは、健康に関するアセスメントと看護診断を体系化することを目的に作成されています。アセスメントと介入の間に診断をおくことで、真の健康問題とは何かについて考える機会となり、その後、介入はより焦点の合ったものとなり効果的かつ効率的なケアが実施できます。

つまり、機能的健康パターンは、個人、家族、そして地域社会に関する健康関連の知識を体系化する方法を提示するものです。①健康の観点から、患者はどのように機能しているのか、②何らかの機能的問題が存在しているのか、③看護の必要性が存在しているのか、という3つの問いに対する答えを、根拠に基づく看護アセスメントと看護診断を通じて発見できます。

一方、NANDA－I分類法IIの13領域は、ゴードンの機能的健康パターンにもとづいて開発されたため、大変よく似ています。しかし、NANDA－I分類法は領域と類で定義づけ分類された看護診断を仕分ける仕組みであり、患者さんのアセスメントのための枠組みとして使用されることは推奨されていません。

●NANDA-インターナショナルは、国際的ネットワークのある非営利のボランティア組織である。人々のヘルスケアの向上を目指し、標準的な看護診断用語の世界的な開発を利用の促進にはたらきかけている

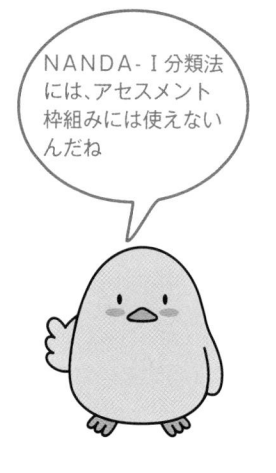

NANDA-I分類法には、アセスメント枠組みには使えないんだね

看護過程に欠かせない臨床判断

臨床判断は、臨床データを分析・統合・評価した結果として現れるもの、もしくはそのプロセスであり、看護過程のすべての過程において求められる能力です。

ゴードンは、看護師が専門職として行う臨床判断には次の3つがあるとしています。

① **診断的判断**：アセスメントと問題の明確化に必要な技術
② **治療的判断**：ケア計画を立案し、実施するさまざまな決定に必要な技術であり、以下の4つの技術がある
　1）期待される成果（結果）の設定

2）成果達成に必要な介入内容の確認

3）ケアの実施

4）成果の評価

③　**倫理的判断**：実在または潜在的な倫理問題の確認や道徳的な感受性

そして、「アセスメントの間になされた知識と観察は、臨床的推論技術と組み合わされる」[6]と述べていますが、これは看護における**クリティカル・シンキング**へとつながります。臨床判断は、臨床データを分析・統合・評価として現れるもの、もしくはそのプロセスであり、看護過程のすべての過程において求められる能力です。

●クリティカル・シンキングとは
クリティカル・シンキングは、あらゆる臨床判断に必要不可欠な能力である。クリティカル・シンキングは、看護過程の中核的な思考であり、アセスメント・分析・解釈・疑問への視点・仮説の検証などを導く思考のこと

アセスメントはなぜするのか、どのようにするのか？

　ゴードンは、アセスメントを「初回看護アセスメント」「問題着目型アセスメント」「緊急型アセスメント」「時間間隔型アセスメント」の４つに分類して説明しています。患者さんが自分の担当になった時点で、患者さんやその家族に関する情報を収集する初回看護アセスメントは、情報収集するうえで最も重要な機会であり、①将来のすべての観察結果を対比する基準値、②診断と介入の根拠、③アセスメントする患者さんや家族、あるいは地域社会と信頼ある治療関係を築く機会となります。その他、看護を実践するうえで以前に診断されたもしくは推定されたある特定の問題に対して行われる「問題着目型アセスメント」、救急外来などでの入院時に行われる心・肺・脳複合系についての情報を入手する「緊急型アセスメント」、外来や施設などで間隔をあけてスクリーニング・アセスメントを行う「時間間隔型アセスメント」があります（図12）。なお、

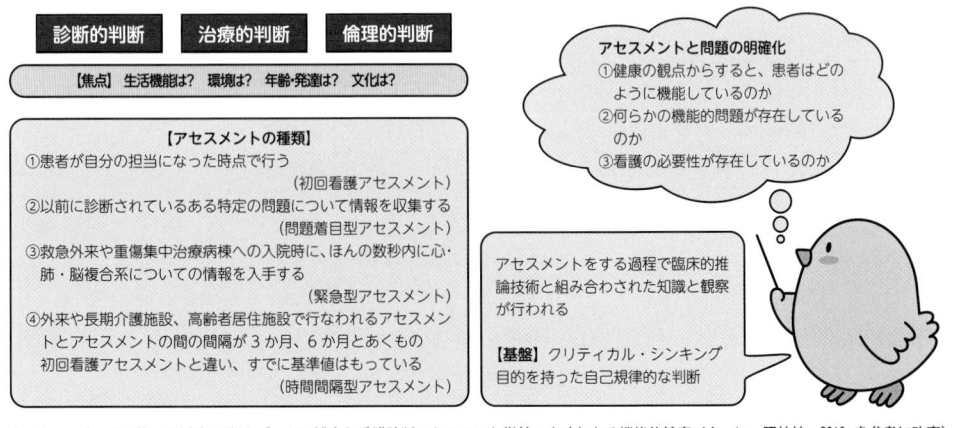

（マージョリー・ゴードン著、江川隆子監訳:ゴードン博士と看護診断アセスメント指針；よくわかる機能的健康パターン，照林社，2010. を参考に改変）

図12　ゴードンの機能的健康パターンによるアセスメント イメージ図

アセスメントに使用するデータは健康パターンを理解する枠組みとなっています。こちらについては次項で紹介します。

ゴードンの機能的健康パターンアセスメントの枠組み；11のパターンを理解しよう

　ゴードンの機能的健康パターンは、老若男女を問わず、すべての人間に共通するもので、どのような文化にも適用できるだけでなく、あらゆる看護理論や看護モデルに使用できます。例えば、情報収集する視点としてゴードンの枠組みを使用し、分析にはオレムのセルフケアの視点や、ロイの適応の視点から行うことができます。

　ゴードンの機能的健康パターンは、アセスメントをデータとして捉えるだけでなく、文化、人々、資源といった①環境と②発達の段階、そして疾患を考慮し、人間の統合された生活機能に焦点をあて、人為的に11のパターンに分類しています。生活機能に焦点をあてているところが、医学における生物的機能に焦点をあてているところとの大きな違いです。環境は11のパターンすべてと相互に作用する不可欠な要素です（表5）。

　先述したヘンダーソンの14の基本的ニードを取り上げてゴードンの機能的健康パターンのどこにあてはまりますか？　という質問をよく受けます。また、どこにどのようにあてはめたらよいのか混乱している学生をよく見かけます。

　ここであらためて伝えたいことは、ヘンダーソンは、基本的欲求に対して行う看護を提示しており、アセスメントの枠組みではありません。どのような欲求が充たされていないのか（充足していないのか）を知り、そこに援助の手を差しのべるというのが、ヘンダーソンの考え方です。

　一方、ゴードンの機能的健康パターンは、「問い」を設定して「答え」を出すことだ、と考えるとよいでしょう。例えば、"健康知覚-健康管理パターン"であれば、「自分（患者さん）の健康状態を正しく認識しているか」という問いの答えを出すために、情報収集してアセスメントをするということになります。

●ゴードンの機能的健康パターンは、看護診断を行なううえでのアセスメントの枠組みとして開発されました。看護診断には以下の3つの構成要素がある
①健康問題（problem）
②原因または関連因子（etiology）
③症状・徴候、定義上の特徴（symptoms & signs）
　これらを明らかにすることが看護診断の根拠となり、ケア計画の焦点となる（PES形式）

表5　ゴードンの11の機能的健康パターンにおけるアセスメントガイド

機能的健康パターン	定義	アセスメントの視点	アセスメント項目
健康知覚―健康管理	個人が認識している健康状態、安寧、および個人的健康管理方法のパターン、健康行動の全般的レベル	□これまでの健康に関する認識に問題はないか □現在の健康に関する認識に問題はないか □健康管理状況に問題はないか □安全対策に問題はないか	主訴、現病歴、治療方針、既往歴、自己管理の必要性と遵守の程度、健康管理に対する認識や考え方、アレルギーの有無
栄養―代謝	代謝ニードに関連した食物と水分の摂取パターンと身体各部への栄養供給状態の指標を表す	□食習慣に問題はないか □栄養摂取量に問題はないか □水分摂取量に問題はないか □摂食・嚥下の状態に問題はないか □栄養状態に問題はないか □皮膚状態に問題はないか □免疫状態に問題はないか	食事の量・内容・回数・規則性、食事時間、偏食・外食・サプリメント、食欲、水分出納、皮膚・粘膜の状態、身長・体重・BMI、血液データ（TP、Alb、AST、ALT、RBC、Hb、WBC、Pltなど）、摂食・嚥下の状態
排泄	排泄機能（腸、膀胱、皮膚）のパターンを表す	□排便習慣に問題はないか □排便の状態に問題はないか □排尿習慣に問題はないか □排尿の状態に問題はないか	排便・排尿の量・回数・性状、臭気、混入物の有無、人工装具の使用の有無、緩下剤や利尿剤の有無、発汗、体臭、ドレナージからの排液の量や性状
活動―運動	活動、運動、余暇、レクリエーションのパターンを表す	□身体活動状況に問題はないか □活動体制に問題はないか □運動習慣に問題はないか □ADLに問題はないか □余暇活動に問題はないか	家事や仕事の日常生活活動、ADL,スポーツなどの運動の種類や量、規則性、関節可動域、筋力、身体の欠損部分、循環器系・呼吸器系の所見（脈拍、血圧、呼吸）
睡眠―休息	1日24時間中の睡眠、休息、およびリラクゼーションのパターンを表す	□睡眠習慣に問題はないか □休息・リラクゼーションに問題はないか	睡眠の量・規則性、薬剤の使用や補助手段の有無、寝付き、熟睡感、趣味、気分転換方法
認知―知覚	感覚・知覚および認知パターンを表す。視覚、聴覚、味覚、触覚、嗅覚などの各感覚様式、障害への対処に使用されている代償手段または人工装具の適切性、疼痛や疼痛の管理方法についても含まれる。記憶、判断、意思決定などの機能的な認知能力も含まれる	□感覚機能に問題はないか □記憶・注意に問題はないか □言葉の理解と表現に問題はないか □意思決定に問題はないか □学習・知識に問題はないか □疼痛の問題はないか □その他の深い症状の問題はないか	感覚の障害の有無とその代償手段や人工装具の有無、苦痛の知覚や管理方法、意識レベルや見当識、言語・記憶・判断・意思決定などの能力の障害の有無
自己知覚―自己概念	自己の知覚、気分の状態を表す。自己についての態度、能力について知覚、ボディイメージ、アイデンティティ、全般的な価値観、身体の姿勢や動きのパターン、視線、声と話し方のパターンも含まれる	□アイデンティティとボディイメージに問題はないか □自尊感情に問題はないか □感情の状態に問題はないか	自己に関する態度、（認知的・情緒的・身体的）能力の理解、自己イメージ、身体の姿勢と動き、視線、声と話し方のパターン、不安の程度、無力感の有無
役割―関係	役割関係と人間関係のパターンを表す。患者の現在の生活状況における主要な役割と責任についての理解、家族、仕事、または社会的関係における満足感やこれらの役割に関連した責任も含まれる	□他者との関係の成立に問題はないか □家庭、職場、地域での役割と関係に問題はないか	家族構成・関係と健康状態、家族における役割とその変化、家族からみた患者の病気や入院に対する考え、職業、経済状況、社会的グループへの参加状況・役割や人間関係、一体感・孤独感の有無、キーパーソン

セクシュアリティ―生殖	セクシュアリティに関する満足または不満のパターンと、生殖パターンを表す。セクシュアリティまたは性的関係において感じている満足または障害を含むまた、女性の生殖段階及びその他の問題も含む	□生殖機能の状態に問題はないか □セクシュアリティに問題はないか	性的アイデンティティ、適切なパートナーとの性的関係について 女性…初潮，最終月経，月経困難症状の有無、閉経の有無、妊娠や分娩回数、経口避妊薬使用の有無
コーピング―ストレス耐性	全般的なコーピングパターンと、ストレス耐性の観点からみたそのパターンの有効性を表す。自己の統合性を脅かそうとするものに対抗できる余力あるいは受容力、ストレス処理方法、状況管理能力に関する自己認識などが含まれる	□ストレス耐性に問題はないか □コードの抽出と方法に問題はないか □サポートシステムに問題はないか	ストレスの対処方法や耐性能力、今までの困難な状況に対する方法とその時のサポート、今回の病気や治療などへの対処や認識
価値―信念	選択や意思決定を導く価値観、目標または信念（信仰を含む）のパターンを表す。健康に関連する価値観、信念、あるいは期待において感じている葛藤も含まれる	□価値観・信念をゆるがす問題はないか	何を正しいとみるか、何を適切とするか、何を有意義と考えるかなどの個人的な意見、信仰や宗教的習慣など

引用文献
1) ライダー島崎玲子他編、看護学概論；看護追及へのアプローチ. 第4版, p.142, 医歯薬出版, 2018.
2) 野島佐由美編、看護学基礎テキスト第1巻、看護学の概念と理論的基盤. p.34, 日本看護協会出版会, 2012.
3) 廣瀬清人他：マズローの基本的欲求の階層図への原点からの新解釈. 聖路加看護大学紀要, (35)：35、28～36、2009.
4) ヴァージニア・ヘンダーソン著、湯槇ます他訳：看護の基本となるもの（再新装版）, p.22, 日本看護会出版会, 2016.
5) シスター・カリスタ・ロイ著、松木光子訳：ロイ適応看護モデル序説. 第2版, p.23、へるす出版, 1995.
6) マジョリー・ゴードン著、江川隆子監訳：ゴードン博士の看護診断アセスメント指針；よくわかる機能的健康パターン. p.1、照林社, 2010.

参考文献
1) 江川隆子編：ゴードンの機能的健康パターンに基づく看護過程と看護診断. 第3版、ヌーヴェルヒロカワ, 2010.
2) M,Gordon著、松木光子他訳：看護診断原著3版；その過程と実践への応用. 医歯薬出版, 1998.
3) マジョリー・ゴードン著、江川隆子監訳：ゴードン博士の看護診断アセスメント指針；よくわかる機能的健康パターン. 照林社, 2010.
4) ヴァージニア・ヘンダーソン著、湯槇ます他訳：看護の基本となるもの（再新装版）, 日本看護会出版会, 2016.
5) 廣瀬清人他：マズローの基本的欲求の階層図への原点からの新解釈. 聖路加看護大学紀要, (35)：35, 2009.
6) シスター・カリスタ・ロイ著、松木光子訳：ロイ適応看護モデル序説. 第2版、へるす出版, 1995.

第4章

実習に役立つ！　領域別・看護過程

基礎看護学実習を攻略しよう

学んでほしいこと

　基礎看護学実習では、看護学生として初めて患者さんを受け持ちます。つまり、"私の患者さん"として、いつまでも記憶に残ります。

　本実習では、年齢も疾患も学生個々に異なる患者さんを受け持つため、看護学生さんにとっては、ある意味で困難な実習とも言えます。しかし、患者さんからの学びは多く、看護者になりたいと決意を固める機会にもつながります。

　基礎看護学実習編では、入院環境に置かれた**患者さんの全体像**を捉え、よりよい療養生活を送ることができるよう基本的欲求を充足に近づけるための援助をしていきます。身体的・精神的・社会的な側面から患者さんや家族を理解し、その人に合わせた個別的援助をするための看護過程を学習します。

●患者さんの全体像とは
2章 p.51 関連図を参照

事例の疾患・病態

　本事例は肺炎の患者さんです。肺の炎症性疾患を総称して肺炎と呼びます。症状には、発熱、頭痛、脈拍や呼吸数の増加、脱水、咳嗽、呼吸困難、喀痰があり、所見にはWBC上昇、赤沈亢進、聴診による断続性ラ音、肺胞性陰影X線像があります。原因微生物は、肺炎球菌・インフルエンザ菌などの一般細菌や一般細菌以外のマイコプラズマ菌・クラミジア菌などです。

活用する看護理論・看護モデル

　ヘンダーソンは、「看護とは、人間が共通にもつ基本的欲求の充足を基盤とした生活行動への援助」と述べています。ヘンダーソンの14項目の基本的看護の構成要素の視点で観察し、自立に向かえるように援助をします。

　ヘンダーソンの看護論を用いるのは、3つの理由からです。①看

●ヘンダーソンの看護論とは
3章 p.64 参照

護を初めて学ぶ者にとっては、用語の概念が理解しやすい、②基礎
看護技術では基本的欲求に沿って援助技術を学習していることが多
い、③生活行動の援助を中心に看護展開する方法を強調できるため、
です。

知識を確認しよう

事例紹介　肺炎患者 A さん

患者：Aさん、20歳代、女性。今年 4 月より歯科衛生士として勤務
診断名：肺炎
入院までの経過：
10月 9 日、起床時、倦怠感と咽頭不快感を自覚する。
11日、倦怠感、咽頭痛の増強と咳嗽、くしゃみ、鼻汁をみとめ、風邪だと思い悪化しないようにと
市販の総合感冒薬の服用を開始する。しかし、症状は改善せず、13日には悪寒が出現し、体温38℃
台の発熱が続き自宅療養する。解熱鎮痛剤を服用するが一時的に解熱するのみである。背部や胸部
の痛み、黄色の喀痰、全身倦怠感が出現し、身の置き所がない苦痛が増強する。水分摂取は可能だ
が、13日から食欲がなく粥やプリンを少量摂取している。
15日、母親の付き添いで自宅近くの診療所を受診し、肺炎が疑われ、B市立病院を紹介され受診し、
診察・検査の結果、肺炎と診断され加療目的で緊急入院となる。

　あなたは、入院 2 日目の10月16日から受け持ちの看護学生として
かかわることになりました。この事例について詳しく情報を見てみ
ましょう。

10月15日
11時、母親に付き添われ紹介状を持って受診する。

●外来受診時の状態
　倦怠感や発熱、胸背部痛があり、自力で歩行しているがふらつきがある。会話は可能だが、
会話中、湿性咳嗽や息切れがあり、ため息をつくように一言一言切るように話をする。

来院時バイタルサイン
体温：38.5℃　体熱感あり
脈拍：94回/分　緊張良好
呼吸：22回/分　浅く努力様
血圧：96/48mmHg
経皮的動脈血酸素飽和度（SpO₂）：94%
　体動で息切れ、湿性咳嗽が増強する。眉間にしわを寄せ、苦しそうな表情で息苦しさと胸背
部の重苦しい痛みを訴える。チアノーゼはない。四肢末梢の冷感はない。皮膚に発赤や発疹は

ない。ツルゴールは正常である。実家の家族に同様の症状の人はいない。職場の歯科クリニックでは風邪の受診者が多く、受付職員も罹患し1名が欠勤している。

既往歴：10歳　虫垂炎：入院、手術し完治

　　　　　13歳　アレルギー性鼻炎：耳鼻科通院治療中（点鼻薬・抗アレルギー剤服用）

アレルギー：花粉、ハウスダスト

喫煙・飲酒歴：なし

医師の診察：聴診にて、右肺下葉に水泡音が聴取される。口蓋扁桃の発赤腫脹、湿性咳嗽あり。頸部リンパ節腫脹あり。安静時SpO₂ 94%、体動にて低下を認め車椅子で移動する。また、カヌラ1L/分酸素投与を開始する。酸素投与後はSpO₂ 96〜97%を保つ。

検査：インフルエンザ検査、溶連菌検査、アデノウィルス検査、喀痰検査、胸部X線検査、血液検査、尿検査を実施する。

検査結果：胸部X線検査で右肺下葉に炎症性陰影あり。

血液検査				尿検査	
項目	データ	項目	データ	項目	データ
WBC	10200/μL	TP	6.7 g/dL	比重	1.020
CRP	3.2mg/dL	Alb	3.8 g/dL	尿淡白	−
BUN	15mg/dL	Fe	30μg/dL	尿潜血	−
Cr	0.5mg/dL	Hb	9.5 g/dL	尿糖	−
ALT	12 U/L	Htc	34%	ウロビリノーゲン	±
AST	20 U/L			迅速検査	
Na	135mEq/L			インフルエンザ	陰性
K	3.7mEq/L			溶連菌	陰性
Cl	98mEq/L			アデノウィルス	陰性

● 医師の説明と受け止め方

医師より本人と母親へ説明する。

医師：「診察、検査の結果から肺炎です。入院して点滴治療が必要です。酸素も必要な状態です。しばらくは安静に過ごしてください。入院期間は1週間程で、薬が効けば早く退院できるでしょう。栄養をしっかり摂ることが大事です。食べたいものは何でも食べてかまいません」

本人：「えっ、入院ですか、まさか入院なんて。風邪がこじれたと思っていたけど肺炎になっていたんですね。わかりました。1週間か・・・仕方がない。早く治したい」

母：「肺炎じゃ仕事は無理ですね。ゆっくり休んで早くよくなってほしい」

● 入院時の医師の指示内容

安静度：病棟内歩行可

食事：普通食・主食全粥1,800kcal

入浴：解熱後可

酸素投与：入院時カヌラ１L/分、SpO₂94%以下はDr.Call、トイレ歩行時酸素の一時中断可

発熱・頭痛時：体温38.5℃以上または頭痛の時　ロキソプロフェン60mg　１錠内服（１日３回まで８時間以上あけて使用すること）

内服薬：処方なし

点滴：入院後、末梢持続点滴開始

・10/15　ソリタＴ３　500mL×２本、抗菌薬１ g×生理食塩水100mL　１日２回（入院時、８時間後）

・10/16　ソリタＴ３　500mL×２本、抗菌薬１ g×生理食塩水100mL　１日２回（10時、20時）

・10/17　抗菌薬１ g×生理食塩水100mL　１日２回（10時、20時）

● 常在条件の内容（生活習慣、社会的背景など）

常在条件	内容
職業	・歯科衛生士（1年目、入職6か月）　早出・遅出、残業もあり生活は不規則。固定の担当患者を１日２名は任されており、責任とやりがいをもって仕事をしている。通勤には公共交通機関を利用している。寒暖差・気候の変化からか職場では風邪の受診者が多く、受付職員1名も罹患し欠勤している。電車内もマスクの人を見かけるようになる。実家の家族に同様の症状の人はいない。
家族	・父：会社員、母：専業主婦、妹（15歳） 大学卒業まで実家生活、就職後は１人暮らしをしている。休日になると実家に帰省することが多い。入院中は母が世話をする。
性格	・温和、我慢強い、思ったことを言えない。一度決めたら最後までやり遂げる・約束は守るということを大事に考える。両親や友人からは無理し過ぎないようにと言われることがある。
趣味	・ピアノ。ピアノを弾くといやなことや疲れを忘れる。ライブに行くこと。ネット動画を観ること。
食生活	・普段は食欲がある。もともと偏食で肉や魚はあまり好きではない。自炊は苦手で、１人暮らしを始めてからはコンビニの利用が多い。コンビニでは、パスタやおにぎり、野菜ジュース、菓子などを好んで購入する。朝起きられないことが多く朝食は、１週間に２～３回しか食べない。昼食はクリニック近くのイタリアンでパスタランチを食べている。夕食は、コンビニの穀物中心の食事になりやすい。
排泄	・排尿5回/日、夜間は、就寝前にトイレに行くのみである。排便1回/ １～３日、下剤の服用はない。旅行に行くと便秘になりやすい。 ・月経：初潮13歳、30～40日周期、7～10日ほど続く。最終月経：9/25～10/4
活動	・学生時代はダンスサークルに所属し毎日運動していたが、最近は運動の機会が少ない。サークル時代からの習慣で夜寝る前にストレッチ体操だけは必ず行っている。
清潔	・毎日入浴、洗髪しないと気持ちが悪い。
睡眠	・普段はよく眠れる（0時～6時）。仕事が忙しいと帰宅が遅くなり睡眠時間が短くなる。
生活	1日の過ごし方 朝は6時には起床。平日はほぼ仕事で7時ごろ出勤する。早ければ18時には帰宅できるが、20時～21時ごろになることも多い。休日は、大学時代の友人と出かけたり、実家でピアノを弾いて過ごす。 最近では、10月6日、職場の友人と念願のライブに行き日ごろの忙しさを忘れるほど盛り上がった。10月7日に母校の学園祭があり、サークル仲間と出かけ夜は食事会を楽しんだ。

●日々の経過とアセスメント

月日	様子
10/15 13:00	●入院　701号室（4床部屋）に母親に付き添われ、酸素投与しながら車いすで入院する。Aさん 　とC看護師のやりとりの場面 C看護師：「Aさん、こんにちは。担当のCと申します。よろしくお願いします」 Aさん　：背中を丸めるように座り、胸を摩っている。活気はなく、時々顔をゆがめている。肩を 　　　　上下させ、浅く早い呼吸をしている。長袖長ズボンのスウェットを着ている。酸素チューブは 　　　　正しく装着されている。「お願いします」 C看護師：「お話しすると息が切れますね、おつらいですね。酸素もあるし車いすでお部屋まで行 　　　　くほうがいいですね」 Aさん　：「病院には歩いてきたので歩けるけど、今は車椅子のほうが楽です」 C看護師：ベッド足元側に車椅子を配置し患者の正面に立ち、腕を支え移乗の介助を行う。 　　　　「Aさん、こちらのベッドです。車椅子からベッドに移動しましょう。まず、ゆっくりと立ち上 　　　　がります。ゆっくりで大丈夫ですよ。立ちくらみはしませんか」 Aさん　：「動くとふらっとするけど大丈夫」 C看護師：「ふらふらしますね」立ち上がり時、ふらつきがある。背中を丸めるような姿勢だが、 　　　　立位保持はできる。顔色の変化はない。「気分は悪くなっていないようですね。ではゆっくりで 　　　　いいので、ベッドまで歩きましょう。少し腕を支えますね。体、熱いですね」車いすからベッ 　　　　ドへ移動動作、歩行はスムーズで、端座位保持も可能である。「寒気はどうですか」 Aさん　：「少し寒い」 C看護師：「では寒気がないときに病院のパジャマに着替えましょう。まずは横になりましょう。 　　　　寒いようでしたら、掛物を追加しましょうか」 Aさん　：「今はいいです。でもここにあれば寒いとき自分で使える」 C看護師：「わかりました、では掛物をお持ちします。おつらいでしょうが、これから熱を測った 　　　　り、少しお話を聞かせていただきたいのですが、よろしいですか」 Aさん　：「今ですか？　はい、大丈夫です」
13:30	●入院時バイタルサイン測定と状態の観察・基本情報聴取 **S**：「少し寒い、頭は痛くない。怠いです。息は動くと苦しさが増すけどじっとしていれば大丈 　　夫。胸と背中が重苦しくて痛いです。この2日はほとんど食べていません。お粥やプリンを食 　　べた、水分は摂っていたけど。喉は渇くし唇もカサカサ。お風呂は入りたくても熱っぽくて寒 　　気もあったので、13日から入っていません。髪も洗っていません。まさか入院するなんて思い 　　もしなかった。職場に迷惑かけるのが申し訳ない。でも治らないとクリニックにはいけないか 　　ら、入院して治療を受けようと思いました」 **O**：質問に対しての応答はスムーズ。体動や会話が続くと息切れ、湿性咳嗽が著明である。 　　体温38.5℃　脈拍92回/分　緊張良好　呼吸22回/分　浅く努力様　右肺下葉のエア入り弱く 　　水泡音聴取　血圧100/52mmHg　SpO₂97%　頭痛なし　咽頭痛あり　口蓋扁桃の発赤腫脹あ 　　り　軽度の口唇乾燥あり　ツルゴール正常　倦怠感の訴えあり　黄色痰を喀出する。悪寒と胸 　　背部の重苦しい痛みの訴えあり、胸部を摩っている。解熱剤の服用を尋ねると今はいらないと 　　返答する。 　　腸蠕動音2回/分聴取できる。腹部膨満なし。悪心、嘔吐なし。排ガスあり。 　　入院時：身長159cm　体重49kg 　　左腕より22Gサーフロー針にて点滴ルート確保する。刺入部の痛みと痺れの訴えなし。腫脹な 　　し。逆血良好。医師の指示した点滴を開始する。抗菌薬による副作用の出現なし。トイレに行 　　きたくなったら必ずナースコールで知らせることを説明すると、わかったとの返答がある。室 　　温26℃、湿度50%

18:00	●夕食
	O：入院後、排尿がない。トイレに行く時はナースコールで知らせるよう説明していたがまだナースコールがない。食前に排泄確認を行うと、「トイレに行きたい」と話す。悪寒は消失している。SpO₂99％、酸素1L/分投与中である。寒気は消失し呼吸苦の訴えはない。医師よりトイレ歩行時は酸素中断可の指示が出ている。臥位から端座位、立位への変換は自力で行えるが、立位時のふらつきがある。手すりと点滴架台をつかみながら前傾姿勢でおぼつかない様子で歩行する。腕や体を動かすと点滴が抜けそうで怖い、だから腕を動かせないと話す。トイレで自然排尿（黄色尿）がありすっきりしたと残尿感の訴えはない。排尿後のふらつき、気分不快の出現はない。帰室後、呼吸20回/分、SpO₂96％、呼吸苦増強の訴えはない。 帰室後、自分でベッドコントローラーを操作し姿勢を整え食事を摂取する。床上での移動はスムーズ。点滴や酸素チューブのトラブルなし。食欲はなく、病院食2割摂取と持参のプリン1個とジュース200mLを摂取する。
20:00	●検温
	S：「起きているのも疲れて、気がつけば眠ってばかりいる。苦しさはないけど少し熱っぽくなってきました。お部屋の洗面台に歯磨きをしに1人で動いたけれど、立ちくらみはしませんでした。歩いてもふらつかなかった。息苦しくもなっていません」
	O：体温38.0℃　脈拍88回/分　呼吸19回/分　血圧100/56mmHg　呼吸苦の訴えはない。会話で湿性咳嗽が誘発される。SpO₂98％、酸素カヌラ1L/分投与中である。自分で酸素をはずし、自室の洗面台へ移動し歯磨きを行うのを見守る。移動時のふらつきはなし。体動による点滴刺入部の異常なし。点滴滴下良好。
23:00	●ナースコール対応、排泄介助
	S：「トイレに行きたいです。行ってきてもいいですか。一人で行けるしチューブも動かせるので大丈夫です」
	O：ナースコールにて排尿の訴えがある。付き添うので、動かずに待っていてほしいことを伝え急いで訪室する。すでに自分で酸素チューブをはずし、点滴架台を持ってベッドサイドに立っている。点滴架台に酸素チューブが引っかかっていること、点滴ルートに掛物がかかっていることには気づいておらず、部屋の外に出ようとしている。尿意をがまんできないと話す。歩行始めはふらつきがあるが、帰室時の歩行ではふらつきはない。排尿後はすっきりしたと話す。
10/16 入院 2日目 7:00	●検温
	S：「夜は眠ったのかどうかもよくわからない、さっきから寒気がしている」
	O：悪寒と震えの訴えがあり保温する。 体温38.4℃　脈拍84回/分　呼吸20回/分 浅く早い。血圧100/56mmHg、呼吸苦の訴えはなし。SpO₂95％、酸素カヌラにて1L/分投与中。夜間の湿性咳嗽が著明であり頻回に排痰する。同室者に、肺炎をうつさないかと心配しマスクを装着している。ベッドのゴミ箱は使用後のティッシュでいっぱいになっている。また、ベッドの上や床にもティッシュが落ちている。
8:00	●検温
	S：「身体があつい、ご飯は無理、食べられそうにありません。いつも朝は食べないし」
	O：体温38.9℃　脈拍92回/分　呼吸20回/分　血圧96/50mmHg　SpO₂97％　酸素カヌラ1L/分投与中。悪寒と震えは消失する。体熱感あり。水分摂取は可能でありロキソプロフェン60mg/錠を服用する。朝食は摂取せず

月日	様子
10:00	●抗菌薬投与時のAさんとC看護師とのやりとりの場面 Aさん ：「熱が下がったみたいで楽になった。かなり汗をかいたみたい。さっき先生が来て酸素をはずしてくれました」 C看護師：発汗著明でパジャマもベッドも湿っている。表情は穏やかに話す。 「楽になってよかった。汗をかいて気持ち悪いですね。熱を測ったら温かいタオルで体を拭いて着替えましょう」 酸素投与中止となる。体温37.5℃　SpO₂98%　呼吸苦の訴えなし。 ベッドの上には使用後のティッシュや抜け毛が落ちている。点滴刺入部の異常なし。逆血良好にて抗菌薬の投与を開始する。 Aさん：「自分で拭いて着替えるので手伝いはいりません」あわてた口調で話す。 C看護師：「点滴があるけど、拭けそうですか」 Aさん：「点滴がなければ全部自分でできるのに」と暗い口調で話す。 C看護師：「背中を拭くことと、点滴をしている腕のパジャマの袖を通すことは手伝いましょうか」 Aさん：うなずいて返答する。室温26℃、湿度55% C看護師：「カーテンはしっかり閉めますね。お部屋は寒くありませんか」起き上がり動作はスムーズでふらつきはない。背部清拭とパジャマ上着の交換を手伝いながら話す。「そうね、点滴がなければできますね。肺炎になって大変でしたね。最近、寒くなってきたし風邪をひいている人も増えているかもしれませんね。お仕事も忙しかったから、疲れが溜まっていたのではないかしら」 Aさん ：「本当に、大変です。仕事も休んでしまって。職場の職員に風邪をうつしたのではないかと心配で仕方ありません。院長先生に直接連絡をとって、確認したいと思っています」 C看護師：「職場の職員のことが心配なんですね。デイルームなら携帯電話を使っていただけますよ」「ところで、職員間で風邪予防のための手洗いについて研修などを受けるのですか？」 Aさん ：「はい、受けます。私たち歯科衛生士も学校で習ったし職場内でも入職して直ぐにオリエンテーションを受けました。予防には手洗いとうがいが大事なんです。私、手洗いとうがいを正しくやっていなかったのかもしれない。家に帰っても忘れることが多かった。残業で忙しかっただけではなく、最近、出かけることも多かったのに、手洗い・うがい・マスクで予防することを忘れていました」 C看護師 ：「予防って大切ですね」背部の皮膚に発疹や発赤はない。体動によるふらつきはなく、立位も保持できる。自身で更衣の際、ベッドの上に立ち上がると危険なため、立ち上がらないことを約束いただき退室する。おしぼりの回収に訪室すると、さっぱりして気持ちよかったと笑顔で話す。
12:00	●昼食後のAさんとC看護師とのやりとりの場面 Aさん：「食欲が戻ってきた気がする。病院のご飯は口にあわない」 C看護師：主食は食べても副食は残している。「昨日、お話を聞いて気になっていることがあるの。お話を続けても大丈夫ですか？」 Aさん：「はい、大丈夫です」 C看護師 ：ベッドサイドの椅子を借りることの承諾を得て座って話す。「今、食育ってよく聞きますが、歯科クリニックでも食事の大切さや歯のケアについて受診者に指導するのですか」 Aさん ：「教えています。口から食べる大切さと、その後のうがいや歯磨きの重要性について話します」

C看護師：「そうなんですね。人間には食事、栄養、清潔はとても大切なんですよね」

Aさん：「私、自分が偏食で肉とか魚とかあまり好きじゃなくて。患者さんには説明するのに。あっ、もしかして偏食のお話ですか？　駄目ですよね」

C看護師：「ご自分で駄目だと思っているのですね。採血の結果で、貧血がありましたが、どうして貧血になるのかご存知ですか」

Aさん：「もしかして偏食が原因と言うこともあるのですか」

C看護師：「歯科衛生士さんも体は大事ですよね。入院中に、少し栄養のことがわかるといいと思うのですが、今度お話しましょうか」

Aさん：「もう入院したくないし、教えてもらいたいです。お願いします」明るい表情とはっきりとした口調で返事をする。

14:00	●検温時のAさんとC看護師とのやりとりの場面 日中ウトウト眠っていることもあるがファーラー位で過ごしている。 C看護師：「午前中よりも顔色がいいですね。少し気分がよくなったでしょうか。ところでお通じは出ましたか」 Aさん：「出ていません」 C看護師：「お腹が張るとか吐き気がするとかはないですか」 腸蠕動音3回/分聴取できる。腹部膨満はない。排ガスはあるとのこと。食事は5割程度摂取。口渇の訴えはなく、経口で水分摂取できる。 「お通じがでないことで何か気になることはありますか」 Aさん：「ないです。普段からこんな感じです」 C看護師：「もし、お腹が痛いとか吐き気がするなどあったら直ぐに教えてくださいね」 Aさん：「ねぇ、看護師さん。さっき、トイレに行って鏡を見てショックでした。髪はぼさぼさだし、ひどい顔だし、人に見せられないです」「頭が痒い、洗えませんか。いつになったらできますか、気持ち悪いんです」不快な表情で話す。「体を拭くよりもお風呂に入りたい。もう何日も入っていない」とつぶやく。 C看護師：「そうね、気持ち悪いですね。何とかしたいですね」頭髪のべたつき、臭気あり。 体温37.0℃　脈拍78回/分　呼吸数16回/分　血圧110/58mmHg 湿性咳嗽は続いている。体動による呼吸苦の訴えなし。食事摂取量5〜7割と増えている。
16:00	●明日のX線検査説明のため訪室する。両親の面会があり、笑顔で話している。 Aさん：「早く退院したい、いつ帰れますか。だいぶよくなったと思うんです」 C看護師：「お仕事も心配だし早く退院したいですね。明日、X線検査があるので結果で点滴も減ると思います。主治医に退院したいと思っていることを伝えておきますね」

ステップ❶　アセスメント（Assessment）

　看護学生のあなたは、10月16日、入院2日目のAさんを受け持ちました。必要な情報をアセスメントしていきましょう。まずは、データベースシートに情報を整理し、次にアセスメントシートで分析・解釈します。

●データベースシート

患者氏名（アルファベット）・性別		年齢	入院年月日
A氏　　　　　　　　　男　・　⑨		20歳代	○年　10月　15日
診断名 肺炎		主訴 　　発熱　呼吸苦　倦怠感　胸背部痛	

●現病歴・発病から入院までの経過

10月9日起床時より倦怠感と咽頭不快感を自覚する。11日より倦怠感、咽頭痛の増強と咳嗽、くしゃみ、鼻汁を認め、風邪に罹患したと思い、市販の総合感冒薬を服用するが、症状改善がみられず、13日より悪寒出現、体温38℃台の発熱が続き自宅療養する。解熱鎮痛剤を服用するが一時的に解熱するのみであった。背部痛および胸部痛、黄色の排痰、全身倦怠感が出現し、身の置き所がない苦痛が増強する。水分摂取は可能だが、食欲がなく粥やプリンを少量摂取していた。15日、母親の付き添いで自宅近くの診療所を受診する。肺炎が疑われB市民病院を紹介される。
B市民病院にて、診察・検査の結果、肺炎と診断され加療目的で緊急入院する。

●入院してから受け持つまでの経過　（　10月　16日より受け持ち）

10/15入院時、体動時の息苦しさ（呼吸困難）、湿性咳嗽、喀痰（黄色）喀出あり、呼吸22回/分で浅く努力様、右肺下葉水泡音聴取あり、酸素カヌラ1L/分継続投与中、抗菌薬による点滴療法が開始される。悪寒・戦慄あり、体温38℃台のため解熱剤を使用する。入院2日目（10/16）には体温37℃台の解熱傾向にあり、体動による息苦しさは軽減、SpO₂98％に改善したため、酸素投与は中止される。湿性咳嗽は持続している。
日常生活行動は、排泄は移動時のふらつきがあるため看護師が付き添い歩行でトイレにて排泄している。排尿は問題なく、排便が入院後みられていない。清潔・更衣動作は看護師が一部介助している。食事はベッド上座位（ギャッジアップ）で摂取し、摂取量は増えてきている。

●既往歴 （発症年齢・疾患名・治療内容・現在の治療法も含む） 10歳　虫垂炎：入院、手術し完治 13歳　アレルギー性鼻炎：耳鼻科通院治療中 （点鼻薬・抗アレルギー剤服用）	感染症 HB（　）、HCV（　）、梅毒（　）、HIV（　）、 MRSA（　）、結核菌（　）、その他（　　　　　）
	血液型　　　　型　　　　　　Rh（　） 輸血の経験　無・有（　　　　　　）
	アレルギー　無・⑨ 花粉、ハウスダスト

●治療方針・内容

方針：安静・点滴療法（抗菌薬投与）
安静度：病棟内歩行可
食事：食事普通食・主食全粥1800kcal、（持込み可、食べたいものは何でも可）
入浴：解熱後可
酸素投与：入院時酸素カヌラ1L/分、SpO₂94％以下はDr.Call、トイレ歩行時酸素の一時中断可
発熱時：体温38.5℃以上または頭痛の時ロキソプロフェン60mg 1錠内服（1日3回まで8時間以上あけて使用すること）
内服薬：処方なし
点滴：入院後、末梢持続点滴開始（補水目的輸液、抗菌薬1日2g投与）

医師からの説明内容

本人の病気や入院の受け止め（医師の説明内容と理解）、希望
風邪をこじらせたと思っていたら肺炎だった。1週間程度入院する。まさか入院するとは思わなかった。早く治したい。

家族の病気や入院の受け止め（医師の説明内容と理解）、希望

母親が医師からの説明に同席する。　肺炎で1週間ほど入院する。ゆっくり休んで早くよくなってほしい。

入院前の身体的ならびに知的能力・生活習慣や生活パターン

● 家族構成

キーパーソン：母親

主介護者

入院時身長　159 cm	体重　49 kg（入院前と比較して 変化なし ・　　 kgの増加・減少）　BMI：19.38

意識障害：無 ・ 有	知力：普通
聴覚障害：なし	視覚障害：なし
平衡感覚障害：無 ・ 有	触覚障害：無 ・ 有

食事：偏食（肉魚は好きではない）、自炊は苦手でコンビニを利用することが多い。朝食は2〜3回/週摂取、夜はコンビニのパスタやおにぎりなど糖質中心になりやすい。

排泄：排尿5回/日、夜間の排尿は就寝前（0時ごろ）のみ。排便1回/ 1〜3日、下剤の服用はない。旅行に行くと便秘になりやすい。

清潔：毎日入浴、洗髪する

運動：学生時代はダンスサークルに所属。最近は運動の機会が少ない、眠前のストレッチ体操は続けている

コミュニケーション：言語障害はない。会話はスムーズ、意思表示できる

その他：義肢・歩行器・杖・車椅子、人工肛門・人工膀胱・ペースメーカー・義歯（　　　　）・その他

気質・性格（本人・他情報源）

温和、我慢強い、思ったことをいえない、両親や友人からは無理し過ぎないようにといわれることがあった。

職業（職責）：歯科衛生士	宗教・信仰：信仰している宗教は無し。一度決めたら最後までやり遂げる ・ 約束は守るということを大事に考える
趣味：ピアノ（ピアノを弾くと嫌なことや疲れを忘れる）ライブに行くこと。ネット動画を観ること。	嗜好： 飲酒；無し 喫煙；無し

入院前の生活の様子（生活のリズム）

6	7		12		20		0
起床	朝食 出勤	←	仕事	→	夕食	入浴	就寝

（生活上の困難・援助を受けていた事や気をつけていた事）：無し

・普段はよく眠れる。(0時〜6時) 仕事が忙しいと帰宅が遅くなり睡眠時間が短くなる。

・休日は、大学時代の友人と出かけたり、実家でピアノを弾いて過ごす。

・仕事：シフト制、早出・遅出もあり不規則な生活になりやすい

ヘンダーソンの基本的欲求14項目を用いてアセスメントします。

●アセスメントシート　基本的欲求：1．正常に呼吸する

月日	S：主観的情報　O：客観的情報	分析・解釈
10/16	**10/15　13：00入院時** S：「息は動くと苦しさが増すけどじっとしていれば大丈夫。胸と背中が痛くて重苦しい」 O：肺炎の診断で、外来より酸素カヌラ1L/分を開始、継続しながら車いすにて入院する。 　　質問に対しての応答はスムース。体動や会話が続くと息切れ、湿性咳嗽が著明である。 　　体温38.5℃、脈拍92回/分、呼吸22回/分浅く努力様の呼吸がみられる。 　　血圧100/52mmHg、SpO₂97％（酸素カヌラ1L/分投与中）。 　　カヌラは正しく装着している。 　　胸部X線上、右肺下葉に陰影がある。聴診で、右肺下葉に水泡音聴取される。口蓋扁桃の発赤がある。黄色痰を喀出する。 　　悪寒と胸背部の重苦しい痛みの訴えがある。背中を丸める様な姿勢で胸をさすっている。検査データ（10/15）：インフルエンザ（陰性）、アデノウィルス（陰性）、溶連菌（陰性） 　　Hb：9.5 g /dL　Fe：30 μg /dL 　　WBC：10200/ μL　CRP：3.2 mg /dL **常在条件**：20歳代　女性、歯科衛生士として働いている。喫煙歴なし。 　　アレルギー性鼻炎の既往がある。学生時代はダンスサークルに所属し毎日運動していた。 **18：00** O：歩行時は酸素中断可の医師の指示がある。トイレ歩行後の呼吸20回/分、SpO₂96、呼吸苦増強の訴えはない。 **20：00** S：「苦しくはないけど熱っぽくなってきた。洗面台まで歩いたが、苦しくはなっていない」	学生時代にはダンスサークルに所属していたこと、歯科衛生士として働いていることから、もともとの呼吸機能は正常と考えられる。 　会話や活動による息切れ、胸背部の痛みの訴え、背中を丸め胸をさする様子、呼吸数増加などから、安楽な呼吸が行えておらず、未充足の状態である。発熱は、酸素消費量を増加させ、活動性の低下や安楽な呼吸の阻害要因となる。また、発熱や湿性咳嗽、頻回の痰の喀出は、体力の消耗や呼吸筋の疲労をまねく可能性があり、安楽な呼吸を妨げる要因となる。 　入院時のX線検査では右肺下葉に炎症所見を認め、発熱、浅速性呼吸、呼吸数増加、水泡音聴取、体動による呼吸苦、湿性咳嗽、黄色痰の排痰等の症状や、来院時のSpO₂94％で基準値より低いことから、ガス交換障害を起こしていることが考えられる。これは、肺実質の炎症により、換気面積が減少し肺胞レベルでのガス交換障害が起こっていると考えられる。この状態が続くと、低酸素症をまねくおそれがある。また、気道分泌物の増加、粘膜繊毛運動の低下から黄色痰の増加がみられ、呼吸困難や痰が十分に喀出できないことで気道浄化が保てないおそれがある。また、胸背部の痛みの訴えは、炎症が胸膜にまで波及していることが考えられる。 　安静と酸素投与、抗菌薬投与、解熱剤の使用等により、SpO₂98％と基準値が保たれており、肺炎による症状の軽減が認められ、肺炎は改善、回復傾向にある。また、酸素投与中止後もSpO₂98％にて酸素化は保たれている。もともとの呼吸機能から判断すると肺炎が改善すれば呼吸状態は安定すると考える。痰の喀出は自力でできているが、黄色痰の喀出が続いていることから、

O：会話で湿性咳嗽が誘発されるがSpO₂
　　98％を保つ。
　湿性咳嗽が著明で黄色痰を排痰する。安
　静にしていると呼吸苦の訴えはない。

16日10：00

S：「さっき先生が来て酸素を外してくれま
　　した」

O：穏やかな表情で話す。10時、医師にて
　酸素投与中止される。
　7：00体温38.4℃、脈拍84回/分、呼吸20
　回/分浅く速い呼吸をしている。
　8：00体温38.9℃、呼吸数20回/分、呼吸
　苦の訴えはない。血圧96/50mmHg　ロ
　キソプロフェン1錠を投与する。夜間の
　湿性咳嗽が著明、頻回に排痰する。
　入院時より抗菌薬投与を開始し（1日2回）
　継続中である。
　10/17胸部X線検査予定である。
　室温26℃、湿度55％

気道浄化に関するケアの継続は必要であ
る。
　十分な栄養摂取ができていないと、感染
防御機能低下の原因となり、肺炎が悪化す
る可能性があるため、呼吸状態の観察の継
続と同時に、適切な飲食に関する援助につ
いてかかわる必要がある。
　アレルギー性鼻炎の既往があり、ハウス
ダストがアレルゲンとなっている。環境の
影響からアレルギー症状が悪化すると鼻粘
膜の腫脹から呼吸のしづらさが出現する恐
れがある。アレルゲンを除去できるよう環
境を整える必要もある。

体力に関する未充足状態

●アセスメントシート　基本的欲求：2. 適切に飲食する

月日	S：主観的情報　O：客観的情報	分析・解釈
10/16	**15日13：00入院時** S：「この2日はほとんど食べていません。 　　家ではお粥やプリンを食べた、水分は 　　とっていた」 　「喉は渇くし唇もカサカサ。（熱のせいで） 　　食べられない」 O：身長159cm　体重49kg　BMI：19.38 　職業：歯科衛生士。 　体温38.5℃。咽頭痛あり、口蓋扁桃の発 　赤腫脹がある。軽度の口唇の乾燥があ 　る。ツルゴールは正常。体動や会話が続 　くと息切れ、湿性咳嗽が著明だが、安静 　にしていると呼吸苦の訴えはない。黄色 　痰を排痰する。 　医師から栄養をしっかり摂ることが大 　切、食べたいものは何でも食べて構わな 　と説明がなされる。	食事摂取のための身体的機能の障害は認 めない。 　20歳代、女性。BMIは普通体重である。 一日に必要なエネルギー量は2,000kcalと言 われているが、食欲がなく十分な食事摂取 ができておらず必要なエネルギー量が不足 しており未充足の状態である。原因として は、肺炎による発熱のため代謝が亢進し、 エネルギー消費が増大することで倦怠感が 出現し、食欲低下や食事摂取行動に困難が 生じていることが考えられる。また、咽頭 発赤に伴う嚥下痛のため、摂取困難になっ ていないか確認する必要がある。 　血液検査で、総蛋白は基準値内であるが、 アルブミンは基準値よりも低い。これは、 十分な栄養摂取ができていないことが影響 していると考えられるが、CRPが上昇して

入院時指示として普通食全粥（1800kcal）、持ち込み食可の指示が出される。

検査データ(10/15)：TP 6.7 g /dL Alb：3.8 g /dL Na：135mEq/L K：3.7mEq/L Cl：98 mmd/L、Hb：9.5 g /dL WBC：10200/μL CRP3.2mg/dL

常在条件：普段（体調不良となる前）は食欲がある。もともと偏食で肉や魚はあまり好きではない。自炊は苦手で、1人暮らしを始めてからはコンビニの利用が多い。コンビニでは、パスタやおにぎり、野菜ジュース、菓子などを好んで購入する。朝食は、朝起きられないことが多く1週間に2〜3回しか食べない。昼食はクリニック近くのイタリアンでパスタランチを食べている。夕食は、コンビニの穀物中心の食事になりやすい。

18：00夕食時

O：自分でベッドコントローラーを操作し姿勢を整え食事を摂取する。食欲はなく、摂取量2割、持参のプリン1個、ジュース200mLを摂取する。

15日総輸液量1200mL/日 飲水量200mL

16日8：00

S：「身体があつい、ご飯食べられそうにない。いつも朝食は食べない」

O： 体温38.9℃ロキソプロフェン1錠を投与し、朝食は摂取しない。10:00体温37.5℃。

12：00

S：「食欲が戻ってきた気がする。病院の食事は口に合わない。（貧血は）偏食が原因と言うこともあるのですか、もう入院したくないので栄養のことを教えてもらいたいです」

O：主食10割、副食5割摂取する。入院後2日排便がないが腹部不快の訴えや腹部膨満はない。腸蠕動音3回/分聴取される。

いることから肺炎（炎症）によりアルブミンの消費増大が起こりアルブミンの低下が起きたと考えられる。

水分摂取が十分できなかったり、発熱（高体温）により不感蒸泄の増加から脱水をきたす可能性もある。ツルゴール正常、電解質の値は基準値内であるが、発熱が続くおそれもあり水分出納のバランスには注意が必要である。

栄養やエネルギーが十分摂れないことで、活動性が低下しセルフケア不足をまねく恐れもある、また、栄養摂取が十分行われず低栄養状態になると、感染防御機能の低下により肺炎の回復の妨げに大きく関与する。回復が遅れると、どのくらいでよくなるのかという回復や職場復帰への不安が増強する可能性がある。

偏食もあり、栄養が偏りやすいことも考えられる。治癒のために（回復促進に）必要な食事、食事内容を理解していない可能性があるため確認と説明が必要である。また、摂取しやすい形態や姿勢の工夫、高カロリー、高蛋白、ビタミン類が摂取できるよう栄養管理を行うことが重要である。

入院前の偏った食生活により、血液検査にて鉄欠乏性貧血や便秘につながっていることが考えられる。偏食は、ホルモンバランスの乱れや生活習慣病、免疫力低下を起こすこともある。偏食によるリスクの知識不足が考えられるため、具体的な指導が必要である。

食事指導については「14．学習する」の項目で検討する。

知識・意思力に関する未充足状態

●アセスメントシート　基本的欲求：3．あらゆる排泄経路から排泄する

月日	S：主観的情報　O：客観的情報	分析・解釈
10/16	**15日　18:00** S：「トイレに行きたい」 O：点滴架台を掴みながらつきそい歩行し、トイレで排尿する。黄色尿の排泄がある。 ツルゴール正常、口渇の訴えはなく、経口で水分摂取できる。 **月経**：初潮13歳、30〜40日周期、7〜10日ほど続く **最終月経**：9/25〜10/4 **検査結果（10/15）**：BUN：5mg/dL Cr：0.5mg/dL 尿比重：1.020　Na：135mEq/L K：3.7 mEq/L　Cl：98 mEq/L 入院前は排尿5回/日、夜間の排尿は、就寝前にトイレに行くのみである。 排便1回/ 1〜3日、下剤の服用はない。 旅行に行くと便秘になりやすい。 **23:00** S：「トイレに行きたい」 O：排尿の訴えがある。排尿後、すっきりしたという。 **16日10:00** O：発汗著明、寝衣が湿っている。 **12:00** S：「便は出ていません、入院前からこんな感じです」 O：腸蠕動音3回/分聴取できる。腹部膨満はない。排ガスはある。 入院前から食欲の低下があり、食事摂取量が少ない。もともと、偏食がある。 入院後は、普通食全粥を5割程度摂取。	排泄行動、動作は自立している。 　腎機能は基準値内で、尿の生成から排泄までの過程に異常は認めない。水分摂取が十分できなかったり、発熱（高体温）により不感蒸泄の増加から脱水により体液量不足をきたすおそれもある。ツルゴール正常、電解質の値は基準値内であるが、発熱が続くおそれもあり水分出納のバランスには注意が必要である。 　入院後は2日間排便がない。入院前の排便習慣や、食事摂取量が少ないこと、発熱、発汗や飲水が少ないことでの水分不足、臥床安静による腸蠕動低下などの要因から、便秘をきたしやすい状態である。また、旅行すると便秘になりやすいということから、入院による環境の変化が便秘を助長させる要因になると考えられる。便の性状や量の情報がないため確認し判断する必要がある。 　便秘が続くと食欲低下をきたすことも考えられる。 　入院前の食生活（「2．適切な飲食」を参照）から、食事内容が炭水化物に偏っていること、繊維質の摂取が不足していることが考えられる。そのため、1〜3日に1回の排便パターンとなっている可能性がある。この食生活が食事と排泄にどう関係しているのか、その知識をもっているか確認し、生活改善につながるよう援助が必要である。 　入院前の偏った食生活により、血液検査にて鉄欠乏性貧血を認める。貧血の原因の1つに偏食が考えられる。偏食は、貧血だけでなくホルモンバランスの乱れや生活習慣病、免疫力低下を起こすこともある。偏食によるリスクの知識不足が考えられるため、知識の確認と退院後の食生活に関する指導が必要である（食事指導については「14．学習する」の項目で検討する）

　20歳代という年齢から、排泄に対する羞恥心や依頼することへの遠慮が生じる可能性もある。遠慮による排泄の我慢は便秘を助長させたり、水分摂取を制限させることにつながる恐れがある。羞恥心や遠慮への十分な配慮も必要である。

体力・知識に関する未充足状態

●アセスメントシート　基本的欲求：4. 身体の位置を動かし、またよい姿勢を保持する

月日	S：主観的情報　O：客観的情報	分析・解釈
10/16	**15日入院時13:00** S：「動くと息苦しさが増すがじっとしていれば大丈夫」 O：会話や移動でSpO₂ 94%、息苦しさの訴えがあり酸素投与が開始され、車いすにて入院する。入院後は付き添い歩行可能、息苦しさの増強はない。 　20歳代　歯科衛生士、大学時代はではダンスサークルに所属していた。 **ADL(日常生活動作)**：入院前は自立している。入院後は、起居動作、移乗、移動、排泄は見守りのため付き添いが必要である。食事はセッティングを介助すると、姿勢を整え自力で摂取できる。更衣は、点滴をしているため一部介助が必要である。清潔動作や整容は、一部介助、見守りが必要である。 **18:00** S：「腕や身体を動かすと点滴が抜けそうで怖い、だから動かせない」 O：立位時ふらつきがある。手すりと点滴架台をつかみながら前傾姿勢で、おぼつかない様子で歩行する。排泄動作は自分で行える。 **20:00** S：「お部屋の洗面台に歯磨きをするために1人で動いたけれど、立ちくらみはしませんでした。歩いてもふらつかなかった。息苦しくもなっていません」 O：歩行時は酸素中止の指示がある。自分で酸素カヌラを外し、自室の洗面台へ移	肺炎により息苦しさが生じている。活動に伴う酸素消費量が増大し、息苦しさが増強され、一時的に活動性が低下している状態である。 　20歳代女性に必要なエネルギー量は2000kcalといわれているが、食事から活動に必要なエネルギーが摂取できていない状況である。これは、偏食や活動による呼吸苦や倦怠感により、食欲低下や食事摂取行動が困難な状況である。栄養が十分摂れないことでさらに活動性が低下し、清潔行為セルフケア不足をまねいたり、回復への不安を増す可能性がある。 　食事量の低下や偏食による貧血、発熱により移動時にふらつきを起こし姿勢を保持できない可能性がある。 　点滴や酸素を投与していることで、行動に制限が生じている。その状況の中で、トイレにふらつきなく歩行したり、洗面が行なえベッドコントローラーを自分で操作し安楽な姿勢を保持できている。 　今後は、点滴は継続中であるが酸素投与は中止されており、肺炎が治癒に向うことで行動範囲は拡大していくと考える（「9.環境危険」の項参照）。 体力に関する未充足状態

動し歯磨きを行うのを見守る。移動時の
ふらつきはなし。

自分でベッドコントローラーを操作し姿
勢を整え食事を摂取する。

日中ウトウト眠っていることもあるが
ファーラー位で過ごしている。

入院後食事摂取量5割程度、主食は食べ
ても副食は残している。

総輸液量1200mL/日　飲水量200mL

検査データ(10/15)：TP：6.7 g /dL

Alb：3.8 g /dL　Na：135 mEq/L

K：3.7 mEq/L　Cl：98 mEq/L、

Hb：9.5 g /dL　WBC：10200/μL

CRP：3.2mg /dL

16日8:00

体温38.9℃ロキソプロフェン1錠を投与、
2時間後体温37.5℃と解熱する。

10:00酸素投与は中止される。

ベッド上、起き上がり動作はスムース。
点滴がなければ自分で体を拭けるのにと
いう言動がある。背部、点滴側の清拭、
更衣を手伝う

●アセスメントシート　基本的欲求：5．睡眠と休息をとる

月日	S：主観的情報　O：客観的情報	分析・解釈
10/16	S：「入院か、仕方ない」 「職場に迷惑かけるのが申し訳ない。仕事も休んでしまって。職場の職員に風邪をうしたのではないかと心配で仕方ありません。院長先生に直接連絡をとって、確認したいと思っています」 「起きているのも疲れて、気がつけば眠ってばかりいる」 「夜は眠ったのかどうかもよくわからない。熱が下がったみたいで楽になった」 O：　入院前はよく眠れる（0時～6時）、仕事が忙しいと帰宅が遅くなり睡眠時間が短くなる。 **16日7:00**体温38.4℃　脈拍84回/分　呼吸20回/分浅く早い。血圧100/56mmHg、	仕事を休むこと、職場の職員に風邪をうつしていないかという心配があるが、入院して治療する必要性を理解し治療を受けている。 入院前は仕事と趣味活動などにより、充足感や緊張感からの解放があり、自然な睡眠が得られていたと考えられる。 　肺炎は、消耗性疾患であり、安静や十分な休息、睡眠が必要である。入院による環境の変化や仕事を休み歯科衛生士としての役割が果たせない、職場に迷惑をかけるという気持ちから、良質な睡眠が得られない可能性がある。また、肺炎による倦怠感や疲労感、発熱、夜間の湿性咳嗽や排痰も不眠の要因になると考えられる。点滴、酸素

呼吸苦の訴えはなし。SpO₂95％、酸素カヌラにて1L/分投与中。夜間の湿性咳嗽が著明であり頻回に排痰する。

10時、酸素投与は中止される。体温37.5℃ SpO₂98％呼吸苦の訴えなし。

持続点滴を行っている。

チューブが気になり、熟睡感が得られていないことも考えられる。

　不眠、睡眠障害が起こると、体力が消耗するだけでなく、回復の遅延をきたす可能性がある。気道のケアをしたり、症状が落ち着くまでは、夜間に限らず、日中でも休息がとれるよう援助する必要がある。

体力・意思力に関する未充足状態

●アセスメントシート　基本的欲求：6. 適切な衣服を選び、着脱する

月日	S：主観的情報　O：客観的情報	分析・解釈
10/16	S：「かなり汗をかいたみたい」 「酸素はさっき先生が外してくれた。点滴がなければ（着替えを）全部自分でできるのに」 O：15日入院時：倦怠感の訴えがある。体温38.4度 酸素1L/分投与中である。 **8時**体温38.4度、ロキソプロフェン1錠を投与する。 **10時**体温37.5℃　SpO₂98％　呼吸苦の訴えなし。 酸素投与が中止される。 持続点滴を継続している。 看護師の介助にて清拭、更衣を行う。 病衣を着ている 20歳代　4人部屋入院	発汗は、肺炎による発熱に対して使用した解熱剤の効果によるものと考えられる。 　入院前は、好みの服を選択し、ADLに支障をきたす身体的機能の障害はなく、自分で更衣を行なえていたが、入院後は点滴を行っているため、自由に腕を動かすことができない。服の袖を自分で通せず、自分で更衣することが難しい状況である。 　食欲低下や食事摂取行動の困難が生じていることから、活動のためのエネルギーが十分得られず、活動性が低下していることや、消耗性疾患に伴う倦怠感により更衣セルフケア不足が生じていることも考えられる。 　看護師による一部の援助で清潔な病衣を身に着けることができている。年齢的に4人部屋カーテンで仕切られた環境での清拭や更衣、肌の露出、援助を受けることへの羞恥心などを感じやすいことが考えられる。自尊心の低下につながらないよう、自分でできることは行ないたいという思いを尊重し、羞恥心に配慮しながら自分で行なえない部分を援助していく必要がある。 体力に関する未充足状態

●アセスメントシート　基本的欲求：7.
　　　　　　　　　　　衣服の調整と環境の調整により、体温を生理的範囲内に維持する

月日	S：主観的情報　O：客観的情報	分析・解釈
10/16	**15日入院時13:00** S：「少し寒い。もう一枚布団があれば寒くなったら自分でかけられる」 O：肺炎で入院する。悪寒と振るえの訴えがあり保温の希望にて毛布を一枚追加する。 体温：38.5℃、脈拍92回/分、呼吸22回/分浅く努力様の呼吸がみられる。 血圧100/52mmHg、SpO₂97％（酸素１L/分投与中）。 体動や会話が続くと息切れ、湿性咳嗽が著明だが、安静にしていると呼吸苦の訴えはない。黄色痰を排痰する。口蓋扁桃の発赤がある。胸背部の痛みの訴えがある。 X線上右肺下葉に陰影あり、右肺下葉に水泡音聴取される。 **検査データ（10/15）**：インフルエンザ（陰性）、アデノウィルス（陰性）、溶連菌（陰性）WBC：10,200/μL　CRP：3.2mg/dL　Alb：3.8ｇ/dL **16日10:00** S：「熱が下がったみたいで楽になった」「さっき先生が来て酸素を外してくれました」 O：穏やかな表情で話す。10時医師にて酸素投与中止される。 **7:00**体温38.4℃、脈拍84回/分、呼吸20回/分浅く速い呼吸をしている。8:00体温38.9℃、呼吸数20回/分、呼吸苦の訴えはない。血圧96/50mmHg　ロキソプロフェン1錠を投与する。夜間の湿性咳嗽が著明、頻回に排痰する。 入院時より抗菌薬投与を開始し（1日2回）継続中である。 10/17胸部X線検査予定 室温26℃、湿度55％	発熱（高体温）を繰り返している。これは、肺炎による炎症反応である。発熱前の悪寒に対し自分で布団をかけて体温を調整しようとする知識と行動がみられる。 　発熱（高体温）は、代謝を亢進させ、酸素消費量を増大させ体力の消耗や低下が起こる。発熱に伴う苦痛が生じており、発熱による倦怠感や食欲低下から、活動性の低下、セルフケア不足をきたしている。 　酸素消費を抑え、生活行動への支障がないように、解熱と苦痛の緩和を図れるよう援助する必要がある。 　現在、解熱剤を投与し解熱は図れている。安静、酸素投与、抗菌薬投与により入院時からの症状は緩和され回復に向かっていると考える。しかし、十分に栄養が摂れていないため、感染防御機能の低下をまねくおそれがある。感染防御機能（免疫力）の低下から症状の悪化、回復の遅延が起こる可能性もあることから、熱型や症状の変化には十分注意する必要がある。 体力に関する未充足状態

●アセスメントシート　基本的欲求：8.
身体を清潔に保ち、身だしなみを整え、皮膚を保護する

月日	S：主観的情報　O：客観的情報	分析・解釈
10/16	S：「お風呂は入りたくても熱っぽくて寒気もあったので13日から入っていません。髪も洗っていません」 「かなり汗をかいたみたい。自分で拭いて着替えるので手伝いはいりません。点滴がなければ全部自分でできるのに」 「髪はぼさぼさだし、ひどい顔だし、人に見せられないです」 「頭が痒い、洗えませんか。いつになったらできますか、気持ち悪いんです」 O： 基本情報より、入院前は毎日入浴し、洗髪を実施しないと気持ちが悪い。 発汗著明でパジャマもベッドも湿っている。 酸素投与中止となる。体温37.5℃ SpO$_2$98％　呼吸苦の訴えなし。 自室の洗面台へ移動し歯磨きを行う、看護師の介助で清拭を行う。 医師から解熱後入浴可能の指示がある。 4人部屋に入院している。	入院前は、身体的機能に障害はなく、毎日の入浴・洗髪を行っていたことから、清潔や身だしなみに対する意識はあり、自分で全身の皮膚や粘膜の清潔を保持し身だしなみも整えられていたと考えられる。 　発症後から4日間入浴や洗髪を行っていないことや、発汗により皮膚や粘膜の汚染と不快感がある。髪を洗いたい、気持ち悪いという言動から、清潔に対する満足は得られていない。また、発熱による倦怠感から活動性が低下し、清潔セルフケア不足が生じている。 　不快感やセルフケア不足の要因として、肺炎による発熱に伴う倦怠感や酸素消費が増大して安静による入浴ができない状態、持続点滴により行動が制限され自分で清潔を保持できないことがあげられる。 　清潔が保持されないと、不快感から不眠になったり、気分が落ち込み活動や闘病への意欲が減退するおそれがある。 　全身の皮膚、粘膜の清潔が保持でき、爽快感が得られるよう援助が必要である。身だしなみを整えることや、清潔による爽快感は、治療への意欲につながる。年齢的に4人部屋のカーテンで仕切られた環境での清拭や更衣、肌の露出、援助を受けることへの羞恥心などを感じやすいことが考えられる。自尊心の低下につながらないよう、自分でできることは行いたいという思いを尊重し、羞恥心に配慮しながら自分で行なえない部分を援助していく必要がある。 体力・意思力に関する未充足状態

●アセスメントシート　基本的欲求：9.
環境のさまざまな危険因子を避け、また他人を傷害しないようにする

月日	S：主観的情報　O：客観的情報	分析・解釈
10/16	S：「入院時：動くとふらっとするけど大丈夫、腕や体を動かすと点滴が抜けそうで怖い、だから腕を動かせない」 「トイレに行きたいです。行ってきてもいいですか。一人で行けるしチューブも動かせるので大丈夫です。我慢できない」 「手洗いとうがいを正しくやっていなかったのかもしれない。家に帰っても忘れることが多かった。残業で忙しかっただけではなく、最近、出かけることも多かったのに、手洗い・うがい・マスクで予防することを忘れていました」 O：ナースコールで排尿を訴え自分で酸素チューブを外し、点滴架台を持ってベッドサイドに立っている。点滴架台に酸素チューブが引っかかっていること、点滴ルートに掛物がかかっていることには気づいておらず、部屋の外に出ようとしている。 入院時検査Hb：9.5 g /dL、Fe：30 μg /dL **基本情報**：アレルギー性鼻炎、アレルゲン：ハウスダスト **性格**：我慢強い、思ったことをいえない。両親や友人からは無理し過ぎないようにと言われることがあった。 **16日8時**：体温38.9℃　脈拍92回/分 呼吸20回/分　血圧96/50mmHg SpO$_2$97％　8時ロキソプロフェン60mg 1錠を服用する。 **10時**体温37.5℃　SpO$_2$98％　呼吸苦の訴えなし。 酸素投与中止、持続点滴は継続している。同室者に、肺炎をうつさないかと心配しマスクを装着している。 室温26度　湿度55％	大学卒業後、歯科衛生士として働いており、身体的機能の障害はない。入院前は、危険を察知したり回避できるだけの知識、体力をもっており、自分の環境を自由に調整し、安全な環境で生活していたと考えられる。 　入院後は、ナースコールの使用を説明すると応じた行動がとれるが、がまん強い・思ったことを言えないなどの性格傾向を考えると、無理をして単独行動してしまう可能性がある。 　肺炎により発熱していること、倦怠感により活動性が低下しているため、自分で生活環境を調整できない状態である。倦怠感や発熱によるふらつきがあり、入院という慣れない環境、点滴を行っていること、排尿を我慢し慌ててトイレに移動することから、移動時の転倒の危険性が考えられる。また、鉄欠乏性貧血はふらつきをまねくおそれがある。 　歯科衛生士であり、感染予防の知識をもち、必要性も理解している。同室者に肺炎をうつさないようにとマスクを装着していることからも感染予防行動への意識や関心は高いといえる。 　入院前に感染予防行動を忘れることがあり、健康への過信があったこと考えられることから、感染予防の知識は持っているが、正しい知識で予防行動が行えていたのかを確認する必要がある。 　室内、ベッド周囲の環境が整備されないと、アレルギー性鼻炎の症状が悪化する可能性がある。鼻炎から呼吸のしづらさを増強させるおそれもある。アレルゲンを除去し清潔で快適な生活環境に整える必要がある。 体力・知識・意思力に関する未充足状態

●アセスメントシート　基本的欲求：10．自分の感情、欲求、恐怖あるいは気分を表現して他者とコミュニケーションをもつ

月日	S：主観的情報　O：客観的情報	分析・解釈
10/16	S：「トイレに行きたい」 「熱が下がったみたいで楽になった」 「職場の職員に風邪をうつしたのではないかと心配で仕方ありません。院長先生に直接連絡をとって、確認したいと思っています」 「さっき、トイレに行って鏡を見てショックでした。髪はぼさぼさだし、ひどい顔だし、人に見せられないです、頭が痒い、洗えませんか。いつになったらできますか、気持ち悪いんです。体を拭くよりもお風呂に入りたい。もう何日も入っていない」 「早く退院したい、いつ帰れますか」 O：20歳代　歯科衛生士 常在条件：意識障害や言語機能障害はない 　視力左右とも1.2 　入院時、会話中に息切れがあるがその後は呼吸苦の訴えはない 　両親が面会に来ている 性格：我慢強い、思ったことをいえない。 　両親や友人からは無理し過ぎないようにといわれることがあった。	大学を卒業し歯科衛生士として働いていることからコミュニケーションを阻害する身体機能（言語障害、意識障害、視力障害）の障害はない。 　心配なこと、不快なことなど、自分の思ったことや希望を表出できていることから、不安に対する適応行動と判断できる。しかし、我慢強い、思ったことを言えない性格でもありコミュニケーションをとりながら様子観察する必要がある。 充足状態

●アセスメントシート　基本的欲求：11．自分の信仰や善悪の価値観に従って行動する

月日	S：主観的情報　O：客観的情報	分析・解釈
10/16	S：「仕事も休んでしまって。職場の職員に風邪をうつしたのではないかと心配で仕方ありません。院長先生に直接連絡をとって、確認したいと思っています」 O：職場で固定の患者を1日2名任されている。 　一度決めたら最後までやり遂げる、約束は守るということを大事に考える。 　両親や友人からは無理し過ぎないようにと言われることがあった。	入院したことで、任された仕事ができない状態である。 職場の職員に対する言動から、心配事に対して自分の信念のもとに行動しようとしていることがうかがえる。 治療に影響する信仰がないか不明であり、確認する必要はある。 充足状態

●アセスメントシート　基本的欲求：12．達成感をもたらすような仕事をする

月日	S：主観的情報　O：客観的情報	分析・解釈
10/16	S：「まさか入院なんて。風邪がこじれたと思っていたけど肺炎になっていたんですね。わかりました。1週間か・・・仕方がない。早く治したい」 「職場の職員に風邪をうつしていないか心配、院長に連絡を取りたい」 O：20歳代　女性 4人家族長女、妹がいる 歯科衛生士（入職6か月目）固定の担当患者が1日2名いる **入院時医師の説明**：肺炎のため入院して点滴治療が必要である。酸素も必要な状態で、しばらくは安静に過ごしてください。入院期間は1週間で、薬が効けば早く退院できるかもしれない。	歯科衛生士として入職6か月目である。固定の担当患者を任されるなど、責任とやりがいをもって仕事をしていたが、肺炎のため入院し、仕事を休むこととなり、役割を果たせない状況である。 　職場の職員や仕事のことを気にかけていることは、仕事に対する責任を果たしたいという思いが強く、入院の必要性を理解し、治療を受け、早く治したいと思いがある。 　肺炎の治療が適切に受けられ、症状が緩和され、早期に退院できるよう援助する必要がある。 意思力に関する未充足状態

●アセスメントシート　基本的欲求：13.
遊び、あるいはさまざまな種類のレクリエーションに参加する

月日	S：主観的情報　O：客観的情報	分析・解釈
10/16	10/15　13：00入院時 S：「息は動くと苦しさが増すけどじっとしていれば大丈夫。胸と背中が痛くて重苦しい」 「だるい」 O：肺炎の診断で、外来より酸素カヌラ1L/分を開始、継続しながら車いすにて入院する。 安静の指示がある。 体動や会話が続くと息切れ、湿性咳嗽が著明である。 体温38.5℃、脈拍92回/分、呼吸22回/分浅く努力様の呼吸がみられる。悪寒と胸背部の重苦しい痛みの訴えがある。背中を丸めるような姿勢で胸をさすっている。 **趣味**：ピアノ。ピアノを弾くと嫌なことや疲れを忘れる、ライブに行くこと。ネット動画を観ること。	入院前は、好きな趣味活動を行うことで緊張やストレスが緩和され、生活していたと考える。 入院により一時的に趣味活動を行えない状況であるが、趣味活動が行えないことによる心理的苦痛は、現在のところみられていない。 　入院後は、肺炎による発熱や呼吸器症状、倦怠感、発汗等、身体的苦痛を伴っており、また生活行動が制限されていることから、安静を保ちつつ苦痛の緩和と気分転換が図れるような援助が必要である。 　また、入院による職場の職員への影響等について心配の言動があることから、心理的な援助が必要と考える。なお、両親の面会は、気分転換につながると考えられる。 充足状態

18:00

S：「腕や体を動かすと点滴が抜けそうで怖い、だから動かせない」

O：立位時ふらつきがある。手すりと点滴架台をつかみながら前傾姿勢で、おぼつかない様子で歩行する。排泄動作は自分で行える。

20:00

S：「お部屋の洗面台に歯磨きをしに1人で動いたけれど、立ちくらみはしませんでした」

「歩いてもふらつかなかった。息苦しくもなっていません」

O：歩行時は酸素中止の指示がある。自分で酸素カヌラを外し、自室の洗面台へ移動し歯磨きを行うのを見守る。移動時のふらつきはなし。

自分でベッドコントローラーを操作し姿勢を整え食事を摂取する。

日中ウトウト眠っていることもあるがファーラー位で過ごしている。

16日

O：8:00 体温38.9℃ ロキソプロフェン1錠を投与、2時間後体温37.5℃に解熱する。

10:00 酸素投与は中止される。

ベッド上、起き上がり動作はスムース。点滴がなければ自分で体を拭けるのにという言動がある。背部、点滴側の清拭、更衣を手伝う。

両親の面会がある。

フムフム
アセスメントすると
よく見えてきたね

●アセスメントシート　基本的欲求：14．正常な発達および健康を導くような学習をし、発見をし、あるいは好奇心を満足させる

月日	S：主観的情報　O：客観的情報	分析・解釈
10/16	S：「手洗いとうがいを正しくやっていなかったのかもしれない。家に帰っても忘れることが多かった。残業で忙しかっただけではなく、最近、出かけることも多かったのに、手洗い・うがい・マスクで予防することを忘れていた」 「偏食で肉とか魚とかあまり好きじゃなくて」 「（貧血は）偏食が原因と言うこともあるのですか、もう入院したくない、栄養のことを教えてもらいたいです」 O：仕事から帰宅できるが、20〜21時ごろになることも多い。休日は、大学時代の友人と出かけたりする。最近では、10月6日、職場の友人と念願のライブに行き日ごろの忙しさを忘れるほど盛り上がった。10月7日に母校の学園祭があり、サークル仲間と出かけ夜は食事会を楽しんだ。 自炊は苦手で、1人暮らしを始めてからはコンビニの利用が多い。コンビニでは、パスタやおにぎり、野菜ジュース、菓子などを好んで購入する。 朝食は、朝起きられないことが多く1週間に2〜3回しか食べない。 昼食はクリニック近くのイタリアンでパスタランチを食べている。 夕食は、コンビニの穀物中心の食事になりやすい。 食事について話すと関心を示し教えてほしいとの言動がある。 入院前は排便1回/1〜3日、下剤の服用はない。旅行に行くと便秘になりやすい。入院後2日排便がないが腹部不快や腹部膨満はない。腸蠕動音3回/分聴取する。 **検査データ(10/15)**：TP：6.7 g /dL　Alb：3.8 g /dL　Hb：9.5 g /dL、Fe：30 μg /dL	歯科衛生士として、感染予防の知識はもっていたが、仕事の忙しさからの疲労や偏食という食習慣から免疫力が低下し、さらに感染予防行動を忘れていたことから肺炎に罹患したと考えられる。 　偏食や予防行動を忘れるといったことから、健康に関する知識が不足しており、これまで適切な健康管理維持活動が行えておらず、また、自分の健康への過信があったと考えられる。 　入院前の食生活（「2．適切な飲食」を参照）は、食事内容が炭水化物に偏っており、繊維質の摂取が不足している。鉄欠乏性貧血や便秘（1〜3日に1回の排便パターン）につながっていることが考えられる。 　偏食は、ホルモンバランスの乱れや生活習慣病、免疫力低下を起こすという危険性（リスク）がある。入院前の食生活や言動より、偏食によるリスクについての知識不足、食事と排泄に関する知識不足が考えられる。健康への知識不足と適切な健康維持活動が行えないと、肺炎の再燃・悪化、他の疾患の罹患等のおそれがある。 　食事について知りたいという言動があることから、食生活および健康維持への関心を示しており、効果的な指導が行える状況にある。今後の生活習慣・食習慣の見直しのよい機会となるように具体的な指導が必要である。 　感染予防に対する知識は持っており、予防行動への意識や関心は高い。正しい手洗いの方法を理解しているか確認し、適切に感染予防行動がとれるよう指導が必要である。 知識に関する未充足状態

●**関連図** これまでのアセスメントからAさんの全体像を捉えてみましょう。

凡例： 生じている状態
健康課題
潜在すること
治療や疾患
→ 生じている関係
-----→ 予測される関係

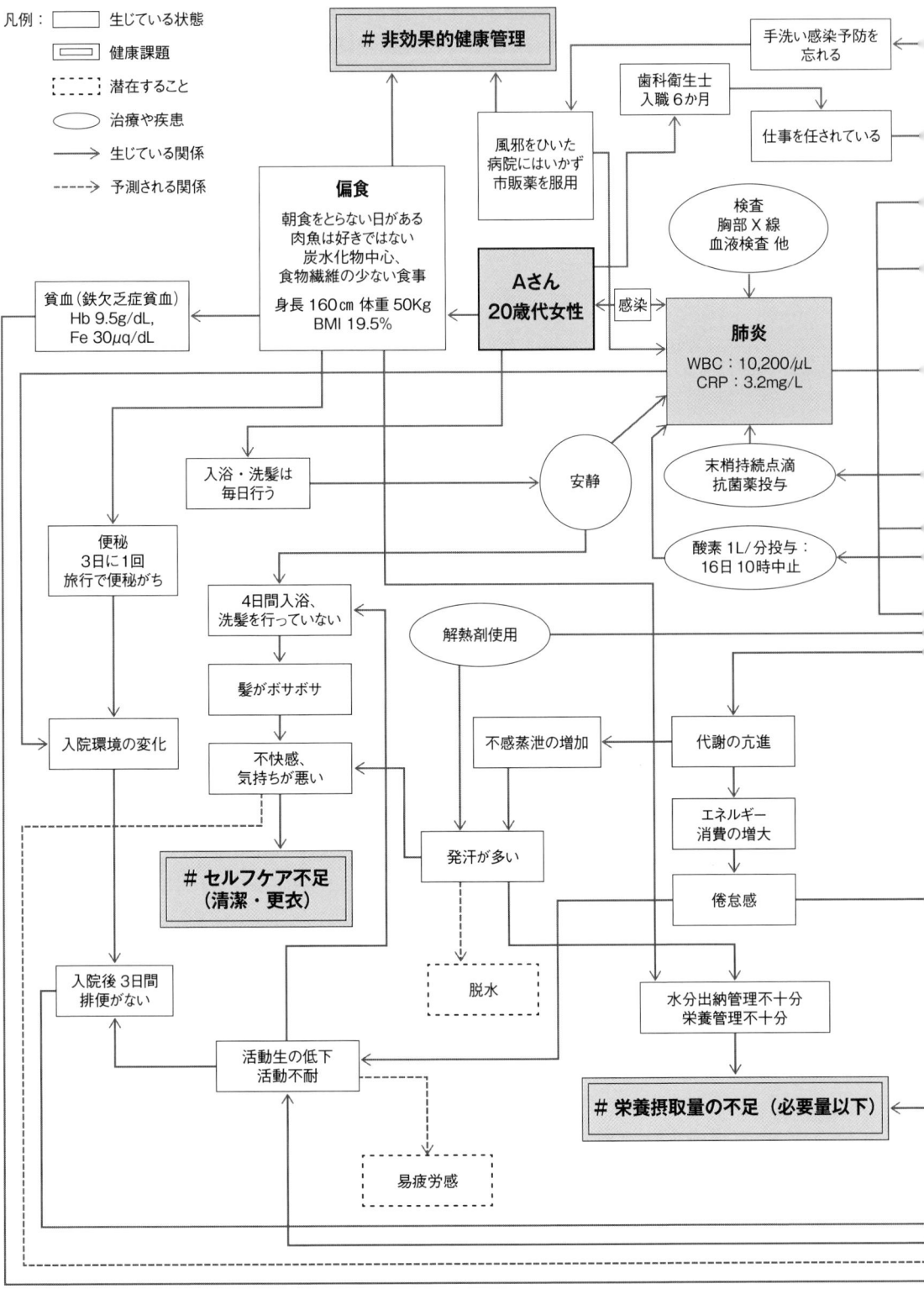

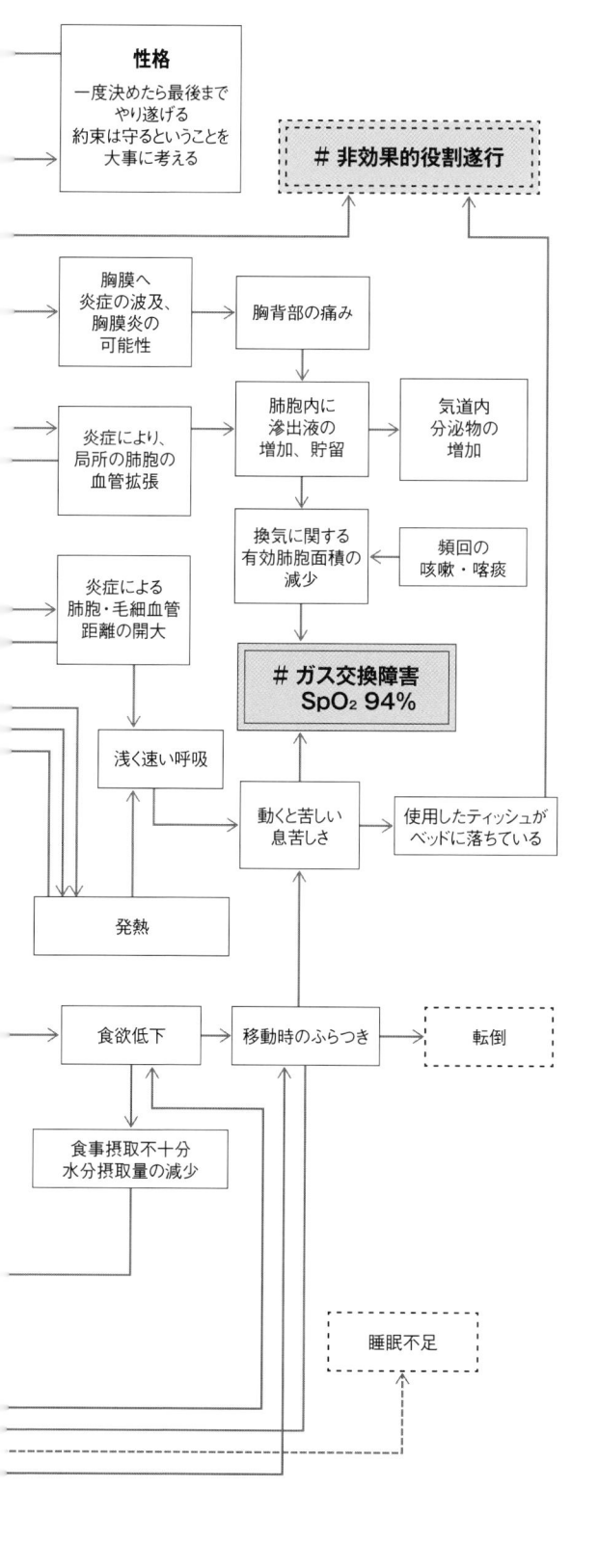

〈全体像の描写〉

①プロフィール　②現病歴、既往歴　③入院後の経過　④14項目のアセスメントの統合

①Aさんは20歳代の女性、大学を卒業し歯科衛生士として働いている。就職後は一人暮らしをしている。家族は両親と妹の4人家族で、週末は実家に帰省し過ごしている。

既往歴は、虫垂炎手術を受け完治、アレルギー性鼻炎で定期的に通院、加療（内服、点鼻薬）中である。

②10月9日起床時より倦怠感と咽頭不快感を自覚した。咽頭痛の増強や咳嗽が出現し、風邪をひいたと思い、11日から市販総合感冒薬の服用をはじめた。症状の改善はなく、13日からは悪寒が出現、体温38℃台の発熱が続き自宅療養する。解熱鎮痛剤を服用するが一時的に解熱するのみで、背部や胸部の痛み、黄色痰の排痰、全身倦怠感が出現し、身の置き所がない苦痛が増強する。水分摂取は可能だが、食欲はなく、粥やプリンを少量摂取していた。15日、母親の付き添いで自宅近くの診療所を受診、肺炎が疑われB市民病院を紹介される。診察・検査の結果、肺炎と診断され加療目的で緊急入院となった。

③治療方針は、安静、点滴療法で抗菌薬と水分補給目的で持続点滴が開始された。息苦しさがあり酸素飽和度（SpO₂）の低下を認め外来より酸素カヌラ1L/分が継続されていたが、16日10時には中止となった。酸素投与中止後はSpO₂98%を保っている。

④肺炎で入院となった原因として、感染予防を怠っていたこと、体調不良に対して対処行動をとっていたが、受診がおくれたことが考えられる。また、自身の健康に過信があったことも要因と考えられる。ガス交換の障害に対して、酸素投与を行い、酸素消費量を抑えるため安静が必要であり、そのため活動の制限が起こっている。

　偏食、食欲の低下、十分な食事摂取が行なえておらず、栄養摂取量の不足が生じている。

発症前は、毎日入浴を行っていたが、安静、活動の低下、点滴による行動制限から、清潔動作が自身で行えない状態が生じている。清潔が保てないことで不快感も生じており、援助が必要な状態である。

　偏食や予防行動を忘れるといった生活を続けると、貧血や排泄、ホルモンバランスに影響を及ぼす。本人の学習へ意欲があること、自身で健康管理するだけの体力があることから、知識の不足を補い、健康管理が行えるよう指導が必要である。

ステップ❷ 健康課題（看護問題）

　関連図で捉えたAさんの全体像から健康課題（看護問題）をあげます。優先順位の高いものから記載します。

月日	順位	健康課題（○○に関連した△△）	優先順位の理由
10/16	#1	有効肺胞面積の減少・体動時の息苦しさ・頻回の咳嗽と喀痰に関連したガス交換障害	ガス交換障害により安楽な呼吸ができないことは、日常生活行動を自力で行えないだけでなく、死をイメージさせる。それにより、不安が増強するので治療への取り組みも消極的になってしまう。そのため、優先度を1位とした。
10/16	#2	発熱によるエネルギー消費の増大・食欲低下に関連した栄養摂取量の不足	発熱や胸膜炎症により呼吸数が増すと、必要エネルギーが増大する。早期回復のためには、栄養素の補給が重要となるので、優先度を2位とした。
10/16	#3	発汗により頭髪が汚染されて不快であること・寝衣が汗で汚染されていること・4日間入浴できていないことに関連したセルフケア不足	青年期の女性にとっては、入浴や洗髪ができないことが羞恥心を伴うほどに辛いと考えらえる。さらに、看護師の援助により、衣服の介助を受けていることで、皮膚を見せる恥ずかしさなども伴うことから、優先順位を3位とした。
10/16	#4	入院により任された仕事ができないこと・責任ある業務を成し遂げられないことに関連した非効果的役割遂行	歯科衛生士として入職6か月目なのにもかかわらず、入院により任された役割を果たせない不甲斐なさなどを感じていることから、早期に回復できるよう支援が必要なためあげた。
10/16	#5	偏食による鉄欠乏性貧血・風邪をひいても受診しないこと・手洗いを忘れることに関連した非効果的健康管理	退院に向けて、今後の生活において、健康の自己管理ができるように入院中から健康指導をする必要性があるのであげた。

期待される目標【退院時の目標】

肺炎が治癒し、入院前のように自分のことは自分で行えるようになるとともに、バランスのよい食事を摂取し、歯科衛生士の業務に復帰することができる。

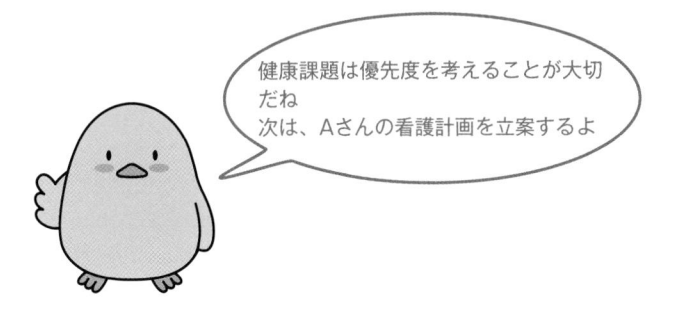

健康課題は優先度を考えることが大切だね
次は、Aさんの看護計画を立案するよ

ステップ❸ 看護計画の立案

健康課題	#1	有効肺胞面積の減少・体動時の息苦しさ・頻回の咳嗽と喀痰に関連したガス交換障害
短期目標		①自力で痰を喀出できる（2日後） ②"呼吸が楽になった"と述べる（3日後）

課題解決のための計画（OP・CP・EP）

OP（観察計画）

1. 呼吸数、肺音
2. 喀痰の有無・量、痰の性状
3. 咳嗽の有無・程度
4. 食事量・水分摂取量
5. ツルゴール
6. 痰の喀出状況
7. 呼吸苦の有無・程度
8. 苦痛用表情の有無・程度
9. 食事摂取量、不眠の有無、自力での生活活動の抑制
10. SpO_2
11. 酸素投与（カヌラ1L）量・接続部
12. 点滴の接続部の漏れや滴下不良の有無

CP（ケア計画）

1. 水分摂取をしやすいように、ペットボトルを床頭台に置く
2. 起床時・食前・食後の含嗽をしやすいように、オーバーテーブルにガーグルベースンを置く
3. 痰の自力喀出困難時、体位ドレナージを行う
4. 必要に応じて、スクイージングを行う
5. 腹式呼吸は、鼻からゆっくり吸い、口すぼめ呼吸で呼気を促す
6. 自身で行える生活行動を促す
7. 口腔ケアを行えるよう歯ブラシセットを持参して、自室の洗面台まで歩行を見守る
7. ティッシュが不足していないか聞き、ゴミ箱のティッシュを片付ける
8. 咳嗽の刺激を避けるよう空調の調整をする
9. 点滴の確実な投与をする

EP（教育計画）

1. 咳嗽・喀痰の必要性を説明する
2. ベッド上で座位になり、枕を抱いて前屈すると咳嗽・喀痰しやすいことを説明する
3. 起床時、痰が貯留しているため、含嗽により口腔内を湿らせると喀出が楽になることを説明する

健康課題	#2	発熱によるエネルギー消費の増大・食欲低下に関連した栄養摂取量の不足
短期目標		①栄養素を摂取する重要性を述べる（2日後） ②食事摂取量が6割以上になる（3日後）

課題解決のための計画（OP・CP・EP）

OP（観察計画）

1. 食欲の有無、食事摂取量、嗜好
2. 血液データ（総蛋白・アルブミン）
3. 体重、BMI
4. 発熱や著明な咳嗽
5. 食事摂取時の姿勢
6. 口腔ケアの有無
7. 点滴の管理
8. 栄養摂取の必要性の理解度

CP（ケア計画）

1. 食事は、座位の姿勢をとる
2. 患者の嗜好を聞き、食べやすい食品と変換可能かなど栄養士に相談する
3. 母親から患者の好む調理法などを聞き、栄養士に情報提供する

EP（教育計画）

1. 体力の回復が必要であることを説明する
2. 感染防御と栄養状態が関連することを説明する
3. 患者の嗜好と交換可能な食品を説明する

健康課題	#3	発汗により頭髪が汚染されて不快であること ・ 寝衣が汗で汚染されていること・4日間入浴できていないことに関連したセルフケア不足
短期目標		①洗髪により"気持ちよかった"と述べる（1日後） ②自力で更衣ができる（3日後）

課題解決のための計画（OP・CP・EP）

OP（観察計画）

1. 発熱の有無
2. 皮膚や頭髪の湿潤や汚れの程度
3. 体臭
4. 清拭・洗髪・足浴の頻度
5. 寝衣の湿潤
6. 家族の洗濯の程度
7. 呼吸苦を伴わずに身体を拭ける範囲・部位

CP（ケア計画）

1. 毎日、点滴前に全身清拭を行う
2. 2日に1度、端坐位で足浴を行う
3. 寝衣や下着は、清拭後に交換する
4. 患者ができるところは見守る
5. 洗髪は、2日に1度、1回シャンプーで行い、好みの髪型にする
6. 陰部は、患者へ拭き綿を渡し、自分で拭いてもらう

EP（教育計画）

1. トイレの温水便座を使用するよう説明する
2. 顔や自力で拭ける範囲の清拭を実施するよう説明する
3. カーテンを閉めて清潔行為をするので、プライバシーを保護できると説明する

健康課題	#4	入院により任された仕事ができないこと ・ 責任ある業務を成し遂げられないことに関連した非効果的役割遂行
短期目標		①職員や患者さんたちが待っていてくれると発言できる（3日後） ②説明を受けた予定通りの日に退院できる（6日後）

課題解決のための計画（OP・CP・EP）

OP（観察計画）

1. 入院前・中の業務状況
2. 面会者の有無や会話の有無
3. 面会後の表情・言動
4. 食事摂取量・睡眠の満足度・活動量

CP（ケア計画）

1. 車椅子での散歩やデイルームなど、安心して話せるような環境を作る
2. 話を否定せずに頷きながら聴く
3. 仕事上の成功体験を聴く
4. 過去の困難の乗り越え方を聴き、認める

EP（教育計画）

1. 現在の病状や回復過程をわかりやすい用語で説明する
2. 病状が回復していることを伝える
3. 不明な点は、医師より入院治療計画を説明してもらえることを説明する

健康課題	#5	偏食による鉄欠乏性貧血・風邪をひいても受診しないこと・手洗いを忘れることに関連した非効果的健康管理
短期目標		①手洗いを習慣化できる（2日後） ②バランスの良い食事を摂取する必要性を説明できる（3日後） ③退院後の生活スケジュールを立案できる（6日後）

課題解決のための計画（OP・CP・EP）

OP（観察計画）

1. 食事摂取量や好き嫌いの有無
2. 咳嗽・喀痰・呼吸困難の有無や程度
3. 手洗いの時期や方法
4. 病状の知識
5. 病状と栄養状態の関係の認識
6. 感染経路の知識
7. 健康管理に対する認識

CP（ケア計画）

1. 苦手な食品を摂取しやすい調理法や味付けにできるか栄養士と相談する
2. バランスよく食事を摂取できた時は、褒める

EP（教育計画）

1. 偏食がいけない理由を説明する
2. 鉄成分の多い食品や調理法の工夫を指導する
3. 退院後の生活スケジュールを作成するよう指導する
4. 患者さんと接する時の注意点を書き出すよう説明する
5. 洗面所に石鹸と消毒剤があることを伝える

ステップ❹ 実施　ステップ❺ 評価

　立案した看護計画にもとづいて、Aさんに看護を実施しました。その結果、得られた情報から評価します。

実施・評価の視点	#1は、短期目標①②に達成したことから、健康課題が解決した	
健康課題　#1 有効肺胞面積の減少・体動時の息苦しさ・頻回の咳嗽と喀痰に関連したガス交換障害	期待される成果：短期目標 ① 自力で痰を喀出できる ②"呼吸が楽になった"と述べる	
計画・実施したこと	呼吸に関する咳嗽や喀痰、呼吸困難の有無を観察し、安楽な呼吸法や痰喀出法を説明し、実施した	
得られた情報	S：「歩いても息が切れることがない」「寝ていても咳や痰が出なくなって安心した」 O： 会話中に時折、咳嗽あり。喀痰も時折あり、白色透明である。酸素も中止となり、SpO$_2$は正常範囲になった。	
評価	痰や咳嗽が軽減し、自力での痰喀出もできるため、短期目標①に達成した。また、S情報より短期目標②も達成した。	

実施・評価の視点	#2は、短期目標①②が部分達成だったため、継続フォローする	
健康課題　#2 発熱によるエネルギー消費の増大・食欲低下に関連した栄養摂取量の不足	期待される成果：短期目標 ①栄養素を摂取する重要性を述べる ② 食事摂取量が6割以上になる	
計画・実施したこと	食事摂取量や検査値の観察をし、栄養士を交えながら本人と相談して、摂取できそうな物と交換したり工夫をしたりした	
得られた情報	S：「全粥食を半分も食べられるようになった」「栄養士さんに言われて、栄養を摂る必要性はわかったけれど、青魚はやっぱり苦手」 O：退院前日の血液検査　TP：6.8g/dL、ALB：3.9 g/dL	
評価	栄養士から指導を受けて理解はできたものの、納得できていないので、短期目標①は部分達成のため、日常生活に戻ったうえで継続フォローすることになる。 食事摂取量は5割なので短期目標②は部分達成のため、今後の活動量の増加に伴い摂取量が増加する可能性がある。	

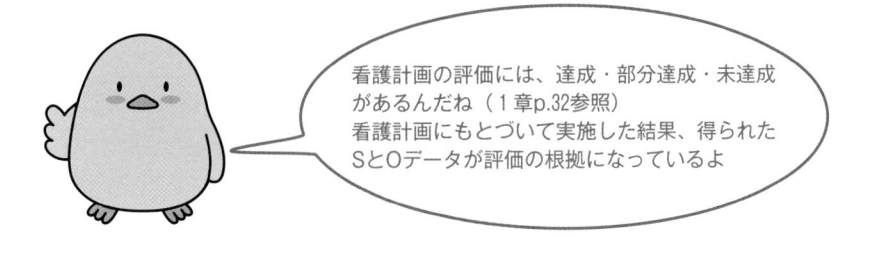

看護計画の評価には、達成・部分達成・未達成があるんだね（1章p.32参照）
看護計画にもとづいて実施した結果、得られたSとOデータが評価の根拠になっているよ

実施・評価の視点	#3は、短期目標①②に達成したことから、健康課題が解決したが、退院後に自宅で入浴予定である

健康課題　#3	期待される成果：短期目標
発汗により頭髪が汚染されて不快であること ・ 寝衣が汗で汚染されていること ・ 4日間入浴できていないことに関連したセルフケア不足	①洗髪により"気持ちよかった"と述べる ②自力で更衣ができる

計画・実施したこと	皮膚や頭髪の観察をしながら解熱状況を確認し、洗髪や清拭を実施した。
得られた情報	S：「髪の毛がサラサラになってよかった」「家に帰ったら、お風呂に入れるのが嬉しい」 O：髪の臭い無し、ベトツキなし 　　シャワー後に自力で更衣をし、パジャマからスウェットに着替えるようになった
評価	シャワーが許可されたことで洗髪も毎日可能となり、S情報から「よかった」という言動を得られたため、短期目標①は達成した。 シャワー後の更衣も自力で行えるようになったため、短期目標②も達成した。ただし、退院後に自宅で入浴予定である。

実施・評価の視点	#4は、短期目標①②に達成したことから、健康課題が解決した

健康課題　#4	期待される成果：短期目標
入院により任された仕事ができないこと ・ 責任ある業務を成し遂げられないことに関連した非効果的役割遂行	①職員や患者さんたちが待っていてくれると発言できる ②説明を受けた予定通りの日に退院できる

計画・実施したこと	仕事を休んでいることに対する辛さや申し訳なさ等を聞いたり、面会者が面会しやすいようにデイルームを案内したり、回復状況を理解してもらえるように医師との調整を図った。
得られた情報	S：「患者さんたちが受診を継続していると聞き、安心した」「職員や患者さんたちが待っているから、院長先生が、しっかり治してきなさい、と言ってくださった」 O：院長先生や職員が、交代で毎日、面会に来られた 　　明後日、退院予定
評価	院長先生からの説明により、患者さんたちが元気でいることがわかり安心したため、短期目標①は達成した 予定通り、明後日に退院が決まったため、短期目標②は達成した

実施・評価の視点	#5は、短期目標①③には達成したが、短期目標②が部分達成だったため、継続課題とする	
健康課題　#5 偏食による鉄欠乏性貧血・風邪をひいても受診しないことに関連した非効果的健康管理	期待される結果：短期目標 ①手洗いを習慣化できる ②バランスの良い食事を摂取する必要性を説明できる ③退院後の生活スケジュールを立案できる	
計画・実施したこと	食事や栄養状態を観察し、食物の好き嫌いを理解しながら、偏らないような食事を話合い、健康管理をしながら適度な気分転換につながるよう趣味を取り入れ、ともにスケジュールを立案した。	
得られた情報	S：「病院に居ると、手を消毒する癖がつきました」「栄養士さんに言われて、栄養を摂る必要性はわかったけれど、青魚はやっぱり苦手」 O：規則正しい食事、うがい・手洗い励行、体温測定、週1回ピアノを弾いて気分転換をするなど、生活スケジュールを一緒に立案した	
評価	手洗いや手指消毒は、入院生活により習慣化したため、短期目標①は達成したバランスの良い食事摂取は、理解し難いようである。短期目標②は部分達成のため、退院後の食品転換などをどの程度取り入れることができるかが、課題である。	

看護サマリー

Aさんの健康課題についての看護の経過と残された課題をまとめます。

情報の総括	看護目標 〔退院時の目標〕
・20歳代、Aさん ・診断名：肺炎 ・既往歴：10歳虫垂炎、13歳アレルギー性鼻炎で通院中 ・両親と妹の4人暮らし ・今年の4月より歯科衛生士として勤務、シフト制のため早出・遅出もあり不規則 ・経過：10月9日より倦怠感や咽頭痛、咳嗽など出現し、15日母親の付き添いで近医受診後、B市民病院紹介され、肺炎と診断され緊急入院となる。酸素カヌラ1L/分投与、抗菌薬の点滴療法により症状改善し、10月○日退院予定である。	・肺炎が治癒し、入院前のように自分のことは自分で行えるようになると共に、バランスのよい食事を摂取し、歯科衛生士の業務に復帰することができる。

健康課題	
継続	解決
#2 発熱によるエネルギー消費の増大・食欲低下に関連した栄養摂取量の不足 #5 偏食による鉄欠乏性貧血・風邪をひいても受診しないことに関連した非効果的健康管理	#1 有効肺胞面積の減少・体動時の息苦しさ・頻回の咳嗽と喀痰に関連したガス交換障害 #3 発汗により頭髪が汚染されて不快であること・寝衣が汗で汚染されていること・4日間入浴できていないことに関連したセルフケア不足 #4 入院により任された仕事ができないこと・責任ある業務を成し遂げられないことに関連した非効果的役割遂行

各健康課題（看護問題）についての看護の経過と残された課題	
#2 食事摂取量や検査値の観察をし、栄養士を交えながら本人と相談して、摂取できそうな物と交換したり工夫をしたりした。栄養士から指導を受けて理解はできたものの、納得できていない。短期目標①は部分達成のため、日常生活に戻った上で継続フォローすることになる。 食事摂取量は5割なので短期目標②は部分達成のため、今後の活動量の増加に伴い摂取量が増加する可能性がある。 短期目標①②が部分達成だったため、継続フォローする。	#5 食事や栄養状態を観察し、食物の好き嫌いを理解しながら、偏らないような食事を話合い、健康管理をしながら適度な気分転換につながるよう趣味を取り入れ、ともにスケジュールを立案した。 手洗いや手指消毒は、入院生活により習慣化したため、短期目標①は達成した。 バランスの良い食事摂取は、理解し難いようなである。短期目標②は部分達成のため、退院後の食品転換などをどの程度取り入れることができるかが、課題である。 短期目標①③は達成したが、短期目標②が部分達成だったため、継続課題とする

引用・参考文献
1) 医療情報科学研究所編：病気がみえるVol.4呼吸器. 第3版, メディックメディア, 2018.
2) 秋葉公子, 江﨑フサ子他：看護過程を使ったヘンダーソン看護論の実践. 第4版, ヌーヴェルヒロカワ, 2014.

老年看護学実習を攻略しよう

学んでほしいこと

　老年看護学実習では、高齢者の健康の維持や回復を促進することが課題です。高齢者は、多様な人生を紡ぎながら生きており、高齢者の視点から目標を定める生活支援を学ぶ機会です。高齢者の暮らしは、進行する**生理的老化**と複数の慢性疾患や機能障害を合わせもち、経験的価値に根差した独自のペースやこだわりがあります。**病的老化**は急激に現れ、突然の入院によって、生活は一変し、それまでの生活機能は容易に低下します（フレイル）。

　本実習では、高齢者本人の意思を尊重した看護展開を重視します。長年の暮らしに根付いた「生活する能力」を尊重し、本人と家族が希望する生活の実現をめざす「**目標志向型思考**」を基盤に多職種と連携した看護過程を学習します。

●生理的老化とは
成人期以降、誰にでも起こる避けられない不可逆的な心身の変化

●病的老化とは
生活習慣病などの疾患によって起きる可逆的な症状

●目標志向型思考とは
その人の望む生活を目標とした思考過程

事例の疾患・病態

　本事例は、慢性閉塞性肺疾患（Chronic Obstructive Pulmonary Disease；COPD）の高齢の患者さんです。COPDの原因は、長期にわたる喫煙を中心とした有毒なガス・粒子です。病態は、気管支炎と肺気腫病変で、慢性的に進行します。主症状は、咳嗽・喀痰・労作時呼吸困難の3つで、身体活動性が徐々に低下していくことから、急性増悪の予防には日々の自己管理能力が重要です。

●老年期に発症する代表的疾患とは
肺炎、脳梗塞、がん、パーキンソン病、糖尿病、認知症など

活用する看護理論・看護モデル

　ヘンダーソンは、「その人が必要なだけの体力と意思力と知識とをもっていれば、これらの行動は他者の援助を得なくても可能であろう」[1)]と述べています。わが国の高齢化率は年々上昇しており、介護サービスを受けながら自立・自律した生活を送る高齢者が増加しています。

　高齢者は、長年の生活習慣が影響した多様なニーズをもっていま

す。看護者には、高齢者と家族の視点から、その人が望む生活を支援することが求められます。

ヘンダーソンの14の基本的欲求は、生理的老化と複数の慢性疾患による影響を受けた高齢者個々の生活機能に関して的確にアセスメントできます。さらに、高齢者の意思を尊重した目標志向で個別の健康課題と看護の方向性を捉えていくことが可能です。

●ヘンダーソンの14の基本的欲求とは
3章 p.66 表1参照

知識を確認しよう

① 高齢者の健康課題

わが国の総人口は、長期的な減少過程に突入しており、2029年（令和11年）に１億2,000万人を下回り、その後も減少し続けると推計されています。一方、少子高齢化多死社会を迎え、2036年には３人に１人が高齢者となる見通しです。

高齢化率の上昇を背景に、介護予防は国家的な関心事といえます。要介護者は、年々増加しています。その原因は、認知症・脳血管疾患が多く、高齢による衰弱、骨折・転倒が続き、老々介護の実態が指摘されています。

高齢者のQOL（Quality of Life）を高めるために、健康で自立した生活を営めることは重要です。わが国の**健康寿命**は、2016年時点で男性が72.14年、女性が74.79年と延びていますが、依然として平均寿命との乖離（要介護期間）が男性８年、女性12年程度あります。

健康寿命を延伸し、介護予防を実現するために、要介護状態へ移行する前段階の「フレイル」の早期発見・早期支援を行い、高齢者の生活機能の維持・向上を目指すことが急務です。フレイルは、身体的、精神的、社会的フレイルに大別され、高齢者はこれらの複合的な要素を合わせもっています（**図１**）。なかでも、身体的フレイルの最大の危険因子は、筋肉量が減少する「サルコペニア」です。毎日の蛋白質豊かな食生活と運動習慣が欠かせません。2020年、**日本人の食事摂取基準**が改訂されました。

高齢者は、生理的老化とともに複数の慢性疾患を合わせもっており、病状悪化を繰り返すことが多いです。入院の目的は、治療ですから病気・症状に注視することは当然ですが、同時に「サルコペニア」や「フレイル」の状態に移行しやすいことを忘れてはいけません（**図２**）。高齢者本人の生活機能の維持・向上を常に意識して、多職種連携のもと援助する必要があります。

●高齢化率とは？
「総人口に占める65歳以上人口の割合」。2019年現在、28.4%

●健康寿命とは？
WHOが提唱した指標である。平均寿命から寝たきりや認知症など介護状態の期間を差し引いた日常生活に制限のない期間

●日本人の食事摂取基準（2020年版）
改訂内容は、高齢者の低栄養・フレイル（サルコペニア）予防が新たに追加され、目標とするBMIや蛋白質の摂取目標量が見直された

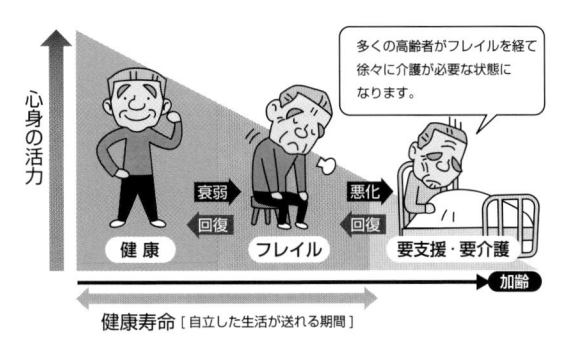

多くの高齢者がフレイルを経て徐々に介護が必要な状態になります。

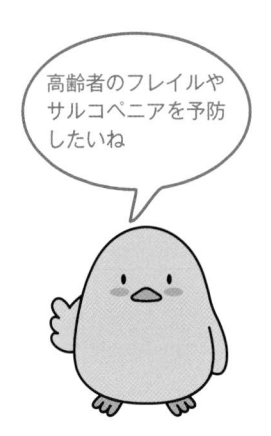

高齢者のフレイルやサルコペニアを予防したいね

（内閣府政策統括官：令和2年版高齢社会白書.第1章高齢化の状況、内閣府、2020.を参考に作成）

図1　健康寿命と心身の活力

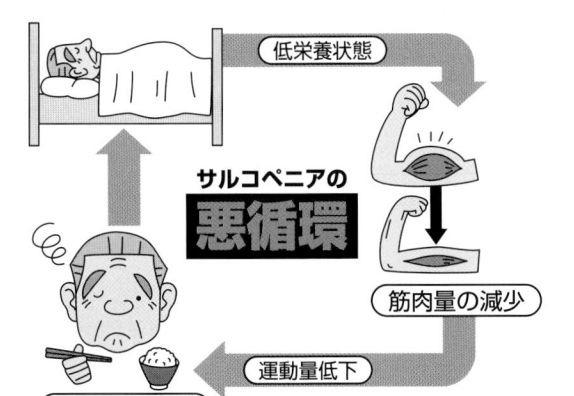

図2　サルコペニアによる悪循環

老年期の患者の特徴と看護ポイントをおさえよう（図3）

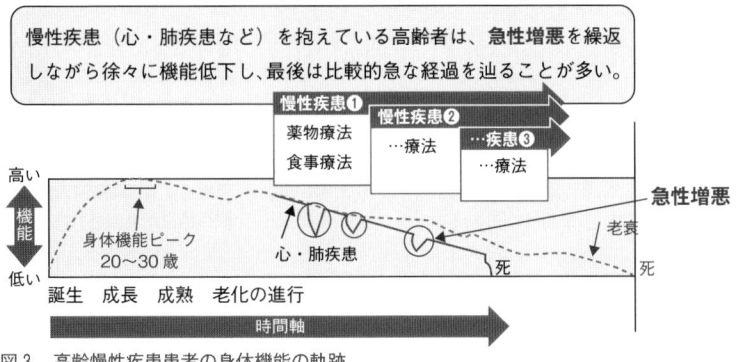

慢性疾患（心・肺疾患など）を抱えている高齢者は、急性増悪を繰返しながら徐々に機能低下し、最後は比較的急な経過を辿ることが多い。

図3　高齢慢性疾患患者の身体機能の軌跡
（Lynn J,Adamson DM:Living well at end of life:adapting health care to serious chronicillness in old age,Arlington Rand Health, WHITE PAPER, p8, 2003.を参考に作成）

高齢者の特徴	アセスメント
・過去の長い生活背景を踏まえた、複数の慢性疾患や機能障害を併せもっている。	・過去、慢性疾患や機能障害に対して、本人なりにどのように理解し取り組んできたのか。
・現在の暮らしは、経験的価値に根ざした独自のペースやこだわりがある。	・現在、暮らしのなかで、何を優先し、生きがいは何か。
・進行する生理的老化とともに、慢性疾患が急性増悪しやすい。	・生理的老化に適応しているか。慢性疾患の急性増悪に至った原因は何か。
・余生に対する目標は、本人なりの条件がある。	・余生を視野に本人と家族が望む生活の実現を目指し、増悪要因を低減（回避）する力を高める支援は何か。

COPD高齢者のアセスメントに必要な知識

① ブリンクマン指数（BI：Brinkman Index）

　　1日の平均喫煙本数 × 総喫煙年数　で算出される数

　喫煙がCOPDの明確な病因の1つであることは，研究調査の結果から明らかです。

② Hugh-Jones呼吸困難分類

- Ⅰ度：同年齢・同体格の健常者と同様の労作が可能で、歩行、階段の昇降もできる。
- Ⅱ度：同年齢・同体格の健常者と平地では同様に歩行できるが、坂、階段ではついて行けない。
- Ⅲ度：平地でも健常者と一緒には歩けないが、自分のペースでなら1.6km（1マイル）以上歩ける。
- Ⅳ度：休まなければ平地でも50m以上は歩けない。
- Ⅴ度：会話や衣服の着脱でも苦しく、そのため外出もできない。

その他、呼吸困難の分類には「修正Bongスケール」などがあります。

③ 呼吸不全とは

　呼吸不全は、動脈血中の酸素分圧が60mmHg以下になることと定義され、さらに、Ⅰ型とⅡ型に区分されます。

呼吸不全 動脈血中の酸素分圧（PaO_2）が60mmHg以下	
Ⅰ型呼吸不全 二酸化炭素分圧（$PaCO_2$）が45mmHg以下	Ⅱ型呼吸不全 二酸化炭素分圧（$PaCO_2$）が45mmHg超える

・Ⅰ型呼吸不全とは、二酸化炭素分圧45mmHg以下の状態をいう。
・Ⅱ型呼吸不全とは、二酸化炭素分圧45mmHgを超える場合をいう。
・慢性呼吸不全とは、呼吸不全が1か月以上続く状態をいう。

- 呼吸困難の分類には、「修正Borgスケール」がある。
COPDの運動中における身体機能評価の簡単な指標

10.0	非常に強い
9.0	
8.0	
7.0	かなり強い
6.0	
5.0	強い
4.0	やや強い
3.0	
2.0	弱い
1.0	かなり弱い
0.5	非常に弱い
0	なにも感じない

④ CO₂ナルコーシス（図4）

　慢性Ⅱ型呼吸不全の患者では、延髄の化学受容体でのCO_2感受性が鈍く、低酸素刺激によってのみ呼吸が維持されています。不用意に高濃度酸素を投与すると低酸素刺激がなくなるため、呼吸が抑制されてCO_2が蓄積します。その結果、著明なCO_2蓄積による中枢神経症状を呈します（頭痛、意識障害、羽ばたき振戦）。

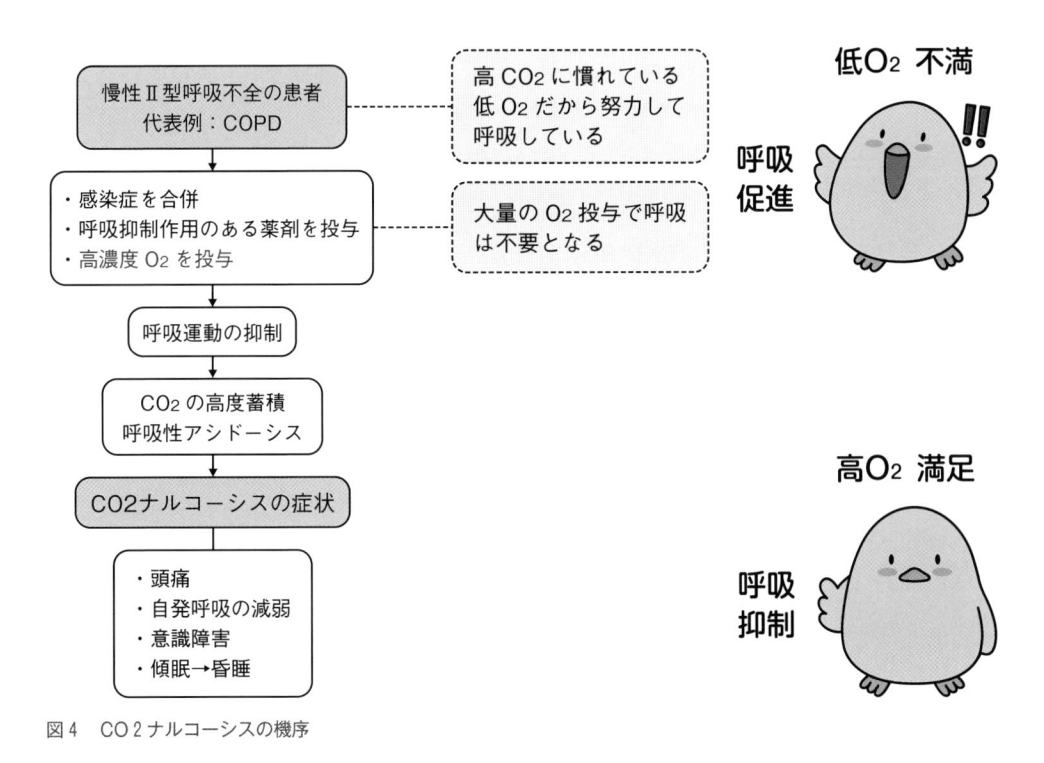

図4　CO₂ナルコーシスの機序

⑤ COPDの病期

病期	O期：リスク群	Ⅰ期：軽症	Ⅱ期：中等症	Ⅲ期：重症	Ⅳ期：最重症
%FEV₁	スパイロメトリーは正常で、慢性症状（咳嗽、喀痰）	80%≦%FEV₁<80%	50%≦%FEV₁<80%	30%≦%FEV₁<50%	% FEV₁<30% または FEV₁<50% かつ慢性呼吸不全あるいは右心不全合併

(日本呼吸器学会COPDガイドライン第5版作成委員会：COPD診断と治療のためのガイドライン.第5版、日本呼吸器学会、2018.を参考に作成)

●%FEV₁とは
対標準1秒量のことである。性・年齢・身長から求めたFEV₁（1秒量）に対する割合。（FEV₁とは、最初の1秒間で吐き出せる息の量）

⑥ NPPV；非侵襲的陽圧換気 (noninvasive positive pressure ventilation)

気管挿管せず、鼻/口にマスクを密着させて陽圧換気を行います。

高CO_2血症を伴うⅡ型呼吸不全や慢性呼吸不全の急性増悪に有効です。

⑦ 高齢者の低栄養指標

❶body mass index（BMI）＝体重（kg）÷【身長（m）^{2}】

やせ 18.5未満	標準 18.5-25未満	肥満 25-30未満	高度肥満 30以上

↑18.5　↑25　↑30

❷%loss of body weight＝（平常時体重−現在の体重）÷平常時体重×100（%）

栄養障害 中等度以上	体重減少率	
	1日あたり 0.2%以上	6か月以内 10%以上

❸血清総コレステロール 150mg/dL未満…PEM

❹血清アルブミン 3.5g/dL未満……PEM

❺総エネルギー消費量（TEE）＝基礎エネルギー消費量（BEE）×活動係数（ＡＦ）×傷害係数（SF）

	Harris Benedict	簡易版
男性	66.47＋13.75W＋5.0H−6.76A	14.1×体重＋620
女性	655.1＋9.56W＋1.85H−4.68A	10.8×体重＋620

W：体重（kg）H：身長（cm）A：年齢（年）

活動係数（activity factor）寝たきり：1.0、歩行可：1.2、労働：1.4〜1.8
傷害係数（stress factor）軽度：1.2、中等度：1.4、高度：1.6、超高度：1.8

●PEMとは（蛋白質エネルギー低栄養状態；protein-energy malnutrition）アルブミンの半減期は17〜23日と長いため、潜在的な栄養不良を見逃す危険がある

●基礎エネルギー消費量（BEE：kcal/日）生体が生命を維持するために安静臥床の絶食で必要とする熱量のこと。BEEはHarris Benedictの式と簡易版がある

┌───┐

事例紹介　COPD の急性増悪で入院した高齢Aさん

患者：Aさん、76歳、男性

診断名：慢性閉塞性肺疾患（COPD）急性増悪、Ⅱ型呼吸不全、右心不全

家族構成：妻、娘、孫との4人暮らし

背景：若い頃から喫煙していたが2年前から禁煙している。45歳で気管支炎、55歳の健康診断で高血圧、肺気腫を指摘されるが放置している。

　　64歳からCOPDで入退院を繰り返している。74歳には在宅酸素療法をすすめられるが拒否する。しかし、禁煙外来には通い、禁煙に成功した。

入院までの経過：1か月前から、動作時の呼吸困難が強まり、外出頻度が減る。

11月21日（入院3日前）、囲碁クラブの会合に出席以降、膿性の喀痰が増加し、飲食が困難となる。

11月24日の明け方、呼吸困難のため横になれず、会話や立上りも困難になる。

AM7:30妻が声をかけても閉眼したまま返事できず、尿を漏らしていた。（妻が）救急車を要請し、外来検査の結果、COPDの急性増悪のためⅡ型呼吸不全、右心不全を併発しており、集中治療室に入院となる。

└───┘

　看護学生のあなたは、12月4日（入院10日目）に一般病棟に転棟したAさんを受け持つことになりました。

　病棟の指導者からは、Aさんについて上記のように紹介されました。

ステップ❶　アセスメント (Assessment)

　さらに、「電子カルテ」や「Aさん本人」から必要な情報を収集してみましょう。次にデータベースシートに情報を整理し、アセスメントシートで分析・解釈します。

【電子カルテから得た情報】

●血液データ

項目	基準値・単位	11/24（入院時）	12/4（10日目）
赤血球RBC	男400～550 ×104/μL 女350～500 ×104/μL	335×104/μL	334×104/μL
血色素Hb	男14-18 g/dl女12-16 g/dL	11g/dL	10g/dL
ヘマトクリットHt	男性45-50% 女35-45%	51%	42%
総蛋白TP	6.5-8.0 g/dL	5.5g/dL	5.2g/dL
アルブミンAlb	4.0-5.0 g/dL	3.1g/dL	2.8g/dL
総コレステロールTC	150-219 mg/dL	155mg/dL	142mg/dL
トリグリセリドTG	30-149 mg/dL	56mg/dL	28mg/dL
血糖BS	60-110mg/dL未満	76mg/dL	64mg/dL
ナトリウムNa	135-145	149mEq/L	141mEq/L
カリウム　K	3.5-5.0mEq/L	4.2 mEq/L	3.9 mEq/L
クロールCL	98-108mEq/L	110mEq/L	109mEq/L
クレアチニンCr	0.5-1.0mg/dL	0.8 mg/dL	0.9 mg/dL
尿素窒素BUN	8 -20mg/dL	28 mg/dL	15 mg/dL

【Aさんから直接得た情報・電子カルテからの情報】

S①「これまで通り、囲碁クラブに通いたい。妻や娘に迷惑をかけずに、生活したいし、孫の成長も楽しみの1つです」
成長を見届けたい。家で永く暮らしたい、何に気をつければいのか、わからない」

S②「なかなか辞められなかった煙草が原因で病気になった。今回は、風邪で体調が悪くなった。今、苦しくない、治ってよかった。自宅で酸素が必要になったら外出できなくなる。囲碁クラブは生きがいだし、酸素でつなげられたら困る」

O①（11：00吸入）ベネトリン0.3mL+アレベール2mL、吸入後、湿性咳嗽、白色半透明痰の自己喀出あり。

S③（吸入後）「吸入すると、咳や痰が増える気がする。じっと、していれば、痰は少なくなるから、吸入や吸引をしないほうがいい」

O②：臥床の状態で、湿性咳嗽、喘鳴みられるが自己喀出困難で苦悶様でナースコールを押す。

S④（吸引後）「痰が多くて出し切れない。息が止まるかと思った。吸引されると咳で疲れる」と看護師に言う

O③：言語聴覚士による嚥下テスト（RSST・MWST）の結果、軟食刻み食、開始となる。1,200kcal/日
（昼食介助、見学）ギャッジアップ70°で1/2程度摂取する。トロミ付飲み物を好まず拒否する。

S⑤（昼食後）「痩せて体力が落ちたと思う。食べなきゃと思うが、口の中が乾いて、気持ちが悪いから食べたくない。咳と痰が出始めると止まらない。食事すると呼吸がつらい、疲れる」

O④（電子カルテより）飲水制限1,000〜1,200mLまで。口唇や口腔内は、乾燥ぎみ。点滴中止となる。

O⑤（電子カルテより）入院以降、排便なし。グル音微弱聴取。排ガスあり。

O⑥（電子カルテより）尿器を使用し、尿失禁なし。要介助。排尿5〜6回/日。尿量1,000〜1,100mL/日。

S⑥「喉は乾かない。トロミのついた水を飲みたいとは思わない」

S⑦「口が渇く。歯磨き、マスクは苦しくなるからしたくない。苦しい時は我慢するしかない」

S⑧「寝たきりの時間が長かったから体力が落ちている」

S⑨「身体が思うように動かない。自分で着替えができないなんて、申し訳ない」

S⑩「自宅では妻の世話にはなれない」

S⑪（ベッド上で）「少し、動くだけで息苦しくなる。呼吸をとめないで身体を動かすなんて、よくわからない」

127

●Aさんのデータベースシート

年齢 76歳	性別 男性	身長 170cm	体重　入院時 50kg 6ヶ月前 56kg	入院年月日 令和○年11月24日

診断名
COPD（急性増悪）、Ⅱ型呼吸不全、右心不全

現病歴

　幼少よりアトピー体質
45歳　気管支炎にて入院
55歳　高血圧、肺気腫（健康診断）治療せず
64歳　COPD、入退院を繰り返す
74歳　在宅酸素療法（拒否）、禁煙外来通院。

家族の状況　　同居者は線で囲む。

男○女□　（本人二重）年齢・続柄を記入

○──┬──□ 妻 69歳（67歳、大腿骨頸部骨折）
　　│
　　├──□ 公務員38歳
　　│
　　│　　● （45歳、交通事故、他界）
　　○
　　8歳

キーパーソン（妻）

現病歴（入院まで）情報聴取した相手（妻）
10月下旬から呼吸困難で外出する頻度が減る。不眠にて眠剤（市販）を使用。処方薬を飲み忘れるようになる。
11/21（会合あり）膿性喀痰増加。飲食困難。
11/24明け方、呼吸苦増強し起座呼吸。会話・歩行困難。7:30呼名反応なく尿失禁あるため妻が救急車を要請する。

<11/24救急外来にて>
体温37.6℃、脈拍108回/分、呼吸27回/分（浅表性）、SpO$_2$78～80%、BP98/46mmHg JCSⅢ-100。手足や顔面浮腫、チアノーゼ認める。COPDの急性増悪のためⅡ型呼吸不全、右心不全を併発しており、集中治療室に入院となる。

入院から受け持つまでの経過
入院直後、動脈血ガス分析（pH7.30、PaO$_2$51torr PaCO$_2$48torr）、胸部X線検査にて肺過膨張、横隔膜平底化、右肺陰影認める。殿部、踵部発赤あり。絶飲食、NPPVを開始する。エアーマット、膀胱留置カテーテル挿入。利尿薬、抗生物質投与。
入院2日目、意識レベルJCSⅠ-1、動脈血ガス改善。現在、酸素カヌラ1L/分、SpO$_2$92～93%。喘鳴認める。

<一日の過ごし方>　＊起床～就寝まで

5	6	7	8	9	10	11	12	1	2	3	4	5	6	7	8	9	10
起床	朝食		新聞朗読		テレビ		昼食		散歩	買い物	孫の世話		テレビ	夕食		入浴		就寝

<一週間の過ごし方>

月：買い物、入浴
火：高齢者センター（囲碁クラブ）
水：買い物、入浴
木：高齢者センター（囲碁クラブ）
金：買い物、入浴
土：
日：買い物

＊妻が大腿骨頸部骨折して以来、買い物を担当している。
スーパー、高齢者センターまで約250m。1か月前から、息切れ強く呼吸が乱れ、途中の公園で休息することが増えた。

医師の治療方針/治療内容	職業（無職、65歳まで会社員、営業部長）

医師の治療方針/治療内容
<u>11月24日：入院時</u>
#COPD急性増悪（Ⅱ型呼吸不全、右心不全）
1) 呼吸管理：NPPV
2) キュバール50エアゾール _(50μg/1噴霧) 2吸入
3) ユナシンS注（1.5g）3g×2　　　　12/3中止
1)～4) 12/3中止
5) 5%ブドウ糖液500mL×2　……12/4中止

<u>12月4日：受持ち時</u>
#COPD増悪リスク
1) 呼吸リハビリテーション
2) 吸入ネブライザー（7・11・16・21時）
　　ベネトリン0.3mL＋アレベール2mL
3) 在宅酸素療法の導入

職業（無職、65歳まで会社員、営業部長）

役割（現在、囲碁クラブのお世話役）

性格（生真面目、我慢強い）

対人関係（友人との飲食の機会が多い）

飲酒（ビール500mL/日）・煙草（20～74歳30本/日）

信仰・宗教（浄土真宗）必ずお盆は墓参りに行く。お墓にお花を供え線香をあげ、色々な思いを伝えている。

<保険加入の状況>
1. 医療保険
2. 介護保険（支援1・2、要介護1・2・3・4・5）
3. その他（　　　　　　　　　　　）

本人の病気や入院の捉え方、心配なこと
煙草が原因で病気になった。風邪で体調が悪くなった。今、苦しくない、治ってよかった。自宅で酸素投与が必要になったら外出できなくなる。

<日常生活の自立度>＊入院前
食事（ 自立・一部介助・全介助 ）
半年前から、朝欠食することが多くなった。
排泄　オムツ使用（ あり・なし ）

移動（ 自立・杖使用・車椅子 ）

更衣（ 自立・一部介助・全介助 ）

装具（ 総義歯・一部義歯・補聴器・眼鏡 ）

退院時に希望する姿（〇〇が一人でできる）
　12月4日
本人：これまで通り、囲碁クラブに通いたい。
　　　妻や娘に迷惑を掛けずに、生活したい。
　　　自宅で永く暮らしたい。
　　　孫の成長を見届けたい。

妻：クラブの会合では喫煙する方が同席しているので心配です。
　　今回は、死ぬかと思いました。
　　退院後が心配です。

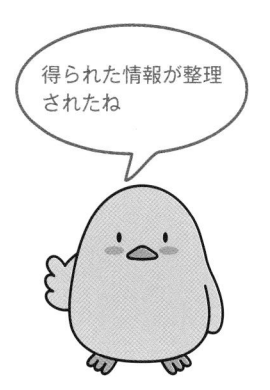
得られた情報が整理されたね

●アセスメントシート 基本的欲求： 1．正常に呼吸する

アセスメントのポイント

年齢とともに呼吸機能は確実に低下します。その要因は、生理的老化だけではなく喫煙や大気汚染・細菌など外的侵襲の累積があります。COPDは、慢性期に呼吸機能を低下させる疾患であり、急性増悪によって呼吸・循環に影響します。❶体力（生活動作と症状、環境要因、治療・検査データ）❷意思力❸知識の3側面から情報を捉え、基本的欲求の充足・未充足を分析・解釈します。

S：主観的情報　O：客観的情報	分析・解釈
<妻から得た情報> 喫煙20〜74歳まで30本/日(a)。 クラブの会合で喫煙者が同席している(b)。 買い物、高齢者センターまで約250m、歩行で息切れ呼吸が乱れ、途中の公園で休息する(c)。 76歳、男性。 <既往歴> 45歳　慢性気管支炎にて入院 55歳　高血圧、肺気腫（健診）治療せず 64歳　COPD、入退院を繰り返す 74歳　在宅酸素療法勧められるが拒否 <1か月前頃から> 労作時の呼吸困難により外出ができない日が生じる。不眠にて眠剤（市販）利用し、処方薬（気管支拡張薬）を飲み忘れる(d)。 <入院3日前> 囲碁クラブの会合（喫煙者がいる）に参加後、膿性喀痰の増加。11/24明け方から、呼吸困難が強まり起座呼吸で会話、食事、歩行困難となり、11/24 AM7:30呼名反応なく尿失禁があり、救急車を要請する。 <11/24来院時> 体温37.6℃、脈拍108回/分、呼吸27回/分、（浅表性呼気延長）SpO$_2$78〜80%、BP98/46mmHg、JCS Ⅲ-100。手足と顔面の浮腫、チアノーゼ認める(e)。 <入院後> 動脈血ガス分析（pH7.30、Pao$_2$51torr、Paco$_2$48torr）、胸部X線検査にて肺過膨張、透過性亢進、横隔膜底平化、さらに右肺陰影認める。 殿部、踵部発赤あり。集中治療室で加療。 絶飲食、NPPV開始。エアーマット、膀胱留置カテーテル挿入。利尿薬、抗生物質投与。	❶体力 【過去の経過から病因、病態を分析しよう】 アトピー体質に加え、永年の喫煙習慣からブリンクマン指数1600と高く気管支炎、肺気腫の進行に影響している。 2年前にHOTを勧められており、気流制限の判定指標である一秒率（% FEV1.0＜70％未満）は不明だがCOPD重症度は高い。HOT導入を拒み、拡散によるガス交換能力が低い（活動耐性が低い）状態で2年間生活していたと考える。 【1か月前の状態を分析しよう】 COPDは、「気道炎症による気道狭窄」と「肺胞壁破壊がすすむ気腫性病変による肺収縮力が低下」した状態である。 1か月前より気管支拡張薬を飲み忘れており、気流制限が増大したと考える。労作時の呼吸困難の程度は(c)、ヒュージョンズ分類Ⅳである。 【入院3日前から入院時まで分析してみよう】 （b、e）の情報より、囲碁クラブの会合以降、膿性喀痰が増加しており、副流煙（外因性危険因子）による急性増悪で気道粘膜の肥厚、粘液腺が肥大した症状である。 入院時X線検査では肺気腫病変以外に肺炎の所見がある。眠剤の使用から誤嚥した可能性が考えられる。入院時の動脈血ガス分析の値から、呼吸性アシドーシスを伴うⅡ型呼吸不全（pH＜7.35、Pao$_2$＜60torr、Paco$_2$＞45torr）により、意識レベルが低下している。末梢気道狭窄による肺胞低換気の状態により血圧低下、末梢や顔面の浮腫、チアノーゼ（末梢循環不良）(e)など右心不全の症状が伴い、COPD病期は、最重症の状態といえる。

<入院10日目：一般病棟に転棟>
　　　　　　学生受け持ちとなる

O：意識レベルJCS I -1、動脈血ガス改善。現在、酸素カヌラ1L/分、SpO₂92～93%。湿性咳嗽、喘鳴あるが自己喀出困難で、粘稠強度の喀痰吸引(f)。

S：今まで、なかなか止められなかった煙草が原因で病気になった。2年前に煙草はやめたよ。今回は、風邪で体調が悪くなった。今、苦しくない、治ってよかった。
　痰が多くて出し切れない。息が止まるかと思った(g)。吸引されると咳で疲れる。吸入すると、咳や痰が増える気がする。じっとしていれば、痰は少なくなるから、吸入や吸引をしないほうがいい(h)。

S：自宅で酸素投与になったら外出できなくなる(i)。囲碁クラブは生きがいだし、酸素でつながれたら困る。孫の成長も楽しみの1つだよ。
　口が渇く。歯磨き、マスクは苦しくなるからしたくない。苦しい時は我慢するしかない(j)。

【受け持ち時の呼吸状態を分析してみよう】
受け持ち時、NPPV（非侵襲的陽圧換気）は外され、呼吸・意識レベルは改善しているが、疾患の主症状である喀痰の自己喀出が困難(f)なことから、窒息の危険があり気道浄化や低酸素療法の管理が必要である。

❷意思力
【受け持ち時、本人から得た情報から分析しよう】
在宅酸素は生活行動制限に繋がるという考えのもと拒否しつつも、50年来の喫煙を辞めることができている。囲碁クラブ参画や家族との自立した生活を強く希望している。（g、h）の情報から、今回の入院では痰の貯留により窒息死という恐怖感を体験している。一方、痰の自己喀出に疲労を感じており、吸入や吸引は苦痛が伴うことから消極的である。

❸知識
【COPDの症状の緩和、進行遅延、QOLの改善に必要となる知識を分析しよう】
（d、h、i、j）の情報から、気管支拡張薬や去痰剤は気道浄化を目的としたCOPDの症状緩和に欠かせないが、理解できていない。また、HOTなど治療について適切に理解しておらず、独自に眠剤投与、処方薬を中断するなど、疾患と治療の認識が不十分である。この状態では、再度COPDの増悪を繰返す危険がある。本人と妻が希望する自宅での生活の実現のためには、COPDと治療、増悪因子（副流煙・感染）に関する知識を身につける必要がある。

●アセスメントシート 基本的欲求：2．適切に飲食する

アセスメントのポイント

高齢者は、加齢に伴い基礎代謝と身体活動が減少する。また、脂肪組織の割合が増し、筋肉や骨などの除脂肪体重（lean body mass）が減少するサルコペニア肥満は自立した高齢者に多い。一方、低栄養は要介護高齢者に多く、嚥下や咀嚼機能障害や感染症を合併しやすい。COPDは徐々に進行し、急性増悪を繰り返すため、低栄養の予防・改善が重要である。❶体力❷意思力❸知識の3側面から、基本的欲求の充足・未充足を分析・解釈します。

S：主観的情報　O：客観的情報	分析・解釈

S：主観的情報　O：客観的情報

\<入院時\>
O：76歳、男性。
身長170cm、体重50kg（6か月前56kg）(a)
食事動作は自立。買い物を担当する。半年前から朝欠食が多くなる(b)。
部分義歯、眼鏡を使用している(c)。
末梢静脈輸液-5%ブドウ糖液500mL×3（300kcal）(d)
血液データ(e)

	入院時	10日目
赤血球RBC	335×10⁴/μL	334×104/μL
血色素Hb	11g/dL	10g/dL
ヘマトクリットHt	56%	42%
総蛋白TP	5.5g/dL	5.2g/dL
アルブミンAlb	3.1g/dL	2.8g/dL
総コレステロールTC	155mg/dL	142mg/dL
トリグリセリド	56mg/dL	28mg/dL
血糖値	76mg/dL	64mg/dL
ナトリウムNa	149mEq/L	141mEq/L
カリウム　K	4.2mEq/L	3.9mEq/L
クロールCL	110mEq/L	109mEq/L
クレアチニンCr	0.8mg/dL	0.9mg/dL
尿素窒素BUN	28mg/dL	15mg/dL

\<入院10日目：一般病棟に転棟\>学生受け持ちとなる
O：言語聴覚士による嚥下テスト（RSST・MWST）の結果、軟食刻み食、開始となる。1200kcal/日
　ギャッジアップ70°で1/2程度摂取(f)
トロミ付飲み物を好まず拒否している。
　飲水制限1,000～1,200mLまで(g)
　口唇や口腔内は、乾燥ぎみ。点滴中止(h)。
　入院以降、排便なし。グル音微弱聴取。
　吸入（7・11・16・21時）ベネトリン0.3ml+アレベール2mL(i)。吸入後、湿性咳嗽、白色半透明痰の自己喀出あり。

S：痩せて体力が落ちたと思う。食べなきゃと思うが、口の中が乾いて、気持ちが悪いから食べたくない。咳と痰が出始めると止まらない。食事すると呼吸がつらい、疲れる。(j)

分析・解釈

❶体力
　6か月前のBMIは19.4（標準体型）であったが、入院時にはBMI17.3（やせ）である (a)。体重減少率は、6か月間で10.7%、中等度以上の栄養障害といえる。
　入院時血液データでは、血清総蛋白、アルブミン、赤血球、血色素が基準値より低く、蛋白質エネルギー低栄養状態である。
　また、COPDの急性増悪によって水分摂取不足が生じ、入院時は脱水の状態にあった。
　入院後のエネルギー供給は点滴300kcal (d) のみで、低アルブミン血症のため褥瘡を形成するリスクが高い。受け持ち現在、点滴は中止 (h) となっており、食事による栄養改善と水分補給を図る必要がある。
　Aさんの簡易的BEE（基礎エネルギー消費量）は、1325kcal、活動係数1.0、傷害係数1.2で総エネルギー消費量（TEE）1,590kcalである。COPDの食事の目標は、高エネルギー・高蛋白質・高ビタミン食である。
　口腔内の乾燥は、吸入薬の副作用や長期間にわたる禁飲食の可能性があり、唾液分泌を促進するマッサージの効果が期待できる。また、悪心は、病院食や水分摂取がすすまない要因となる。喀痰や吸入薬が原因と考える(i)。食事前後や吸入前後の口腔ケアは重要でなる。
　アレルギー体質のため食事へのニーズを把握する。大量摂取は横隔膜を挙上させ、呼吸努力を強いることから分食が適している。医師、言語聴覚士、管理栄養士を含めて総合的に評価し、食事形態や回数を調整する必要がある。
❷意思力
　受け持ち現在の発言から (j)、体重減少を気にかけ食事への関心が高い。食材等の買い物は、Aさんの役割のため、栄養状態を整え体力回復への意思は強いと考える。
❸知力
　64歳以降COPDで入退院を繰り返している。今後COPDの慢性的な進行に伴い、エネルギー消費量が増すため、低栄養を改善する実践可能な方法を理解する必要がある。

●アセスメントシート 基本的欲求：3．あらゆる排泄経路から排泄する

アセスメントのポイント

高齢者の排泄障害は、男女それぞれに特徴があります。男性の場合は、前立腺肥大に伴う排尿時や排尿後症状が顕著に表れます。女性の場合は、膀胱壁の硬化などによって切迫した頻尿、尿失禁など過活動膀胱の症状がみられます。全般的に高齢者は便秘が増えます。尿失禁・便失禁は、差恥心にさいなまれ、自己嫌悪に陥り、自律性の喪失によって活動意欲が低下します。COPDの進行に伴い、排泄行動に影響することを意識して、❶体力❷意思力❸知識の3側面から、基本的欲求の充足・未充足を分析・解釈します。

S：主観的情報　O：客観的情報	分析・解釈
<入院時> O：76歳、男性。 静脈輸液5%ブドウ糖500mL×3（300 k cal）(a) 血液データ(b)	❶体力 　（a、b、c）の情報から受持ち時点では、体力が低下し、酸素1Lの投与で、排尿は一部介助でベッドサイド尿器を使用している。関節可動域（Range of Motion：ROM）や筋力（Manual Muscle Test：MMT）の程度を把握し、ADL拡大が必要である。日中は車椅子でトイレ移動が可能と考える。血液検査結果から腎機能の低下はないと考える。入院後、排便が見られていないが、禁飲食が続き活動量が低下していたことが原因と考える。飲食が開始されるため、腸蠕動音、腹部不快などを確認する必要がある。 　便秘が続くと、呼吸困難を呈しやすく、不快感から不眠などの問題を引き起こす恐れがある。飲水量の不足から、尿路感染症のリスクがある。

	入院時	10日目
Cr	0.8mg/dL	0.9mg/dL
BUN	28mg/dL	15 mg/dL

S：主観的情報　O：客観的情報	分析・解釈
<入院10日目：一般病棟に転棟>学生受け持ちとなる O：軟食刻み食、開始となる。1200kcal/日 　　ギャッジアップ70°で1/2程度摂取 　　<u>トロミ付飲み物を好まず拒否している。</u> 　　飲水制限1,000～1,200mLまで 　　点滴中止。酸素1Lカヌラ 　　排尿、尿器を使用し一部介助を要する(c)。 　　尿失禁なし。 　　5～6回/日。1,000～1,100mL/日。 　　排便、入院以降なし。グル音微弱聴取。 　　排ガスあり。 S：喉は乾かない。<u>トロミのついた水を飲みたいとは思わない</u>(d)	❷意思力 　（d）の情報から点滴は中止になったが、トロミ付きの水分補給を好まず、水分摂取量が不足する可能性がある。 　我慢強く、他人の手を煩わしたくない等の思いから便意を我慢する可能性がある。 ❸知力 　水分摂取不足は、脱水から尿量減少を招き、便秘を助長する。これまでの経験から排泄時の努責は、呼吸負荷が高まり呼吸困難を引き起こすなど悪循環であることについて理解する力はある。 今後、離床し順調に回復する過程において、排泄動作の拡大は重要である。食事・飲水の重要性について正しく理解し行動がとれるように支援する。

●アセスメントシート 基本的欲求： 4．身体の位置を動かし、またよい姿勢を保持する

アセスメントのポイント

高齢者にとって、身体の移動や姿勢を保持する力は、生活動作に直結しますが、老化の影響は避けられません。85歳以上では成人の6割まで筋量が減少することから、健康長寿をめざしサルコペニア（sarcopenia; 筋量・筋力低下）予防が重要視されています。COPDは運動耐容能や身体可動性の低下が避けられず、QOLや予後を左右するため、身体可動性の低下について❶体力❷意思力❸知識の3側面から、基本的欲求の充足・未充足を分析・解釈します。

S：主観的情報　O：客観的情報	分析・解釈
<妻から得た追加情報> S：喫煙20〜74歳まで30本/日。 クラブの会合で喫煙者が同席している 買い物、高齢者センターまで約250m、歩行で息切れ呼吸が乱れ、途中の公園で休息する(a)。 O：76歳、男性。入院前、杖・眼鏡使用。 身長170cm、体重50kg（6か月前56kg）(b) 食事動作は自立。買い物を担当する。半年前から朝欠食が多くなる(c)。 部分義歯、眼鏡を使用している(d)。 <入院後> 動脈血ガス分析(pH7.30、Pao₂51torr、Paco₂48torr)、胸部X線検査にて肺過膨張、透過性亢進、横隔膜平底化、さらに右肺陰影認める。 殿部、踵部発赤あり。集中治療室で加療。 <入院10日目：一般病棟に転棟>学生受け持ちとなる O： 意識レベルJCS I-1、動脈血ガス改善。現在、酸素カヌラ1L/分、SpO₂92〜93%。湿性咳嗽、喘鳴あるが自己喀出困難で、粘稠強度の喀痰吸引(e)。 今後、呼吸リハビリテーションを開始予定。 S：口が渇く。歯磨き、マスクは苦しくなるからしたくない。苦しい時は我慢するしかない(g)。 我慢強い性格（妻からの情報）(h)。 S：足の不自由な妻には迷惑を掛けたくない。囲碁クラブは生きがいだし、酸素でつながれたら困る。孫の成長も楽しみの1つだ。家で永く暮らしたい、何に気を付ければいいのか(i)	**❶体力** 　受け持ち時、NPPV（非侵襲的陽圧換気）は外され、酸素1L投与でSpO₂92〜93%を維持し意識レベルは改善している。しかし（d、e）の情報から、喀痰の自己喀出が困難なため、活動前には、吸入・吸引を行い、気道浄化を図る必要がある。また、自身の環境を的確に認識するために、日頃から使用している眼鏡の活用をすすめる。 （b、c）の情報から、入院時の体重減少率は6か月間で10.7％、中等度以上の栄養障害である。現在、入院して10日経過し、さらに栄養状態は増悪していると考えられ、全身の筋量・筋力の低下を招き、各動作や姿勢を保持する力が低下している。事故防止の観点から、関節可動域（Range of Motion：ROM）や筋力（Manual Muscle Test：MMT）の程度の把握が必要である。 　COPDによる閉塞性換気障害（気流閉塞）があり、運動能力は制限をうける。したがって、今後の呼吸リハビリテーションでは、酸素化の指標となるSpO₂値の変動を観察していく必要がある。 　（a）の情報から、入院前の生活から杖使用し250mの歩行が退院時の目標といえるが、COPD急性増悪によって運動耐容能は低下しており、動作時の呼吸困難が呈しやすい。先ずは、SpO₂値とボルグスケールで呼吸困難の程度を把握しつつ、有酸素運動による生活動作の拡大が望ましい。 **❷意思力** 　退院後の生活について、囲碁クラブ参画や家族との自立した暮らしを条件に希望している。リハビリテーション意欲はあるが、我慢強い性格であることから、苦痛な姿勢や呼吸困難について言語的な表出が乏しい場合が考えられる。

❸知識

　COPDは、慢性かつ進行性であり、本人と妻が希望する在宅での生活を実現するには、急性増悪を予防するために必要な知識の修得が求められる。

　COPDの症状緩和や気道浄化が目的である「気管支拡張薬・去痰剤」、「在宅酸素療法」について理解できていない（g）。また、独自に眠剤投与、処方薬を中断するなど、疾患と治療の認識が不十分である。生活動作にかかる呼吸負荷を最小限にするためには、上記の治療とともに「身体移動方法・適切な姿勢保持」を理解し日常的に自ら管理し実践する必要がある。

　したがって、栄養療法、薬物療法、酸素療法などを含む包括的な呼吸リハビリテーションを体得できるよう援助する。

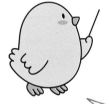

【呼吸リハビリテーションの定義】
呼吸器に関連した病気をもつ患者が、可能な限り疾患の進行を予防あるいは健康状態を回復、維持するため<u>医療従事者と協働的なパートナーシップのもとに疾患を自身で管理して、自立できるよう生涯にわたり継続して支援していくための個別化された</u>包括的<u>介入</u>である。

【内容】運動療法、セルフマネジメント教育、栄養療法、心理社会的サポート、導入前後・維持期（生活期）の定期的評価

【医療チーム】医師、看護師、理学療法士、作業療法士、言語聴覚士、臨床工学技士、管理栄養士、保健師、公認心理士、ケアマネジャー等

●アセスメントシート 基本的欲求：５．睡眠と休息をとる

アセスメントのポイント

高齢者の生活リズムの基本は、活動・睡眠・休息です。高齢者の睡眠の特徴は、ノンレム睡眠が減少し、レム睡眠と中途覚醒が増加します。さらに、日中の活動量の減少や不安・悩みによって睡眠障害が生じやすい特徴があります。COPD高齢者の特徴は、咳嗽、喀痰、労作時の息切れであるため、身体可動性を維持しQOLを高めるために重要な睡眠と休息について、❶体力❷意思力❸知識の3側面から、基本的欲求の充足・未充足を分析・解釈します。

S：主観的情報　O：客観的情報	分析・解釈
<一日の過ごし方>　＊起床～就寝まで 5　6　7　8　9　10　11　12　1　2　3　4　5　6　7　8　9　10 起床　朝食（※薬）　新聞朗読　テレビ　昼食　散歩　買い物　孫の世話　テレビ　夕食　入浴　就寝 <一週間の過ごし方> 月：買い物、入浴 火：高齢者センター（囲碁クラブ） 水：買い物、入浴 木：高齢者センター（囲碁クラブ） 金：買い物、入浴 土： 日：買い物 <10月下旬：1か月前頃から> 労作時の呼吸困難により外出ができない日が生じる。不眠にて眠剤（市販）利用し、処方薬（気管支拡張薬）を飲み忘れる(a)。 <11/21：入院3日前から> 膿性喀痰の増加。明け方から、呼吸困難が強まり起座呼吸で会話、食事、歩行困難となり、7：30呼名反応なく尿失禁があり、救急車を要請する。 <入院後> 動脈血ガス分析(pH7.30、Pao₂51torr、Paco₂48torr)、胸部X線検査にて肺過膨張、透過性亢進、横隔膜平底化、さらに右肺陰影認める。殿部、踵部発赤あり。集中治療室でNPPV実施。 <入院10日目：一般病棟に転棟>学生受け持ちとなる O： 意識レベルJCS I -1、動脈血ガス改善。現在、酸素カヌラ1L/分、SpO₂92～93%。湿性咳嗽、喘鳴あるが自己喀出困難で、粘稠強度の喀痰吸引(b)。 今後、呼吸リハビリテーションを開始予定。 我慢強い性格（妻からの情報)(c)。 排便、入院以降なし。グル音微弱聴取。 排ガスあり。	❶体力 　入院前の一日の過ごし方は規則的で、また週間の予定にそって暮らしており、生活リズムが整っていたといえる。よって、平均的に8時間の睡眠をとっておりAさんにとって量・質ともに適切であったと考える。 　しかし（a）の情報から、1か月前（10月下旬）よりCOPD増悪に伴い、生活リズムは乱れ睡眠障害が生じている。 　受け持ち現在、一般病棟に転床した。酸素1L投与でSpO₂92～93%と安定しているが、酸素カヌラが気になり、熟睡感が得られずらいと考える。また、（b）の情報から、粘稠性の痰によって吸引が必要なことから、持続した睡眠がとれていないと考える。適宜、日中の休息が必要となる。 　入院以降10日間、ベッド上生活がつづき単調であること、殿部、踵部の疼痛、便秘による不快感さらに予後への不安などが睡眠に影響を与えていると考える。 ❷意思力 　今後、退院を視野に入れ積極的にリハビリテーションを実施していく予定である。(c)の情報から、我慢強い性格ではあるが、熟睡感や倦怠感の程度、休息のニーズについて述べることはできると考える。 ❸知識 　入院前、処方された気管支拡張薬の飲み忘れがあり、市販の眠剤を利用し対処していたことから、服薬のアドヒアランスが低下している。良質な睡眠を得るためには、就寝前の気道浄化が重要であり、口腔ケアや処方される去痰剤、気管支拡張薬、および在宅酸素療法（HOT）について理解し、適切に実施ができるよう指導する必要がある。

●アセスメントシート 基本的欲求：6．適切な衣服を選び、着脱する

アセスメントのポイント

季節に応じて自ら衣服を選び、身に着けることは、生活への張り合いが高まります。老化に伴う視力低下は衣服の選択に影響します。また、体型の変化、平衡バランスや手先の巧緻性の低下、関節変形による柔軟性の低下は、衣服の着脱機能に影響します。介護度が高い高齢者の衣服の選択は、介護者の視点（負担の軽減）が重視されがちです。COPDは、身体活動性の低下により補助呼吸筋が疲労し、酸素療法が必要となり、衣服の選択条件が変化することをふまえ、❶体力❷意思力❸知識の3側面から、基本的欲求の充足・未充足を分析・解釈します。

S：主観的情報　O：客観的情報	分析・解釈
<入院前>眼鏡の利用あり。更衣、自立。 <入院後> 動脈血ガス分析(pH7.30、Pao₂51torr、Paco₂48torr)、胸部X線検査にて肺過膨張、透過性亢進、横隔膜平底化、さらに右肺陰影認める。 殿部、踵部発赤あり。集中治療室でNPPV装着。 全身清拭1回/2日 <入院10日目：一般病棟に転棟>学生受け持ちとなる O： 意識レベルJCS I-1、動脈血ガス改善。現在、酸素カヌラ1L/分、SpO₂92～93%。湿性咳嗽、喘鳴あるが自己喀出困難で、粘稠強度の喀痰吸引。 今後、呼吸リハビリテーションを開始予定。 我慢強い性格（妻からの情報）。 S：「寝たきりの時間が長かったから、体力が落ちている」 　身体が思うように動かない。自分で着替えができないなんて、申し訳ない。」 「自宅では、妻の世話にはなれない」 「少し、動くだけで息苦しくなる。呼吸を止めないで身体を動かすなんて、よくわからない。」	❶体力 　入院1か月前までは、買い物や囲碁を中心とした余暇を充実した生活を送ることができていたことから、衣服の選択や着脱に問題はなかったと考える。COPDの急性増悪により入院した10日間は、NPPVによる酸素管理下であったことから衣服の選択や着脱は、医療者側に委ねていた。 　受け持ちとなった現在、NPPVから酸素カヌラに変更され、SpO₂92～93%維持している。筋力低下があることから、衣服の着脱は呼吸負荷が強く、介助が必要である。今後、呼吸リハビリテーションとともに着脱能力が高まっていくと考える。 ❷意思力 　現在、一般病棟に移り、退院を視野に入れ積極的にリハビリテーションを実施していく時期であることは理解できていると考える。更衣に対して、他者の手を煩わすことに抵抗があることから、自ら努力しようとする思いが強い。 ❸知識 　体力の低下を自覚しており、退院時には自立した状態を望んでいることから、呼吸リハビリテーションの重要性を理解できれば、前向きに意識しADL拡大に取り組むと考える。特に、呼吸運動を抑制しない衣服（軽い、ゆったりしているなど）の選択、有酸素運動のもと更衣することに関して知識が必要である。

●アセスメントシート 基本的欲求： 7．衣服の調整と環境の調整により、体温を 生理的範囲内に維持する

アセスメントのポイント
高齢者は、加齢に伴い体温の調節機能が低下します。よって、熱中症にかかりやすく、また低体温からの回復が困難な傾向にあります。COPDは、慢性的な気管支炎が伴っており、インフルエンザや肺炎等の感染症の併発によって急激に重篤化します。よってCOPDは、日常的な呼吸管理とともに感染予防のために衣服や環境調整が重要であり、❶体力❷意思力❸知識の3側面から、基本的欲求の充足・未充足を分析・解釈します。

S：主観的情報　O：客観的情報	分析・解釈
O：76歳、男性。 <既往歴> 45歳　慢性気管支炎にて入院 55歳　高血圧、肺気腫（健診）治療せず 64歳　COPD、入退院を繰り返す 74歳　在宅酸素療法勧められるが拒否 <来院時> 体温37.6℃、脈拍108回/分、呼吸26回、（浅表性呼気延長）$SpO_2$78〜80%、BP88/42mmHg、JCSⅢ-100。手足と顔面の浮腫、チアノーゼ認める。 <入院後> 動脈血ガス分析(pH7.30、$PaO_2$51torr、$PaCO_2$48torr)、胸部X線検査にて肺過膨張、透過性亢進、横隔膜平底化、さらに右肺陰影認める。 殿部、踵部発赤あり。集中治療室で加療。 絶飲食、NPPV開始。エアーマット、膀胱留置カテーテル挿入。利尿薬、抗生物質投与。 <入院10日目：一般病棟に転棟>学生受け持ちとなる O： 意識レベルJCS I -1、動脈血ガス改善。現在、酸素カヌラ1L/分、$SpO_2$92〜93%。湿性咳嗽、喘鳴あるが自己喀出困難で、粘稠強度の喀痰吸引。 <本人から得た追加情報> S：「寝たきりの時間が長かったから、体力が落ちている」身体が思うように動かない。自分で着替えができないなんて、申し訳ない」 「自宅では、妻の世話にはなれない」	❶体力 　既往歴から、COPDに関連した入退院が30年間続いている。 　入院時は、COPD病期は、最重症の状態で、肺炎、右心不全の併発により体温37.6℃であった。呼吸数の増加は、体熱放散作用が考えられるが、浅表性呼気延長であるためCOPD増悪の関係が強い。放射・熱伝導・対流の働きに衣服・環境調整は大切であるが、意識レベルが低下しており、衣服・環境調整は医療者側に委ねられていた。 　受持ちとなった現在、NPPVから酸素カヌラに変更され、$SpO_2$92〜93%維持している。しかし、筋力、活動耐性が低下しており、<u>衣服・環境調整は、自力では困難</u>である。寒冷刺激は、筋緊張を増大させ、息こらえにつながり、呼吸困難の増悪要因である。今後、呼吸リハビリテーションの体得とともに衣服と環境を調整する能力が回復すると考える。 ❷意思力 　現在、入院し治療により病状が安定している。今後、退院を視野に入れ積極的にリハビリテーションを実施していく予定である。体力の回復とともに、日常の呼吸管理や感染予防に関する学修が進むこと<u>で、今まで以上に衣服や環境調整に気に掛ける</u>ようになると考える。 ❸知識 　COPD増悪因子は、煙草や呼吸器感染などであることと、今回自身の入院に至った経過と照らして学習する力はある。体力低下の自覚があり、退院時には自立した状態を望んでいる。今後、<u>急性増悪を回避</u>するために、日常の呼吸管理や感染予防が重要である。つまり1年を通じて、体温変動を最小限にするために、積極的に衣服や環境を調整できるよう、本人と妻に対して具体的に説明する必要がある。

●アセスメントシート 基本的欲求： 8．身体を清潔に保ち、身だしなみを整え、皮膚を保護する

アセスメントのポイント

高齢者にとって、身体の清潔保持や身だしなみを整えることは、他者との交流に対する意欲や満足度を高めます。一方、老化により免疫機能は低下し、皮膚は菲薄化により損傷しやすく、治癒に時間がかかる特徴があります。COPD増悪は、<u>身体可動性が低下し清潔行動や身だしなみに影響しやすく</u>、<u>皮膚創傷リスクが高まるため</u>、❶体力❷意思力❸知識の3側面から、基本的欲求の充足・未充足を分析・解釈します。

S：主観的情報　O：客観的情報	分析・解釈
＜一日の過ごし方＞　＊起床～就寝まで 5 6 7 8 9 10 11 12 1 2 3 4 5 6 7 8 9 10 起床 朝食 新聞朗読 テレビ テレビ 昼食 散歩 買い物 孫の世話 テレビ 夕食 テレビ 入浴 就寝 **＜一週間の過ごし方＞** 月：買い物、入浴 火：高齢者センター（囲碁クラブ） 水：買い物、入浴 木：高齢者センター（囲碁クラブ） 金：買い物、入浴 土： 日：買い物 **＜入院前＞**更衣、自立。 **＜1か月前頃から＞** 労作時の呼吸困難により外出ができない日が生じる。 **＜入院3日前から入院＞** 膿性喀痰の増加。明け方から、呼吸困難が強まり起座呼吸で会話、食事、歩行困難となる。 7：30呼名反応なく尿失禁があり、救急車を要請する。 **＜入院後＞** 動脈血ガス分析(pH7.30、Pao₂51torr、Paco₂48torr)、胸部X線検査にて肺過膨張、透過性亢進、横隔膜平底化、さらに右肺陰影認める。 殿部、踵部発赤あり。集中治療室でNPPV。 全身清拭1回/2日 **＜入院10日目：一般病棟に転棟＞学生受け持ちとなる。** **O：** 意識レベルJCS I -1、動脈血ガス改善。現在、酸素カヌラ1L/分、SpO₂92～93%。湿性咳嗽、喘鳴あるが自己喀出困難で、粘稠強度の喀痰吸引。 今後、呼吸リハビリテーションを開始予定。 我慢強い性格（妻からの情報）。 S：「寝たきりの時間が長かったから、体力が落ちている」 　身体が思うように動かない。自分で着替えができないなんて、申し訳ない」 「自宅では、妻の世話にはなれない」	**❶体力** 　入院1か月前までは、毎日20時に入浴する習慣があり、買い物や囲碁クラブに通うなど自立した生活を送っており、身だしなみを整えることが可能であったと考える。 　入院後10日間は、Ⅱ型呼吸不全を併発、意識レベルが低下しておりNPPVが実施されていたため、身体の清潔や身だしなみをはじめ全身状態は医療者による管理下で整えられていた。また、臀部・踵部に発赤が認められ体位変換が実施され、褥瘡予防など皮膚の保護が行われていた。 受け持ち現在、意識レベルは回復しNPPVから酸素カヌラに変更され、臥床安静時SpO₂92～93%維持できている。しかし、筋力、活動耐性が低下しており、身体の保清や身だしなみは介助が必要である。今後、呼吸リハビリテーションがすすむなか、それらの能力は回復すると考える。 **❷意思力** 　現在、一般病棟に移り、治療により病状が安定したことを理解している。退院を視野に入れ積極的にリハビリテーションを実施していく予定であるが、羞恥心が伴う清拭やシャワーに対して拒否する可能性がある。臀部・踵部の疼痛や酸素カヌラによって生じる外耳、鼻腔部の違和感や疼痛について明確に伝えることはできると考える。 **❸知識** 　今回の入院は、COPD増悪により集中治療室で治療を受けており、増悪に至った要因について医療者の説明をもとに振り返り理解することはできる。 　現在、体力低下の自覚があり、退院時には自立した状態を望んでいることから、在宅酸素療法や呼吸リハビリテーションを正しく理解すると同時に、呼吸器感染を予防することが重要となる。シャワー浴以外、排泄後の手指消毒、酸素カヌラの清潔管理、装着方法など指導する必要がある。

●アセスメントシート 基本的欲求： 9．環境のさまざまな危険因子を避け、また他者を傷害しないようにする

アセスメントのポイント

高齢者は、新しい環境に適応する能力が低下しています。突然の入院はストレスとなり認知機能の低下、せん妄を発症する場合があります。また、予備力・回復力・防衛力のいずれかの低下により恒常性が破綻しやすい特徴があります。COPDの進行を促進させ、急性増悪させる要因は喫煙（副流煙含む）、大気汚染、インフルエンザ罹患です。生活のなかでは、これらの要因を回避できるよう<u>自己管理能力</u>が<u>重要</u>となるため、❶体力❷意思力❸知識の3側面から、基本的欲求の充足・未充足を分析・解釈します。

S：主観的情報　O：客観的情報	分析・解釈
<妻から得た追加情報> **S**：喫煙20〜74歳まで30本/日(a)。 クラブの会合で喫煙者が同席している(b) 買い物、高齢者センターまで約250m、歩行で息切れ呼吸が乱れ、途中の公園で休息する(c)。 **O**：76歳、男性。入院前、杖・眼鏡使用。 <1か月前頃から> 労作時の呼吸困難により外出ができない日が生じる。不眠にて眠剤（市販）利用し、処方薬（気管支拡張薬）を飲み忘れる(d) <入院後>(e) 動脈血ガス分析(pH7.30、PaO₂51torr、PaCO₂48torr)、胸部X線にて肺過膨張、透過性亢進、横隔膜平底化、さらに右肺陰影認める。 殿部、踵部発赤あり。集中治療室で加療。 <入院10日目 : 一般病棟に転棟>学生受け持ちとなる **O**： 意識レベルJCS I-1、動脈血ガス改善。現在、酸素カヌラ1L/分、SpO₂92〜93%。湿性咳嗽、喘鳴あるが自己喀出困難で、粘稠強度の喀痰吸引(f)。 今後、呼吸リハビリテーションを開始予定。 **S**：口が渇く。歯磨き、マスクは苦しくなるからしたくない。苦しい時は我慢するしかない(g)。 我慢強い性格（妻からの情報）(h)。	**❶体力** 　(a、b、d) の情報より、COPDの病態の進行や急性増悪の要因の1つ喫煙を74歳まで続けていた。この2年間は、禁煙していたものの、囲碁クラブの会合で副流煙を回避することができなかった。また、気管支拡張薬等の飲み忘れによって、気道狭窄から労作時の呼吸困難が増悪している。 　(e) の情報より、入院時は、COPDの急性増悪のため、一時的に意識レベルが低下し集中治療室にて10日間療養していたが、せん妄やベッド転落、点滴自己抜去などなく、軽快することができた。 　受け持ち時は、意識レベルは改善し、普段から使用している眼鏡を使用することで、入院環境を理解する力が強まる。体重減少や筋量・筋力低下が生じていることから、危険因子を回避するために自ら環境を整えることは難しく、離床時の転倒・転落の危険が高いと考える。(f) 喀痰の粘稠度が強く、吸引が必要な状態である。 **❷意思力** 　(g.h) の情報より、性格が我慢強く、痰が貯留していても我慢する傾向がある。感染予防のために口腔内のクリアランスやマスク装着は大切であるが、動作に伴う呼吸困難を理由に消極的である。 **❸知力** 　酸素投与、気道浄化、口腔内のクリアランスの保持、さらに、室温・湿度の管理とともに感染予防行動の必要性を理解する必要がある。退院に向けて他者と交流する機会が増すため、手洗い、うがい、マスク着用が必須であるが、拒否や消極的な言動がある。誤解をしている点がないか確認し、正しく理解できるようはたらきかける必要がある。 　退院後の生活を見据えた場合、今回の急性増悪に至った要因である「副流煙」の回避、気管支拡張薬など薬物療法の自己管理能力を高める必要がある。さらに、在宅での酸素吸入時の火気の取扱い方法、COPDの急性増悪の徴候、Ⅱ型呼吸不全に伴う意識への対処方法について本人と妻が理解する必要がある。

●アセスメントシート 基本的欲求：10. 自己の感情、欲求、恐怖あるいは気分を表現して他者とコミュニケーションをもつ

アセスメントのポイント

高齢者は、慢性疾患の急性増悪や新たな疾患による入院体験によって、自身の防衛力や回復力の低下を自覚し、退院後の生活への不安が高まります。退院後の生活機能を回復・維持するためには、急性増悪の予防が必要です。そのためには、これまでの生活を振返り、入院に至った経過に対する自己の心情を表出することが大切です。退院後の生活に希望する条件や不安・心配な事に対して適切な看護を提供することが重要です。個々の性格や生活背景を踏まえ、❶体力❷意思力❸知識の3側面から、基本的欲求の充足・未充足を分析・解釈します。

S：主観的情報　O：客観的情報	分析・解釈
O：76歳、男性。我慢強い性格 　　65歳まで会社員、営業部長 　　現在、囲碁クラブのお世話役(a) <既往歴> 45歳　慢性気管支炎にて入院 55歳　高血圧、肺気腫（健診）治療せず 64歳　COPD、入退院を繰り返す 74歳　在宅酸素療法勧められるが拒否 <入院10日目：一般病棟に転棟>学生受け持ちとなる。 O： 意識レベルJCS I -1、動脈血ガス改善。現在、酸素カヌラ1L/分、$SpO_2$92～93%(b)。湿性咳嗽、喘鳴あるが自己喀出困難で、粘稠強度の喀痰吸引。 <本人から得た情報> S： 死ぬかと思った。体力に自信がない、退院できるのか(c)。 痰が多くて、出し切れない。息が止まるかと思った。吸引されると咳で疲れる。吸入すると、咳や痰が増える気がする。じっと、していれば、痰は少なくなるから、吸入や吸引をしないほうがいい。口が渇く。歯磨き、マスクは苦しくなるからしたくない。苦しい時は我慢するしかない(d)。 自宅で酸素投与になったら外出できなくなる。囲碁クラブは生きがいだし、酸素でつながれたら困る。孫の成長も楽しみの1つだよ(e)。	❶体力 （b）の情報より、受持ち時点においてCOPDに伴う咳嗽・喀痰・労作時呼吸苦はあるが意識レベルは回復しSpO_2値からコミュニケーションは可能である。 ❷意思力 （a）の情報より、65歳まで営業部長を担い、現在は囲碁クラブのお世話係として会員を取りまとめているため自律心が高いと考える。更に、妻の体調や負担を気遣っていることや我慢強いことから、入院前、呼吸困難に至った際、不安を抑え込み表出しなかった可能性がある。 （c、d）の情報より、現在、看護者に対して、今回の体験は死を直結するほどの恐怖であったことを表現できている。吸引や吸入に対して受け止めたことや要望を表出することができている。 （e）の情報より、退院を想定したうえで、希望する生活の条件に関する考えがある。今後の生きがいや楽しみに対して、明確な意向を示すことができている。 ❸知力 　これまでの入退院でCOPDについての指導（酸素、食事、薬物療法）を受けた経験があると考えられ、医療者を活用し、さまざまな質問や相談できることを理解している。 　今回はCOPDの急性増悪に肺炎、右心不全、CO2ナルコーシスが併発した緊急入院であったため、今後の生活への不安は、家族ともに強いと考える。処置や治療に対して誤って理解している。治療は退院後も継続必要であるため自己管理能力を高めることが重要となる。本人と家族が遠慮なく考えを表出できるよう傾聴し、正しく理解できるように教育的に関わり、コミュニケーションを円滑に図っていくことが望ましい。

●アセスメントシート 基本的欲求：11．自分の信仰や善悪の価値観に従って行動する

アセスメントのポイント
宗教や信仰は、高齢者にとって身体的な健康上の問題およびストレスへの対処を可能にする重要な因子となっています。COPDは徐々に進行する病態のため、増悪し入退院を余儀なくされた際に、信仰のなかに慰めや安定を見出し、諦めることなく回復を促進する意欲につながる要素があります。 ❶体力❷意思力❸知識の3側面から、基本的欲求の充足・未充足を分析・解釈します。

S：主観的情報　O：客観的情報	分析・解釈
<入院10日目：一般病棟に転棟>学生受け持ちとなる O： 意識レベルJCS I-1、動脈血ガス改善。現在、酸素カヌラ1L/分、SpO$_2$92〜93%。湿性咳嗽、喘鳴あるが自己喀出困難で、粘稠強度の喀痰吸引(a)。 <本人から得た追加情報> S：今まで、なかなか止められなかった煙草が原因で病気になった。2年前に煙草はやめたよ(b)。 自宅で酸素投与になったら外出できなくなる。囲碁クラブは生きがいだし、酸素でつながれたら困る(c)。信仰・宗教：「浄土真宗で、必ずお盆は墓参りに行く。お墓にお花を供え線香をあげ、いろいろな思いを伝えている」(d) 退院後は「これまで通り、囲碁クラブに通いたい。妻と娘に迷惑をかけずに生活したい。孫の成長を見届けたい」 S：口が渇く。歯磨き、マスクは苦しくなるからしたくない。苦しい時は我慢するしかない。	❶体力 　(a) の情報より、受け持ち現在の意識レベルは問題ないが、COPDに伴う咳嗽・喀痰・労作時呼吸苦がある。入院前の自立した生活行動（囲碁クラブ、買い物、墓参り）には、体力の回復が必要である。 ❷意思力 　(b、c、d) の情報より、煙草の弊害を理解し、信念をもって禁煙行動につなげることができている。囲碁クラブ・買い物・孫の世話、墓参りは、永年にわたり行動し続けている。特に、Aさんにとってお墓参りは、過去と現在と未来に向けて幸せな生活が送れることへの感謝や祈りの機会になっていると考える。拒否している在宅酸素療法に対して、退院後の充実した生活に必要不可欠と理解できれば、抵抗なく受け入れると考える。 ❸知力 　これまで信念をもって行ってきた生活行動を継続し充実するために、COPDの病態と治療について適切に理解する必要がある。

●アセスメントシート 基本的欲求：12. 達成感をもたらすような仕事をする

アセスメントのポイント

多くの高齢者は、子どもの独立、孫の誕生、老親や配偶者の死去、退職、自身の入退院などさまざまなライフイベントを経て、現在を生きています。内閣府による調査では、高齢者の8割は、日々生きがいを感じ、毎日の生活を充実させて楽しむことを希望しています。高齢者の役割行動は、人生の価値や意味を見出し、達成感につながることから、継続することが理想といえます。高齢者個々の仕事（役割行動）について、❶体力❷意思力❸知識の3側面から、基本的欲求の充足・未充足を分析・解釈します。

S：主観的情報　O：客観的情報	分析・解釈
O：76歳、男性。我慢強い性格 　　65歳まで会社員、営業部長 　　妻（69歳）2年前、大腿骨頸部骨折 　　娘（38歳）孫（小2男児、8歳）(a) ＜役割・生きがい＞ 　　買い物（食材・生活品）、孫の世話 　　囲碁クラブ会員、お世話役(b) ＜一週間の過ごし方＞(c) 　　月：買い物、入浴 　　火：高齢者センター（囲碁クラブ） 　　水：買い物、入浴 　　木：高齢者センター（囲碁クラブ） 　　金：買い物、入浴 　　土： 　　日：買い物 S：「足の不自由な妻には迷惑をかけたくない。囲碁クラブは生きがいだし、孫の成長も楽しみの1つだ。」(d) ＜既往歴＞(e) 　　45歳　慢性気管支炎にて入院 　　55歳　高血圧、肺気腫（健診）治療せず 　　64歳　COPD、入退院を繰り返す 　　74歳　在宅酸素療法勧められるが拒否 ＜治療方針＞ 　　呼吸リハビリテーション、在宅酸素療法の導入 ＜入院10日目：一般病棟に転棟＞ O：意識レベルJCS I -1、動脈血ガス改善。現在、酸素カヌラ1L/分、SpO₂92〜93%。湿性咳嗽、喘鳴あるが自己喀出困難で、粘稠強度の喀痰吸引。	❶体力 　（a、b、c、d）より 　65歳まで営業部長として会社での責任ある職務をこなしていた。64歳からCOPDと診断され現在に至っているが、娘の結婚、孫の誕生、婿の死、妻の骨折と手術、自身の入退院などさまざまな体験をしている。現在の役割は、食材や日常生活品の買い物と8歳の孫の世話である。生きがいや楽しみは、囲碁クラブと孫の成長である。その条件は、片道250mを基本とした外出できる体力である。 　現在、酸素1L投与で安静時SpO₂92〜93%を維持している。しかし、体重減少や筋力の低下が顕著であり、これまでの役割行動をとることは困難である。今後、薬物療法とともに食事療法をはじめとした呼吸リハビリテーションによってADLを拡大していく予定である。退院後は、在宅酸素療法を導入することでこれまでの役割行動を継続することが可能と考える。 ❷意思力 （d）の情報より、2年前、大腿骨頸部骨折のため手術した妻の身体への負担を気遣っており、本人にとって買い物という役割行動は、大変強い関心事と考える。また、囲碁クラブは、お世話係を担い、生きがいであるため、外出できることが前提条件となる。婿が急死したあとの娘と孫の生活を気にかけていると考えられ、夕刻帰宅する小学校2年の孫の世話に対する役割意識は高いと捉える。 ❸知力 （d、e）の情報より、64歳でCOPDと診断され、12年経過している。入退院を繰り返すなか、在宅酸素療法を断っているが、病態と治療に関して誤った知識や誤解している可能性がある。今後、COPDの進行にともないガス交換率、活動耐性が低下していくことになる。今後も現在の仕事（役割）を担うためには、薬物療法・酸素療法・食事療法等の自己管理能力が要となるため、本人と妻が正しい知識を身に着ける必要がある。

●アセスメントシート 基本的欲求：13. 遊びあるいはさまざまな種類のレクリエーションに参加する

アセスメントのポイント

高齢者にとって、学習活動や社会参加活動は、こころの豊かさや生きがいにつながり重要です。趣味活動は、長年培った人生経験の影響を受けています。世代間、世代内の人々と交流する機会は、気分転換や生きがいなど満足感が高まります。COPDが進行すると、活動耐性が低下し外出頻度が減り、抑うつ傾向が強まります。気分転換や余暇を楽しむ活動を継続するために、❶体力❷意思力❸知識の3側面から、基本的欲求の充足・未充足を分析・解釈します。

S：主観的情報　O：客観的情報	分析・解釈
O：76歳、男性。我慢強い性格 　　65歳まで会社員、営業部長 　　妻（69歳）2年前、大腿骨頸部骨折 　　娘（38歳）孫（小2男児、8歳）(a) ＜役割・生きがい＞ 　　買い物（食材・生活品）、孫の世話 　　囲碁クラブ会員、お世話役(b) ＜一週間の過ごし方＞(c) 　　月：買い物、入浴 　　火：高齢者センター（囲碁クラブ） 　　水：買い物、入浴 　　木：高齢者センター（囲碁クラブ） 　　金：買い物、入浴 　　土： 　　日：買い物 **S**：「足の不自由な妻には迷惑をかけたくない。囲碁クラブは生きがいだし、酸素でつながれたら困る。孫の成長も楽しみの1つだ。家で永く暮らしたい」(d) ＜既往歴＞(e) 　　45歳　慢性気管支炎にて入院 　　55歳　高血圧、肺気腫（健診）治療せず 　　64歳　COPD、入退院を繰り返す 　　74歳　在宅酸素療法勧められるが拒否 ＜入院10日目：一般病棟に転棟＞ **O**：意識レベルJCS I -1、動脈血ガス改善。現在、酸素カヌラ1L/分、SpO₂92～93%。	**❶体力**（a、b、c、d）より 　64歳でCOPDと診断され、翌年退職し、11年経過している。習慣化されている週4回程度の買い物や週2回の囲碁クラブは、気分転換になっている。また、8歳の孫の世話は楽しみ、生きがいといえる。 　現在、酸素1L投与でSpO₂92～93%を維持しているが、体重減少や筋力低下が顕著であり、入院前と同様の気分転換に繋がる活動は困難である。今後、薬物療法・食事療法を含む呼吸リハビリテーションを行い、ADLを拡大し、在宅酸素療法を導入することで、これらの活動は可能となりえる。 **❷意思力** 　（d）の情報より、できるだけ永く自宅での暮らしを希望している。孫の世話、買い物および囲碁クラブに通うことは、生活に欠かすことのできない価値ある条件である。 　特に、2年前、大腿骨頸部骨折のため手術した妻の身体への負担を気遣っている点、婿の急死により残された娘と孫の生活を気にかけていると考えられる。夕刻帰宅する小学校2年生の孫の世話や成長は、外出が困難な場合でも、余暇を充実させることのできる楽しみの1つといえる。 　現在、これらの活動は中断しており、回復に時間がかかると退院への諦念が強まるため、心理的苦痛や抑うつ傾向に注意する必要がある。 **❸知力** （d、e）の情報より、Aさんは、囲碁クラブや孫の世話が楽しみであり気分転換になっていることを自覚している。現在、入院中でこれらの活動が中断されているが入院・療養を優先すべきであると理解している。

●アセスメントシート 基本的欲求：14. 正常な発達および健康を導くような学習をし、発見をし、あるいは好奇心を満足させる

アセスメントのポイント
高齢者が望む充実した暮らしを実現させ、かつ継続するには、自身の慢性疾患を学習する必要があります。COPDの進行を促進する要因、かつ急性増悪の要因は喫煙（副流煙含む）、大気汚染、インフルエンザ罹患などです。個々の生活においてこれらを回避できるよう自己管理することが重要です。❶体力❷意思力❸知識の3側面から、基本的欲求の充足・未充足を分析・解釈します。

S：主観的情報　O：客観的情報	分析・解釈
O：76歳、男性。入院前、杖・眼鏡使用。 <妻から得た情報> 　　喫煙20〜74歳まで30本/日(a)。 　　クラブの会合で喫煙者が同席している(b) 　　買い物、高齢者センターまで約250m、歩行で息切れ呼吸が乱れ、途中の公園で休息する(c)。 <既往歴>(d) 　　45歳　慢性気管支炎にて入院 　　55歳　高血圧、肺気腫（健診）治療せず 　　64歳　COPD、入退院を繰り返す 　　74歳　在宅酸素療法勧められるが拒否 O：76歳、男性。我慢強い性格 　　65歳まで会社員、営業部長 　　妻（69歳）2年前、大腿骨頸部骨折 　　娘（38歳）孫（小2男児、8歳） <役割・生きがい> 　　買い物（食材・生活品）、孫の世話 　　囲碁クラブ会員、お世話役 <1か月前頃から>(e) 労作時の呼吸困難により外出ができない日が生じる。不眠にて眠剤（市販）利用し、処方薬（気管支拡張薬）を飲み忘れる <入院10日目：一般病棟に転棟>学生受持ちとなる O：意識レベルJCS I-1、動脈血ガス改善。現在、酸素カヌラ1L/分、SpO_2 92〜93％。湿性咳嗽、喘鳴あるが自己喀出困難で、粘稠強度の喀痰吸引(f)。今後、呼吸リハビリテーションを開始予定。 S：口が渇く。歯磨き、マスクは苦しくなるからしたくない。苦しい時は我慢するしかない(g)。我慢強い性格（妻からの情報）(h)。 S：足の不自由な妻には迷惑をかけたくない。囲碁クラブは生きがいだし、酸素でつながれたら困る。孫の成長も楽しみの1つだ。家で永く暮らしたい、何に気を付ければいいのか(i)	❶体力 （a、b、c、d、e）の情報より、COPDの病態の進行や急性増悪させる要因の1つである喫煙を74歳まで続けていた。この2年間は、禁煙していたものの、囲碁クラブの会合で副流煙を回避することができなかった。また、1か月前から、呼吸困難が理由で生活リズムが乱れ、気管支拡張薬等の処方薬を自己判断で中断している。 　入院10日目の現在、意識レベルは回復しており、過去を振り返り、入院に至った原因について考えることは可能である。体力は低下しているが、これから開始する呼吸リハビリテーションを通じて、自身の健康維持・生活の充実をめざし、体験的に学修していくと考える。 ❷意思力 （g、h、i）の情報より、できるだけ永く自宅で今までと同様の暮らしを望んでいる。囲碁クラブや買い物、孫の世話等の役割行動は、生きがいとなっている。現在、吸入や吸引ならびに口腔ケア、食事療法に対して受入れが悪く、消極的であるが、「何に気を付ければいいのか」と退院を意識し、自身の健康管理に関心を寄せる発言がみられている。これまでの役割行動を継続するために、呼吸リハビリテーション、在宅酸素療法は必須であると理解できれば、前向きな考えに変わるといえる。 ❸知力 （f、i）の情報より、疾患の主症状である喀痰の自己喀出が困難なことから、窒息や誤嚥性肺炎の危険があり、気道浄化の重要性に関して学習する必要がある。さらに、呼吸リハビリテーションは、ADL拡大に必要不可欠である。薬物療法、酸素療法、食事療法ならびに病状を悪化させる要因を回避するなど自己管理能力を身につけるために、入院前の生活を振返り、本人と妻が正しく理解する必要がある。 また、退院に向けて、外出や他者と交流する際に必要な感染予防行動について学修が必要で、孫は、成長とともに感染症に罹患することが予測できるため、本人と妻および娘が正しい対処方法を学習する必要がある。

●関連図 これまでのアセスメントからAさんの全体像を捉えてみましょう。

**左ページには病態関連図を描き、右ページには、Aさんの永年の暮らしに関係した
希望を中心に、目標志向で全体像を描写しています。**

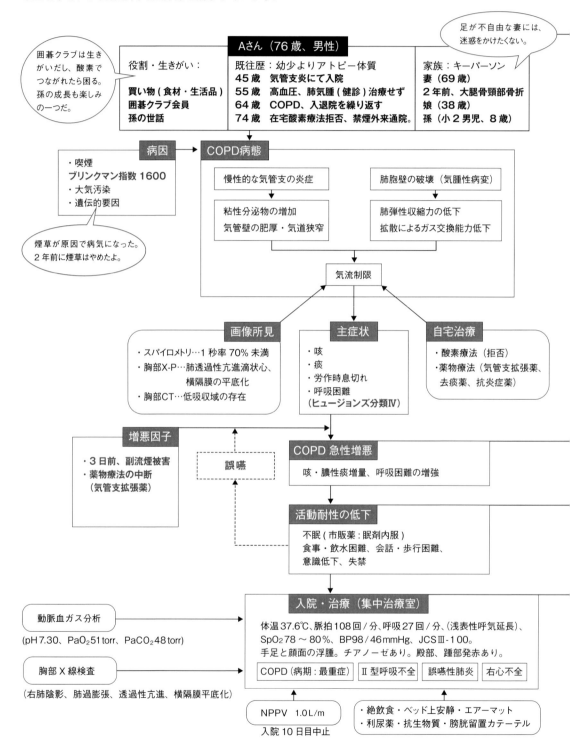

囲碁クラブは生きがいだし、酸素でつながれたら困る。孫の成長も楽しみの一つだ。

足が不自由な妻には、迷惑をかけたくない。

Aさん（76歳、男性）

役割・生きがい：
買い物（食材・生活品）
囲碁クラブ会員
孫の世話

既往歴：幼少よりアトピー体質
45歳　気管支炎にて入院
55歳　高血圧、肺気腫（健診）治療せず
64歳　COPD、入退院を繰り返す
74歳　在宅酸素療法拒否、禁煙外来通院。

家族：キーパーソン
妻（69歳）
2年前、大腿骨頸部骨折
娘（38歳）
孫（小2男児、8歳）

病因 → **COPD病態**

・喫煙
ブリンクマン指数 1600
・大気汚染
・遺伝的要因

煙草が原因で病気になった。2年前に煙草はやめたよ。

慢性的な気管支の炎症

粘性分泌物の増加
気管壁の肥厚・気道狭窄

肺胞壁の破壊（気腫性病変）

肺弾性収縮力の低下
拡散によるガス交換能力低下

気流制限

画像所見

・スパイロメトリ…1秒率70%未満
・胸部X-P…肺透過性亢進滴状心、
　　　　横隔膜の平底化
・胸部CT…低吸収域の存在

主症状

・咳
・痰
・労作時息切れ
・呼吸困難
（ヒュージョンズ分類Ⅳ）

自宅治療

・酸素療法（拒否）
・薬物療法（気管支拡張薬、
去痰薬、抗炎症薬）

増悪因子

・3日前、副流煙被害
・薬物療法の中断
（気管支拡張薬）

誤嚥

COPD 急性増悪

咳・膿性痰増量、呼吸困難の増強

活動耐性の低下

不眠(市販薬：眠剤内服)
食事・飲水困難、会話・歩行困難、
意識低下、失禁

動脈血ガス分析

(pH 7.30、PaO₂ 51 torr、PaCO₂ 48 torr)

胸部 X 線検査

（右肺陰影、肺過膨張、透過性亢進、横隔膜平底化）

入院・治療（集中治療室）

体温37.6℃、脈拍108回/分、呼吸27回/分、（浅表性呼気延長）、
SpO₂ 78～80%、BP98/46mmHg、JCSⅢ-100。
手足と顔面の浮腫。チアノーゼあり。殿部、踵部発赤あり。

COPD（病期：最重症）	Ⅱ型呼吸不全	誤嚥性肺炎	右心不全

NPPV　1.0L/m

入院10日目中止

・絶飲食・ベッド上安静・エアーマット
・利尿薬・抗生物質・膀胱留置カテーテル

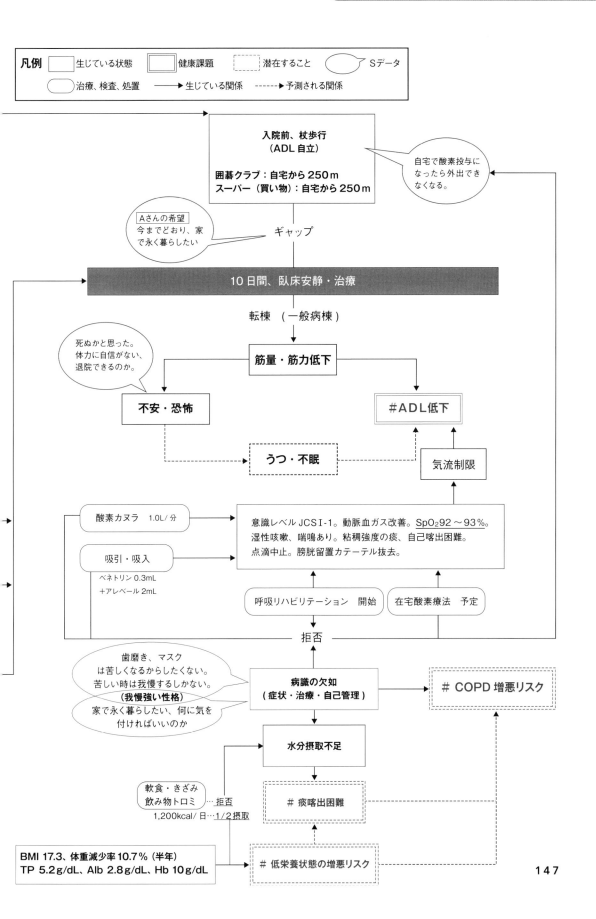

ステップ❷ 健康課題(看護問題)

　関連図で捉えたAさんの全体像から、健康課題（看護問題）をあげます。その際、健康課題の優先順位を考える必要があります。

〈健康課題の優先度の視点〉
1. 生命を脅かす状態またはリスクが高い問題があるか
2. 生活機能を低下させる心身の健康課題があるか
3. Aさんが望む生活を実現するために未充足な課題があるか

〈優先順位の視点〉
アセスメント番号

順位	健康課題	優先順位の理由と関連するアセスメント番号	
#1	知識不足(病態・症状・治療・処置・自己管理)に関連したCOPD増悪リスク	気道浄化（吸入・吸引・口腔ケア）、低酸素療法はCOPD患者の回復リハビリテーション期に重要であり、予後を左右する。特に、退院後のリスクの低減に必要となるセルフマネジメント能力に直結する。しかし、いずれもAさんの受入れが悪いため、病状悪化させる要因である。そのため優先度を1位とした。	9・14
#2	水分摂取量不足、非効果的な咳嗽に関連した痰喀出困難	静脈輸液が中止となったが、経口からの水分摂取が不足しており、脱水や痰の粘稠度を高める要因となっている。自己排痰のために体力消耗や呼吸状態が悪化する問題につながるため、優先度を2位とした。	2
#3	筋量・筋力低下および気流制限による運動耐容能低下に関連したADL低下	中等度の栄養障害があり、筋力低下がみられる。末梢気道病変ならびに気腫性病変の症状が改善しているが、活動に見合った酸素化能が不足しており、ADLが著しく低下している。ADL拡大の際、呼吸状態が増悪しないよう注意しながら、包括的な呼吸リハビリテーション（運動療法、セルフマネジメント教育、栄養療法、心理社会的サポートなど）を実施していく必要がある。そのため優先度を3位とした。	1・3
#4	栄養摂取不足に関連した低栄養の増悪リスク	静脈輸液が中止となったが、経口摂取が不十分のため、栄養状態が更に悪化する恐れがある。これらは、#2#3に大きく影響することから、栄養状態を改善する必要がある。	2

期待される目標　【　退院時の目標　】
本人と妻がCOPDに関する知識（病態・症状・治療・自己管理）を身につけ、在宅酸素療法を受入れSpO$_2$ 92〜93%を維持した生活を送ることができる。

ステップ❸ 看護計画の立案

健康課題　#1	短期目標（期待される結果）
知識不足（病態・症状・治療・処置・自己管理方法）に関連したCOPD増悪リスク	①COPD（病態・症状）について正しく述べることができる ②吸入・吸引の必要性を病態・症状に関連づけて述べられる。 ③口腔ケアの必要性を病態・症状に関連づけて述べられる。 ④増悪要因を理解し、感染予防行動がとれる。

看護計画

OP（観察計画）

1. COPD増悪徴候

1) バイタルサインズ

SpO_2<90％、発熱、頻脈、喘鳴、奇異呼吸、

呼吸補助筋の緊張、呼吸音<ロンカイ・ウィーズ>

2) 意識レベルの低下

3) 呼吸困難（Borgスケール、労作・姿勢の関係）

4) 湿性咳嗽の増加

5) 喀痰（色調変化・量の増加・粘稠度の上昇）

6) 胸部不快感、胸部違和感

7) 血液検査（WBC、CRP、動脈血ガス）

8) 胸部X線検査（肺炎所見、心肥大）

2. COPDの知識・理解度

1) 病態・症状に関する言動

2) 治療・処置に関する言動

3) 増悪要因と感染予防に関する言動

　　(1) 喫煙、副流煙　(2) 肺炎・インフルエンザ罹患

3. 感染予防行動の実際

1) 手洗い　2) うがい　3) マスク着用　4) 口腔ケア

OPのポイント

・COPD増悪の要因は呼吸器感染症と大気汚染です。特に、高CO2血症や右心不全の併発は死亡リスクが高まります。

・COPD増悪時の特徴は、慢性的な症状の悪化です。呼吸困難の増悪・咳や痰の増加・胸部不快や違和感が出現します。

・COPDに関する知識や理解度を言動から観察します。

CP（ケア計画）

1. バイタルサイン測定

1) 定時（6°・10°・19°）

2) 臨時（起坐位・安静での呼吸困難の持続時）

　　・Borgスケール6以上/0〜10

　　・意識レベル低下、SpO_2<90％は医師に報告する

3) 呼吸音の聴取は、吸引前後に実施

2. 薬物療法

1) 指示に従い内服薬を確実に投与する

2) 吸入（定時）

CPのポイント

・知識不足から治療・処置を拒んでいるため、酸素療法や薬物療法は看護者が管理する必要があります。

3. 非薬物療法 1) 酸素療法（指示量、投与法、加湿） 2) 呼吸リハビリテーションは、ボルグスケール5以下 かつSpO$_2$91％以上で実施する 4. 環境整備 1) ベッド・床頭台をアルコール清拭し、塵埃を除去する 2) 室内湿度60％前後に加湿する 3) ナースコール、自動リクライニングの作動確認 5. 排痰援助 1) 排痰法（体位ドレナージ、軽打法） 2) 吸引は、痰粘稠度が強く喀出困難な場合実施する 6. 自主的な感染予防行動に対する動機付けを強化する 1) 適切な行動に対しては肯定的に伝える 　検査、リハビリテーションの際、自らマスクを着用した場合 　帰室時に自ら手洗い・うがいを実施している場合 2) 感染予防行動がとれない場合は、予防行動を促す	・呼吸器感染の予防行動を推進する動機づけが大切です。同時に、予防行動に関する教育計画が実施されているため主体的な予防行動を承認すること、行動を継続していくための支援が大切です。
EP（本人と妻への教育計画） 1. COPD患者会やCOPD学習会への参加をすすめる 2. パンフレットを用いて理解度を確認し補足する ・病態　・症状　・治療　・処置　・増悪要因と徴候 3. 関連専門職とともに、疑問点について説明を行う 1) 病態・症状・治療・吸引に関する説明は、医師とともに行う 2) 呼吸リハビリテーションの説明は担当の理学療法士とともに行う 3) 薬物療法は、薬剤師とともに説明を行う 4) 増悪要因の対策を説明する ・インフルエンザワクチンや肺炎ワクチンを接種する ・副流煙や大気汚染の曝露を回避する ・外出やリハビリテーションなど集団の場では、マスクを着用する ・外出から戻ったら、手洗い・うがいを行う ・食事前後は、歯磨き・うがいを行い食物残渣を除去する 5) COPD増悪徴候を自覚したら我慢せず知らせる。 ・活動せず座った状態で呼吸困難が強まる ・湿性咳嗽が増加する ・膿（うみ）のような喀痰になり、量が増加する ・胸部に不快な感じや違和感を自覚する ・意識がボーとする感じがする	**EPのポイント** ・社会的背景を踏まえた効果的な教育方法を考え計画します。**患者会や学習会の参加**は同疾患をかかえている方から体験的な学びが得られます。パンフレットは、体調に合わせて知識を得たり、見直しができるので有効です。 HOT、吸入、吸引を拒否しており、**専門職と学習**することで、適切な知識が得られます。 ・性格をふまえた増悪時の対策について計画します。今回の入院は内服薬の中断、副流煙曝露により増悪しています。また、呼吸困難に対して我慢しており、望ましい対応について**本人と妻が理解し行動**できる必要があります。

健康課題　#2	短期目標（期待される結果）
水分摂取量不足、非効果的な咳嗽に関連した痰喀出困難	①食事以外で一日1,000〜1,200mL水分を摂取できる。 ②呼吸困難なく、痰を自力で喀出することができる。

看護計画

OP（観察計画）

1. バイタルサイン（意識レベル、発熱、SpO₂、呼吸音）

2. 呼吸困難の程度（ボルグスケール0〜10）

3. 水分摂取量（時間・量）

4. 食事摂取量

5. 咳嗽

1) 頻度

2) 咳嗽（湿性・乾性）

3) 姿勢と呼出力

4) 随伴症状（呼吸困難、胸痛）

6. 喀痰

1) 量　2) 性状　3) 色調

7. 痰喀出手段

1) 自己喀出

2) 吸引

OPのポイント

・COPD回復期です。痰喀出に影響する観察項目や水分摂取量についてあげます。

・バイタルサインはCOPDの主症状を取り上げます。

・水分摂取については、食事とは区分して取り上げます。

・喀痰に関する観察項目を記載しよう。

C-P（ケア計画）

1. 環境整備

　　朝、本人用のコップの水を入れ替える

　　室温（21〜25℃）、湿度（40〜65％）を調整する

　　ナースコールを手の届くところに設置する

2. 水分摂取量の記録

　　机上に本人専用の水分チェック表を置く

　　　6：00から24時間分を算出する

3. 薬物療法の実施

1) 吸入：医師の指示に従い実施

2) 内服薬：確実に内服したか確認する

4. 痰喀出を促すケア

1) 口腔ケア（吸入後、食事前後）

2) 吸入後、起座位をとりハッフィングを促す

3) 副雑音を確認後、体位ドレナージ・スクイージング

4) 吸引（上記1、2、3で喀出困難な場合、実施）

CPのポイント

・現在のADLに応じて水分摂取を促す援助方法を記載します

　いつ（食事、リハビリテーション、発熱時との関係）何を、どのように（ペットボトルの準備、給水方法、飲水量の記録方法）

・痰喀出を促す有効な支援を記載します。

　痰の喀出に有効なケアを記載しましょう。（咳嗽の仕方など）

　排痰援助のなかで「吸引」は最終手段として実施条件を記載する必要があります。

EP（教育計画）　下記の内容についてパンフレット活用する

1. 水分補給の重要性を本人と妻、娘に説明する。

慢性進行性の疾患であり、常に「動作に伴う息切れ、湿性咳嗽、痰の喀出」が生じる。

「水分の摂取量が不足すると、痰が固くネバネバして喀出しずらく体力が消耗していく。容易に痰を喀出するために水分摂取が大切である。

食事以外で1,200mLを目標にする必要がある。」

実際、1日の中で「いつ ・ 水分量をどのくらい摂取するのか」について、自分のコップやペットボトルを活用し、具体的な考えを促す。

2. 有効な痰の喀出について本人と妻に説明する

1) 排痰の目的

　（息切れ軽減・感染予防・無気肺予防・酸素化能の改善）

2) 口腔ケア（吸入後、食事前後）

3) 咳・ハッフィングの方法とは

4) 体位ドレナージ・スクィージングとは

5) 吸引

上記1、2、3で喀出困難な場合、実施する必要がある。

E-Pのポイント

本人の意識づけが大切です。同居する妻や娘も理解することが望ましいですが、指導場面に同席できないことがあります。その点からもパンフレットの活用は有効です。

・水分摂取の必要性と目安量について理解し、目標を達成する行動に繋がるような指導計画を記載します。

・有効な痰の喀出方法を理解して実践につながる指導について記載します。

健康課題　#3	短期目標（期待される結果）
筋量・筋力低下および気流制限による運動耐容能低下に関連したADL低下	①口すぼめ呼吸を実施できる。 ②SpO₂ 90%以上で、端坐位で食事・洗面・更衣することができる。 評価日：3日後

看護計画

OP（観察計画）

1. 食事摂取量・kcal
2. 体重、BMI
3. MMT
4. 腓腹部周径
5. SpO$_2$　（活動前・中・後）
6. 呼吸困難（Borgスケール）
7. 呼吸補助筋の緊張の程度
8. 呼吸状態：安静時・労作時
   （口すぼめ呼吸、呼吸回数）

OPのポイント

・筋量、筋力の観察項目をあげてみましょう。
・SpO$_2$値と随伴症状はいつ注意するのか記入しよう。
・活動に伴う呼吸状態について記入します。
（例）：呼吸方法、呼吸補助筋の緊張

CP（ケア計画）

1. ADL拡大に必要な条件が一致しているか確認
   ①酸素1L投与下でSpO$_2$92%以上
   ②呼吸困難（Borgスケール2以下）
   ③ADL拡大に対して同意している

2. ＡＤＬ拡大の方法
1) 呼吸補助筋のリラクゼーション
2) 仰臥位での上下肢等尺性収縮
3) 仰臥位から端坐位
4) 端坐位保持で食事（配膳は介助する）
5) 端坐位保持で洗面（道具セットは介助する）
6) 端坐位保持で更衣（ズボンは介助する）

3. ADL拡大を中断する条件は、下記のいずれか1つ以上ある場合
   ①酸素1L投与下でSpO$_2$89%以下
   ②呼吸困難（Borgスケール7以上）
   ③ADL拡大について拒否がある

4. ADL拡大を中断した場合は、端座位や半坐位で口すぼめ呼吸を促す。

EP（教育計画）

1. 呼吸補助筋のリラクゼーション（目的・方法)について説明する。

2. 口すぼめ呼吸の利点を説明し、実際一緒に取り組んでみる。

3. 有酸素運動の利点、無酸素状態の問題について説明する。

4. 呼吸困難の程度は、Borgスケール（0〜10）を活用し説明する。

0	感じない (nothing at all)
0.5	非常に弱い (very very weak)
1	やや弱い (very weak)
2	弱い (weak)
3	
4	多少強い (some what strong)
5	強い (strong)
6	
7	とても強い (very strong)
8	
9	
10	非常に強い (very very strong)

・ADL拡大は、Borgスケール0-2の間で行う。

・ADL拡大（リハビリテーション）を継続する目安はBorgスケール5以下である

・Borgスケール7以上では、無理せずにADL拡大を一旦中断し、呼吸を整える

5. 臥床、端坐位時の上肢・下肢の筋力増強運動に関して指導する。
ハンドグリップの使用、等尺性筋収縮運動など

EPのポイント

・無理な運動は呼吸状態を悪化させるため効果的なADL拡大の方法について説明する必要があります。

・有効な呼吸方法について理解し実施につながる指導について記載しましょう。

・臥床、端坐位時の上肢・下肢筋力増強運動に関する指導について記載しよう。

健康課題　#4	短期目標（期待される結果）
栄養摂取不足に関連した低栄養の増悪リスク	①1,600kcal/日を摂取できる。 ②体重減少および血液データTP、Alb値が低下しない。評価日：7日後

看護計画

OP（観察計画）	OPのポイント
1. 体位・姿勢・呼吸状態（食事と呼吸リズム・SpO$_2$低下） 2. 体重、BMI、血液データ 3. 咀嚼・嚥下機能 4. 口腔内の状態（義歯の状態、乾燥の程度） 5. 嗜好、食欲の程度 6. 食事摂取量、間食の有無 7. 排便状態（便秘の有無、腹満感）	・栄養状態の指標だけでなく、食事の動作に関連させた観察項目をあげてみましょう。

CP（ケア計画）	CPのポイント
1. 食事への要望を尊重し、栄養課と調整する。 2. 少量高エネルギー、高蛋白食におやつ（10時、15時）を出す。 3. 排痰や排泄等の活動は、食事30分前までに済ませる。 4. 吸痰後は含嗽を実施し、食前は口腔ケアを行い、入れ歯を装着する 5. 食事の体位は、ギャッジアップや端座位とする。胸部や腹部が締め付けられないよう、寝衣を調整する。 6. 食事中、SpO$_2$89%以下または呼吸困難（Borgスケール7以上）の場合、食事を一旦中断し、口すぼめ呼吸を促す。 7. 体重測定を実施する（週2回）。 8. 便秘にならないように、水分の摂取量や下剤で調整する。	・摂取カロリーが増加するための援助計画を具体的に記載しましょう。 ・食事前後の活動によって食行動は影響されるので具体的に計画しましょう。 ・排便調整について計画しよう。

EP（教育計画）	EPのポイント
1. 一日に必要なカロリーを摂取する方法について3食に拘らずに、無理せず分食で必要カロリーを摂ることを説明する（高カロリー、高蛋白質の食物：シチュー・チーズ・ピーナッツバター） 2. 控えたい食材（さつま芋、炭酸飲料など）について説明する。 3. 食事前・食後30分は、活動を控えて呼吸を整えるよう説明する。 4. 病院の食事メニューを退院後の食事のために意識するよう説明する。 5. 食事中の呼吸苦は食事を中断し呼吸を整えるよう説明する。	・適切な食事摂取に関する指導内容を記載しよう （例）：満腹による問題、適切な摂取量とは （例）：高エネルギー、高蛋白質な食べ物

ステップ❹ 実施　ステップ❺ 評価

実施・評価の視点	計画に基づき実施した結果、短期目標をどの程度達成できたのか（達成・一部達成・未達成）、有効であった計画は何か、今後継続していく計画、新たに追加すべき計画はあるか

健康課題　#1	短期目標（期待される結果）
知識不足（病態・症状・治療・処置・自己管理方法）に関連したCOPD増悪リスク	①COPD（病態・症状）について正しく述べることができる ②病態・症状に関連づけて吸入・吸引の必要性が述べられる ③病態・症状に関連づけて口腔ケアの必要性が述べられる ④増悪要因を理解し、感染予防行動がとれる

計画・実施したこと	得られた情報	評価
○月○日 E-P1、2　実施 O-P2、3　実施	S：この病気は、年とともに進むんだね。慢性的な咳や痰が続くけど、ひどくならないように自己管理が大切だね。気をつけてきたつもりだったけど「学習会」で会った患者の話聞いたら、同居している家族も当然風邪ひかないことが大事なんだよ。妻、娘、孫に伝えるよ。 O：パンフレットを見て、真剣に話す。リハビリテーションの際、マスク着用を忘れることがある。 S：永年の煙草のせいだから、仕方がない。薬はいつまで飲むのかな？疲れるから、歯磨きはしたくないね。吸引は咳き込むむし疲れるし、もうしなくていいかも。	評価日：○月○日 短期目標①：達成 Sデータより、学習会の参加、パンフレットからCOPDの病態、症状、誘因について理解できている。 短期目標④：一部達成 増悪要因は家族を含む呼吸器感染であると理解できたがマスクの着用を忘れる。副流煙曝露の回避、ワクチン接種などさらに具体的に説明し再評価（3日後）をする。 短期目標②③未達成 口腔ケアや吸引に関する言動から、気道浄化の必要性や薬の作用について理解が乏しい。今後、EP-3を実施し、医師・理学療法士・薬剤師を交えて病態と気道浄化に関して説明し、再評価する。

実施・評価の視点	計画に基づき実施した結果、短期目標をどの程度達成できたのか（達成・一部達成・未達成）、有効であった計画は何か、今後継続していく計画、新たに追加すべき計画はあるか		
健康課題　#2	短期目標（期待される結果）		
水分摂取量不足、非効果的な咳嗽に関連した痰喀出困難	①食事以外で一日1,000～1,200mL水分を摂取できる。 ②呼吸困難なく、痰を自力で喀出することができる。		
計画・実施したこと	得られた情報		評価
○月○日 O-P1～6　実施 C-P1～4　実施 E-P1、2　実施	S：「水分を意識して摂っている」 　　「痰が出やすくなったよ」 　　「飲み薬や吸入はまだ必要なのか」 O：飲水1,100～1,200mL／日 食事：8割程度、おやつ全量摂取 　　体位ドレナージ、スクィージングせず痰自己喀出できている。 　　<排痰時>ボルグスケール2～4 　　酸素1Lカヌラ、SpO_2　91～93%		評価日：○月○日 短期目標①：達成 目標とする水分量を摂取できている。 短期目標②：達成 呼吸困難増強なく、自力で痰喀出ができている。 吸入、内服薬に対して知識が不足しており理解が伴っていない。健康課題#1で今後評価を行う。

実施・評価の視点	計画に基づき実施した結果、短期目標をどの程度達成できたのか（達成・一部達成・未達成）、有効であった計画は何か、今後継続していく計画、新たに追加すべき計画はあるか		
健康課題　#3	短期目標（期待される結果）		
筋量・筋力低下および気流制限による運動耐容能低下に関連したADL低下	①口すぼめ呼吸を実施できる。 ②$SpO_2$90%以上で、端坐位で食事・洗面・更衣することができる。 ○月○日追加 ③$SpO_2$90%以上でトイレ（移動・排泄・帰室）することができる。評価日：7日後		
計画・実施したこと	得られた情報		評価
○月○日 E-P 1～5　実施 O-P5、6、7、8　実施	S：「今まで苦しい時は、ひたすら我慢していた。できるだけ口すぼめ呼吸を取り入れたい」 O：床上での洗面、更衣で$SpO_2$91% 　　Borgスケール4で経過。 O：端座位で口すぼめ呼吸をしながら足踏み運動やベッド上で自ら呼吸補助筋のリラクゼーション（運動）を実施している。		評価日：○月○日 短期目標①：達成 意識的に口すぼめ呼吸を実施している。 短期目標②：達成 SpO_2が低下せずに、床上や端坐位での活動ができている。今後、離床しADLを拡大する予定のため、短期目標③を設定し、1週間後、再評価する。

看護サマリー

Aさんの基礎情報、既往歴、現病歴、健康課題についての看護の経過と、残されている健康課題、継続すべき援助などを記載します

情報の総括	看護目標〔退院時の目標〕
① 基本情報：Aさん、76歳、男性。入院前、Ｔ字杖にてＡＤＬ自立。 ② 既往歴：45歳、気管支炎。55歳、高血圧・肺気腫。64歳、COPD。74歳、在宅酸素療法を拒否、禁煙外来通院し、現在まで禁煙。 ③ 現病歴：入院1か月前から呼吸困難のため不眠。市販の眠剤を使用。入院3日前に副流煙曝露、膿性痰増加、JCSⅢ-100。●月▲日入院。 ④ 経過：COPD急性増悪、Ⅱ型呼吸不全、右心不全のため、NPPV、ユナシンS（1.5g×2投与）、キュバール50μg吸入にて、病状安定。●月▲日一般病棟に転棟。酸素1L/分カヌラ、食事、呼吸リハビリテーション開始。酸素下、口すぼめ呼吸で1回30m程度の歩行およびトイレ歩行可能。1,000mL飲水にて痰の自己喀出が可能。1日2回おやつ含め1,500〜1,600kcal摂取し、体重1kg増加。TP、Alb値は維持している。	本人と妻がCOPDに関する知識（病態・症状・治療・自己管理）を身につけ、在宅酸素療法を受入れSpO_2 92〜93％を維持した生活を送ることができる。

健康課題

#1 知識不足（病態・症状・治療・処置・自己管理）に関連したCOPD増悪リスク （一部達成）	#2 水分摂取量不足、非効果的な咳嗽に関連した痰喀出困難（達成） #3 筋量・筋力低下および気流制限による運動耐容能低下に関連したADL低下（達成） #4 栄養摂取不足に関連した低栄養の増悪リスク（達成）

#1 健康課題についての看護の経過と残された課題

#1知識不足（病態・症状・治療・処置・自己管理）に関連したCOPD増悪リスク

本人と妻は、院内の学習会への参加やパンフレットによって、COPDの病態、症状の知識を習得できた。他患と交流することで予後を前向きに受け入れ、現在は、積極的に水分・食事を摂り、自力で痰の喀出ができている。また、感染予防（マスク、手洗い、うがい、歯磨き）と酸素療法の重要性を言葉にし、自ら行動するようになった。未達成な部分は、退院後の生活で実際、副流煙曝露の回避、薬物管理、在宅酸素療法を継続できること、増悪徴候に対して対処できるように指導する。

引用・参考文献

1) リヴァージニア・ヘンダーソン著、湯槇ます他訳：看護の基本となるもの. 日本看護協会出版会,2016.
2) 細谷憲政,杉山みち子,五味郁子;高齢者の栄養管理　寝たきり解消の栄養学　第1版.東京,日本医療企画,2005.
3) 日本老年医学会;高齢者の安全な薬物療法ガイドライン2005.東京,メジカルビュー社,2005.
4) 日本老年医学会;改訂第3版　老年医学テキスト.東京,メジカルビュー,2008.
5) 下方浩史;高齢者検査基準値ガイド　臨床的意義とケアのポイント.東京,中央法規出版,2011.
6) 島田裕之;サルコペニアと運動　エビデンスと実践.東京,医歯薬出版株式会社,2014.
7) 日本呼吸器学会COPDガイドライン第5版作成委員会;COPD(慢性閉塞性肺疾患)診断と治療のためのガイドライン　第5版.東京,メディカルレビュー社,2018.
8) 改訂版　健康長寿診療ハンドブック　実地医家のための老年医学のエッセンス　第2版.東京,日本老年医学会,2019.
9) 日本呼吸リハビリテーション学会他編：呼吸リハビリテーションに関するステートメント2018.

成人看護学 (慢性期) 実習を攻略しよう

成人看護学で学んでほしいこと

　成人期にある人は、年齢層が幅広く、それぞれの年代で社会経験を積み重ねながら、自ら意思決定し自立して行動しています。身体機能は青年期にピークを迎え、壮年期では衰えがみえてきます。また、家庭や社会で多様な役割をもつ成人は、食生活や運動、睡眠、喫煙、飲酒など健康行動の自己管理が困難になると、これらが生活習慣病を発症させるの引き金（危険因子）となります。

　成人の看護では、発達段階の特徴に応じた大人の学習者としてのアプローチ（**アンドラゴジー**など）を基本に、急性期、慢性期など健康障害のレベルをふまえながら、個別性を捉え、社会復帰を目指して援助をしていくことが大切です。

　成人看護学（慢性期）実習編では、生涯コントロールが必要な慢性疾患の患者さんの看護プロセスを体験できます。

●成人期とは
青年期・壮年期・向老期に分けられ、18歳前後から65歳前後までの時期

●アンドラゴジーとは
　自己主導的な学習を用いた成人学習理論の1つ。成人教育学

事例の疾患・病態

　本事例の患者さんは2型糖尿病です。2型糖尿病とは、生活習慣が関連して発症するため40歳以降に罹患する者が増加します。合併症には、糖尿病性腎症・糖尿病性網膜症・糖尿病性神経障害があり、わが国の主な死因である脳血管疾患や虚血性心疾患の危険因子であるため、生活習慣の改善および治療が重要となります。その他、成人期に発症する代表的疾患としては、がん（悪性新生物）、心疾患、COPD（慢性閉塞性肺疾患）、脳梗塞などがあります。

活用するアセスメント枠組み

　本事例では、ゴードンの機能的健康パターンを用います。
　ゴードンのアセスメント枠組みは、あらゆる場面・年齢層、健康レベルの対象に適用することが可能です。成人期にある対象の情報を11の領域ごとに分類し、全人的なアセスメントを効率的にすすめ

●ゴードンのアセスメント枠組みとは
第3章 p.76参照

ます。また、アセスメントから全体像を捉え、的確な看護診断、具体的な看護計画を立案することができます。

第1章、第2章の目標志向型思考による看護展開と記録、第3章のゴードンの機能的健康パターンによる看護過程の枠組みの知識を活用します。

機能的健康パターンは、患者さんの全体を人間として捉える視点で11パターン（健康知覚−健康管理、栄養−代謝、排泄、運動−活動、睡眠−休息、認知−知覚、自己知覚−自己概念、役割−関係、セクシャリティ−生殖、コーピング−ストレス耐性、価値−信念）の枠組みに沿って分析していきます。①患者さんはどのように機能しているのか、②機能的問題が存在しているのか、③看護の必要性が存在しているのかという3つの問いに対する答えを、看護アセスメントと看護診断を用いて分析・解釈します。

成人期の患者の特徴と看護のポイントをおさえよう

① 意思決定支援

成人期にある人は、仕事の選択、余暇活動の選択、配偶者や家族計画の決定など、日々さまざまな意思決定を行い、生活を送っています。慢性疾患をもちながら、生活の調節、見直し、再構築することの決定や実行において責任があります。

成人は、自己の意思決定によって治療を選択し、セルフケアの方法を獲得していきます。これまでの生活に対する本人の思いや考えを尊重し、説明を十分行い、病気や治療を現実的に受け止められるよう、意思決定への支援を行うことが大切です。

●意思決定のパターンとは
意思決定は、①回避、②短慮、③自己欺瞞、④選択に分類される

② ヘルスプロモーション （一次予防、二次予防、三次予防とは）

成人は、病気にならないよう予防し、健康的な生活や健康増進を心がけること（一次予防：病気の予防）、健康診査による早期発見や早期治療で病気の進行を予防すること（二次予防：早期治療）、治療によって回復後または症状改善後は、病気の再発予防や悪化予防のための生活管理（三次予防：病気や障害の進行防止）が重要になります。さまざまな社会的役割を担い多忙な日々を過ごす成人にとって、**ヘルスプロモーション**（健康教育）が健康維持・増進のための重要な視点となっています。

●ヘルスプロモーションとは
人々が自らの健康とその決定要因をコントロールし、改善することができるようにするプロセス（WHO：世界保健機関, 1986)

③ 健康障害に応じた看護

成人の対象それぞれの健康障害の程度に応じた看護を実践するた

めには、基本的な知識と、対象の個別の状況に応じた病態の理解、看護方法の知識と技術が要求されます。成人期に多い疾患に関する基礎的な理解をベースとして、個々の対象の病態、治療や検査の方法、看護方法、看護技術など、その対象の健康障害に応じた専門的な知識と技術が必要となります。

活用する理論・概念

　さまざまな理論や概念を活用することで、患者さんの理解がさらに深まります。急性期にある人には危機モデル、長期的なセルフケアへの支援が必要な慢性期にある人にはセルフケア理論や患者教育のための概念などの視点を活用してアセスメントすることで、患者さんの心理・社会面の理解が深まり、看護の必要性および援助が明確にされていきます。ここでは、主な理論や概念について紹介しますが、これまで学修した人間理解のための基礎知識をフルに活用して患者像を捉えていきましょう。

① **発達課題　（エリクソン、ハヴィガースト）**
　発達課題（ライフタスク）とは、生涯を通して成長・発達し続ける人間において、健全な発達を遂げるためにその時期に特有の果たすべき課題のことをいいます。では、成人期とはどのような時期でしょうか。「大人」とはどのような人々でしょうか。病気の発症によって、発達課題にどのような影響があるのでしょうか？エリクソンの発達課題やハヴィガーストの発達課題を用いて、慢性疾患のために入院し、生涯にわたって治療を余儀なくされた患者さんの発達課題への影響をよく考えてみましょう。

② **成人教育学：Andragogy アンドラゴジー　（ノールズ）**
　成人の教育は、**成人の特性**を理解して学習を組み立てて導いていきます。人は、成熟するにつれて依存的状態から変化し、自己決定性が増大していきます。成人は成熟するにつれてますます経験を蓄積し、それが学習の極めて豊かな資源になります。参加体験型の技法として集団討議、シミュレーション、ロールプレイングなどを用いると効果的です。成人への患者教育を実施する際には、対象の経験を最大限活かしながら学習を進めていきましょう。

③ **フィンクの危機モデル（Fink,S.L.）**
　ショックなことが突然に起こることで生じる危機「ショック性危機」に対し、適応していくまでの4局面（衝撃、防御的退行、承認、

●エリクソンによる成人期の発達課題とは
人間の生涯（ライフサイクル）を8段階に区分している。成人期は、Ⅴ・Ⅵ・Ⅶの3段階でそれぞれ発達課題がある。
Ⅴ段階（青年期）アイデンティティの確立－役割拡散
Ⅵ段階（成人初期）親密性－孤立
Ⅶ段階（壮年期）生殖性－停滞

適応）のプロセスを表したモデルです。予期せぬがんの告知、事故、災害への遭遇などの危機に陥った人への看護のモデルとして広く普及しています。

④　アギュララとメズイックの危機介入理論（Aguilera,D.C.,Messick,J.M.）

対処能力が徐々に消耗剥奪されていくなかで生じる「消耗性危機」にある人への支援では、このモデルを用いて危機に至る過程に焦点を当ててアセスメントします。（1）できごとの知覚、（2）社会的支持、（3）対処機制（対処行動）の3つの要因のバランスが保持できているかアセスメントし、危機に介入していきます。

例えば、2型糖尿病の合併症で腎不全のために透析が必要になる（できごとの知覚）。妻と娘が食事療法に協力する（社会的支持）。透析や食事療法の学習会や患者会に参加する（対処機制）。この例では、3つの問題解決の要因のバランスが良く、危機を回避できます。

⑤　学習理論

A. 古典的条件付け（パブロフ）：患者が自己管理への取り組みに消極的な情緒的反応を示すとき、これまでの類似の場面における経験において不安や恐怖など条件づけられている可能性があります。自己管理行動の下位目標から設定して、**成功体験**を積み、「満足」や「快」につなげることが必要です。

B. オペラント条件付け（スキナー）：ある刺激に対して試行錯誤をし、最終的に適切なものを選びその頻度が高くなるというものです。患者教育において、患者さんのニードを考慮しながら、達成可能な具体的な目標を設定し患者さん自ら目標達成に向け自発的によい行動を選び、実行するよう支援します。

C. 社会的学習（バンデューラ）：他者の行動と内容、結果を観察する学習行動「モデリング」観察（保持）→自分でやってみる（運動再生）、自分に利益をもたらす行動（動機づけ）、自己実現の欲求に訴えた**内的動機づけ**が学習を促進します。

⑥　学習モデル　（アンダーソン）

患者さんがどの段階なのかよく理解して指導を行いましょう。

1段階：経験（患者は何を知っているのか？どんな経験をしているのか？）

2段階：振り返り（経験の複雑さは？　意味は？　価値は？　結果は？）

3段階：振り返りからの洞察（自己の経験の意味、パターン、関

●成功体験とは
目標に向けた行動の結果、成功（目標達成）すると自信がつき、学習意欲が高まる。成功体験につながる目標を設定することが大切

●成人特性と内的動機づけとは
成人は、成長・発達を通じて家庭や社会的な役割を担うなか、さまざまな課題に直面するたび、解決し乗り越えていく。このような経験的な学習活動の多くは、成人自身の興味、関心、価値観によって行動する「内的動機づけ」が関与している。自分自身に置き換えて考えてみよう

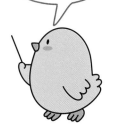

学習ニーズが高く、学習成果が得られるのはどちらかな？
①興味のある課題
②興味のない課題

係、可能性）

　4段階：変化（変化は、認識、態度、行動に現れてくる）

⑦　**自己効力感　（バンデューラ）**

　人間行動の決定は先行要因、結果要因、認知的要因に関係し、なかでも先行要因として予期機能の重要性をあげています。予期機能は**「結果期待」**（その行動が望む結果をもたらすかの予期）**「効力期待」**（その人がその行動をどの位うまくできるかの予期）であり、自己への効力期待が自己効力感であるといわれています。慢性疾患患者の行動変容を促していく場合、患者さんが結果に対しどのように予期し、どの程度効力期待をもっているかを理解したうえで、支援する必要があります。

　自己効力感の獲得に影響する4つの主要な情報は、「遂行行動の達成（成功した体験はあるか、高過ぎない目標設定を行う）」「代理体験（他人の行動観察やモニタリング、模倣、類似性が高いほどよい）」「言動的説得（他者から行動に対する努力を認められたり、行動をやり遂げる能力があるといわれること）」「情緒的喚起（その行動をすることで生理的状態や感情面で変化が生じること）」です。

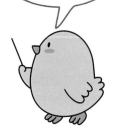

対象に必要な理論を判断するためには、まずは基礎知識をしっかり復習することから！

事例紹介　2型糖尿病のTさん

患者：Tさん、55歳、男性。
診断名：2型糖尿病、高血糖
主訴：口渇、倦怠感、目のかすみ
入院までの経過：
（今回入院した病気の発病から入院まで、現病歴に対して受けた指導も含む）
15年前に2型糖尿病と診断され、外来通院。経口血糖降下剤内服、食事療法でコントロールを行っていたが、不規則な生活のなかで血糖コントロールがうまくいかない状態が続き、2か月前よりインスリン療法（ヒューマログ注カート/3単位朝食前、ヒューマリンR/2単位　昼・夕食前）が開始された。外来では、栄養指導（1,800kcal）に妻とともに3か月に1回参加、外食も控えて妻の手作りのお弁当を食べていた。毎食前には自己血糖測定を行い、インスリン注射も規則正しく行っていた。3日前より、歯痛があり食事が噛めない状況が続いたが、仕事の調整がつかず2日間放置した。自己血糖測定もインスリンも食事がとれなかったときは必要ないと考え、自己判断でインスリンは打たなかった。
10月14日、右下歯茎の痛みと右頬の腫れがひどくなり、38.2℃の発熱もあり歯科にて治療を受けた。歯科より、内科受診もすすめられ令和元年10月15日外来受診し、入院となった。

ステップ❶ アセスメント(Assessment)

●入院時から受け持つまでの経過

　入院時の状態、口渇、倦怠感が強く、目のかすみの訴えあり。身長170cm　体重73kg。感染症、アレルギーなし。現在、食欲はあり、歯痛はおさまって、食事は摂れている。

空腹時血糖：350mg/dL

HbA１c：8.0%

尿糖：（２＋）

尿中ケトン体：（±）

水分摂取量：1,500〜2,000mL（コーヒー、お茶など）

排尿回数：８回/日（夜間の排尿回数：４〜５回）、量：正常、色調：淡黄色、混濁：なし。

排便：１日１回、普通便。

体温：37.3℃

　外来で、全身状態を確認した際、右足の裏に大きな胼胝（べんち）があり軽度発赤しているが、本人は気づかなかったと言っている。

感染症：なし

●治療方針・説明内容

　食事療法を１日1,600kcal（全粥）、自己血糖測定を行う。

　インスリン療法（朝ヒューマログ注カート　４単位朝食前、ヒューマリンR　４単位　昼、夕食前）、サワシリン錠　250mg　１日３回（毎食後）

　高血糖の改善と血糖コントロール、糖尿病の教育入院を勧められた。

●病気や入院・治療に対しての本人・家族の捉え方

　「外来の時、栄養指導も妻と聞いて、妻が食事に気を遣ってくれていたので、以前は外食が多かったですがお弁当に変えて気をつけていましたよ。夕食がね、22時頃帰って食べることが多くてね。糖尿病で入院は初めてです」「平日夜は外食も多かったですね」「夕食は食べ盛りの息子がいるので、油ものが多いです」

　「２か月前に先生から、飲み薬をやめて、インスリン注射になることを聞いたときは本当にショックでした。注射のやり方は少し慣れましたけど、本当はやりたくはないですよ」

　「今回、歯が痛み出して、あっという間に腫れてしまって、食事が噛めないし、痛みも強くなって１日の中で食事が摂れない時は、リンゴジュース１本飲んでね、そんな時はインスリンも必要ないと思って打たなかったんです。ダメなんですかね」

　「先生は、糖尿病の人はばい菌に弱いとおっしゃったんです。足も自分で毎日みないといけないって。そうなんですか？」

　「先生から、もう少し糖尿病の勉強が必要と言われちゃいました。頑張ります」

●家族構成

キーパーソン：妻

息子：（大学 2 年生）

●入院前の生活の様子（生活のリズム）

家族の協力：妻と関係性は良好で、協力的。

嗜好：飲酒；付き合いで少し飲む、家では飲まない

性格：妻の捉え方（面倒くさがり）、本人の捉え方（大雑把）

●ADL

項目	データ
食事	自立している
清潔	自立している
運動	活動：自立している
日常の活動範囲	通勤は自動車を使用している。出勤は 7：30で帰宅は22時前後。残業も多く、夜中に帰宅することも週に 1 日程度ある
排泄	自立している
コミュニケーション	問題なし

●データベースシート

患者氏名・性別		年齢	入院年月日
T氏　　　　　　　　　　　　⑨ ・ 女		55歳	令和 元年 10月 15日
診断名		主訴	
2型糖尿病　　高血糖		口渇　倦怠感　目のかすみ	

●現病歴

（今回入院した病気の発病から入院まで、現病歴に対して受けた指導も含む）

15年前に、2型糖尿病と診断され、外来通院。経口血糖降下剤内服、食事療法でコントロールを行っていたが、不規則な生活のなかで血糖コントロールがうまくいかない状態が続き、2か月前よりインスリン療法（朝ヒューマログ注カート　3単位朝食前、ヒューマリンR　2単位　昼、夕食前）が開始された。外来では、3か月に1回栄養指導（1800kcal）に妻とともに参加、外食も控えて妻のお弁当を食べていた。毎食前には自己血糖測定を行い、インスリン注射も、規則正しく行っていた。3日前より、歯痛があり食事が噛めない状況が続いたが、仕事の調整がつかず2日間放置した。自己血糖測定もインスリンも食事が摂れなかったときは必要ないと考え、自己判断でインスリンは打たなかった。10月14日、右下歯茎の痛みと右頬の腫れがひどくなり、38.2℃の発熱もあり歯科にて治療を受けた。歯科より、内科受診も勧められ令和元年10月15日外来受診し、入院となった。

●入院してから受け持つまでの経過

入院時の状態、口渇、倦怠感が強く、目のかすみの訴えあり。身長170cm　体重73kg。感染症、アレルギーなし。現在、食欲はあり、右頬の腫れあり歯痛はおさまって、食事は摂れている。空腹時血糖：350mg/dL、HbA1c：8.0％、尿糖（2＋）、尿中ケトン体（±）、水分摂取量：1,500〜2,000mL（コーヒー、お茶など）。排尿回数：8回/日、夜間の排尿回数：4〜5回、量：正常、色調：淡黄色、混濁：なし。排便1日1回、普通便。体温：37.3℃、WBC 12,000/μL、CRP 3.5 mg/dL　TP 6.7g/dL　Alb4.2g/dL　BUN 19mg/dL　Cr 1mg/dL　K 4 mEq/L。外来で、全身状態を確認した際、右足の裏に大きな胼胝があり軽度発赤しているが、本人は気づかなかったと言っている。
BMI：25.3

●既往歴	感染症
（発症年齢・疾患名・治療内容・現在の治療法も含む） 　　特になし	⑨し、あり、HB（　）、HCV（　）、梅毒（　）、HIV（　）、MRSA（　）、結核菌（　）、その他（　　　　　）
	血液型　　　型　　　Rh（　） 輸血の経験　無 ・ 有（　　　　　）
	アレルギー　無 ・⑨ 花粉、ハウスダスト

●治療方針・説明内容

治療方針・説明内容

食事療法を1日1,600kcal（全粥）、自己血糖測定を行う。

インスリン療法（朝ヒューマログ注カート　4単位朝食前、ヒューマリンR　4単位　昼、夕食前）、サワシリン錠　250mg　1日3回（毎食後）

高血糖の改善と血糖コントロール、糖尿病の教育入院を勧められた。

●病気や入院・治療に対しての本人・家族の捉え方

「外来の時、栄養指導も妻と聞いて、妻が食事に気を使ってくれていたので、以前は外食が多かったですがお弁当に変えて気をつけていましたよ。夕食がね、22時頃帰って食べることが多くてね。糖尿病で入院は初めてです」

「平日夜は外食も多かったですね」「夕食は食べ盛りの息子がいるので、油ものが多いです」

「2か月前に先生から、飲み薬をやめて、インスリン注射になることを聞いたときは本当にショックでした。注射のやり方は少し慣れましたけど、本当はやりたくはないですよ」

「今回、歯が痛み出して、あっという間に腫れてしまって、食事が噛めないし、痛みも強くなって1日の中で食事がとれない時は、リンゴジュース1本飲んでね、そんな時はインスリンも必要ないと思って打たなかったんです。ダメなのですかね」

「先生は、糖尿病の人はばい菌に弱いとおっしゃったんです、足も自分で毎日みないといけないって？そうなんですか？」

「先生から、もう少し糖尿病の勉強が必要と言われちゃいました。頑張ります」

入院前の身体的ならびに知的能力・生活習慣や生活パターン

●家族構成

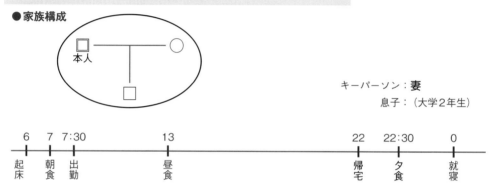

キーパーソン：**妻**
息子：（大学2年生）

家族の協力：妻と関係性は良好で、協力的
宗教・信仰：なし
嗜好：飲酒；付き合いで少し飲む、家では飲まない
喫煙：なし
性格：性格：面倒くさがり、大雑把

入院前の生活の様子（生活のリズム）
食事：　　⬭自立⬭　　介助必要　　　状況
清潔：　　⬭自立⬭　　介助必要　　　状況
運動・活動：　　⬭自立⬭　　介助必要　　状況
日常の活動範囲　　通勤は自動車を使用している。出勤は7：30で帰宅は22時前後。
　　　　　　　　　残業も多く、夜中に帰宅することも週に1日程度ある。
排泄：　　⬭自立⬭　　介助必要　　　状況
コミュニケーション：⬭問題なし⬭　　難聴　　　　筆談が必要
理解力：⬭普通⬭　　忘れてしまう　　その他
その他：目のかすみがある
本人がいつも使用しているもの：特になし

●アセスメントシート（1）　健康知覚－健康管理パターン

機能的健康パターン	S：主観的情報　O：客観的情報	分析・解釈
1 健康知覚・健康管理	**①成長・発達** O：Tさん　　55歳　2型糖尿病　高血糖 10月15日入院 O：仕事：編集・出版会社課長 仕事内容：主にデスクワーク。通勤は自動車を使用している。出勤は7：30で帰宅は22時前後。残業も多く、夜中に帰宅することも週に1日程度ある。家族構成：本人・妻・長男（大学2年生）の3人暮らしキーパーソンは妻で関係性は良好で、協力的。性格：妻の発言では面倒くさがり、本人の発言では大雑把。 **②健康状態の認識** S：「外来時、栄養指導も妻と聞いて以前は外食が多かったですがお弁当に変えて気をつけてましたよ。夕食がね、22時頃帰って食べることが多くてね」 「平日夜は外食も多かったですね」 「夕食は食べ盛りの息子がいるので、油ものが多いです」「インスリン注射になることを聞いたときは本当にショックでした」 「先生から、もう少し糖尿病の勉強が必要と言われちゃいました。頑張ります」 **③健康／疾患・身体障害の管理** 「今回、歯が痛み出して、あっという間に腫れてしまって、食事が噛めないし、痛みも強くなって1日の中で食事がとれない時はリンゴジュース1本飲んでね、そんな時はインスリンも必要ないと思って打たなかったんです。ダメなんですかね」 O：1日4回簡易血糖測定を行っている。会社に持って行くことを失念し、昼食前の記録がないことがある。測定値は、110〜300mg/dL。 O：15年前に、2型糖尿病と診断、外来通院。経口血糖降下剤内服、食事療法でコントロール血糖コントロールがうまくいかない状態が続き、2か月前よりインスリン	T氏は成人期で、エリクソンの発達段階では、生殖性対停滞、世話、ハヴィガーストの発達段階では、中年期と考えられる。この時期は家庭的、社会的役割が大きい一方で、体力の限界、慢性的な病気など引き起こしやすい時期である。T氏も編集・出版会社課長で、仕事を意欲的に行い、家庭では妻・長男（大学2年生）がおり、父親としての役割を果たしてきた。不規則な生活のなかで血糖コントロールがうまくいかない状態が続き、糖尿病は15年前に診断されていた。外来では、3か月に1回栄養指導に妻とともに参加、外食も控えて妻のお弁当を食べていた。毎食前には自己血糖測定を行い、インスリン注射も、規則正しく行っていたなど、患者、家族なりに努力してきたと考えられるが、血糖コントロールがうまくいかず、2か月前からインスリン注射の導入が行われていた。その原因としては、22時頃の遅い夕食、残業も多く、夜中に帰宅することも週に1日程度、油ものが多い食事、外食が考えられる。また、日ごろの運動量も少なく、インスリン抵抗性の増大につながりやすい。 今回3日前より、歯痛があり食事が噛めない状況が続いたが、仕事の調整がつかず2日間放置し、効果的な糖尿病の管理が行えなかった。その影響が白血球やCRPの上昇が現在あり感染徴候が続いている。糖尿病は好中球遊走能や貪食能の低下をまねき、免疫力を低下させるため易感染性が高いが、知識の不足から早期に受診が行えなかったことが考えられる。また、シックデイの知識の不足から自己血糖測定やインスリンは、食事が摂れなかったときは必要ないと考え、自己判断でインスリンを中止してしまい打たなかった。また、右足の裏に大きな胼胝があり軽度発赤しているが、本

療法(朝ヒューマログ注カート　3単位 朝食前、ヒューマリンR　2単位　昼、夕食前)が開始された。外来では、栄養指導(1800kcal)に妻とともに3か月に1回参加、外食も控えて妻のお弁当を食べていた。毎食前には自己血糖測定を行い、インスリン注射も、規則正しく行っていた。入院時の状態、現在食欲はあり、右頬の腫れあり歯痛はおさまっている。空腹時血糖:350mg/dL、HbA1c:8.0%、体温:37.3℃、呼吸数:19/分、脈拍:74/分、血圧136/78m mHg WBC　12万個/μL、CRP　3.5 mg/dL　TP　6.7g/dL Alb4.2g/dL　BUN　19mg/dL　Cr1mg/dL　K4 mEq/L　外来で、全身状態を確認した際、右足の裏に大きな胼胝があり軽度発赤しているが、本人は気づかなかった

④健康上の目標・見込み

S:「先生から、もう少し糖尿病の勉強が必要と言われちゃいました。頑張ります」

O:治療方針
食事療法を1日1,600kcal、自己血糖測定を行う。
インスリン療法(朝ヒューマログ注カート　4単位朝食前、ヒューマリンR　4単位　昼、夕食前)サワシリン錠250mg　1日3回毎食後
高血糖の改善と血糖コントロール、糖尿病の教育入院を勧められた。

⑤安全:感染、転倒

S:「先生は、糖尿病の人はばい菌に弱いとおっしゃったんです、足も自分で毎日みないといけないって?そうなんですか?」

O:3日前より、歯痛があり食事が噛めない状況が続いたが、仕事の調整がつかず2日間放置した。自己血糖測定もインスリンも食事が摂れなかった時は必要ないと考え、自己判断でインスリンは打たなかった。10月14日、右下歯茎の痛みと右頬の腫れがひどくなり、38.2℃の発熱も

人は気づいていない状況であった。糖尿病の診断から15年経ち、神経症が進行している可能性も高いためフットケアの必要性も理解して管理する必要がある。
2か月前から、インスリン療法が導入されており、まだこの治療について受容しきれていない言葉が聞かれている。

本人の病気の管理に対する学習レディネス、学習者の過去の経験、自己決定のニードなど、問題解決に向けた学習受け入れ状況を確認しながら、患者が治療結果に対しどのように予期し、どの程度効力期待をもっているかを理解したうえで、糖尿病管理の知識不足を補う必要がある。仕事と折り合いをつけながら糖尿病に向き合い、生活するような行動変容を促す必要がある。キーパーソンは妻で関係性は良好で、協力的であるため、指導については妻の協力を得ながら進める必要がある。

あり歯科にて治療を受けた。歯科より、内科受診も勧められ10月15日当院外来受診　右頬の腫れあり歯痛はおさまっている。食事は摂れている。検査の結果で空腹時血糖：350mg/dL、HbA1c：8.0％、水分　体温：37.3℃、呼吸数：19／分、脈拍：74/ 分、血圧136/78mmHg、WBC　12,000/ μL、CRP　3.5 mg/dL、TP 6.7g/dL、Alb 4.2g/dL	

●アセスメントシート（2）　栄養－代謝パターン

機能的健康パターン	S：主観的情報　O：客観的情報	分析・解釈
2 栄養・代謝	①栄養の摂取と消費のバランス S：「外来の時、栄養指導も妻と聞いて、妻が食事に気を遣ってくれていたので、以前は外食が多かったですがお弁当に変えて気をつけてましたよ。夕食がね、22時頃帰って食べることが多くてね。糖尿病で入院は初めてです」 「平日夜は外食も多かったですね」 「夕食は食べ盛りの息子がいるので、油ものが多いです」 「今回、歯が痛み出して、あっという間に腫れてしまって、食事が噛めないし、痛みも強くなって1日の中で食事が摂れない時は、リンゴジュース1本飲んでね、そんな時はインスリンも必要ないと思って打たなかったんです。ダメなんですかね」 O：仕事：編集・出版会社課長 仕事内容：主にデスクワーク。通勤は自動車を使用している。出勤は7時30分で帰宅は22時前後。残業も多く、夜中に帰宅することも週に1日程度ある。家族構成：キーパーソンは妻で関係性は良好で、協力的。外来では、栄養指導（1,800kcal）に妻とともに3か月に1回参加。入院時、身長170cm　体重73kg。検査の結果で空腹時血糖：350mg/dL、HbA1c：8.0％、TP　6.7g/dL　Alb4.2g/dL　食事	T氏は、標準体重 = 22 × 1.7 × 1.7 ≒ 64kg、BMI（肥満度を表す指標）= 73 ÷（1.7 × 1.7）≒ 25.3で肥満度1である。デスクワーク、通勤は自動車を使用しているなど運動が不足するなかで、22時頃帰って食べる、夜の外食、油ものが多い食事など生活の調整が図れず、空腹時血糖：350mg/dL、HbA1c：8.0％のデータから、1〜2か月高血糖が続いてきたと考えられる。外来では、栄養指導（1800kcal）に妻とともに3か月に1回参加していた。T氏の推定エネルギー必要量は、1,570×1.5（身体活動量）≒ 2,355kcalであり、入院中1,600kcalの食事になるため、物足りなさや空腹感を感じる可能性がある。これまでも、妻とともに食事療法を行っており、食事療法を守ろうとする意思やできている部分は認めながら、さらに血糖コントロール改善につながる学習内容を身につけていく必要がある。患者のレディネスを把握し、知識習得の患者の学習段階に配慮して、外食や食事時間の工夫など知識を増やす必要がある。 　また、高血糖の状態に、右下歯茎の炎症を起こしたと考えられ、現在も体温：37.3℃、WBC　12,000個／ μL、CRP　3.5 mg/dLと感染徴候が続いている。右下歯茎に対してのサワシリン錠　250mgはペニシリン系の抗生物資であり、アレルギーや腸内細菌

は摂れている。

治療方針：食事療法を1日1,600kcal（全粥）、自己血糖測定を行う。インスリン療法（朝ヒューマログ注カート　4単位　朝食前、ヒューマリンR　4単位　昼、夕食前）サワシリン錠　250mg　1日3回（毎食後）、高血糖の改善と血糖コントロール、糖尿病の教育入院

②水分の摂取と排泄のバランス

水分摂取量：1,500〜2,000mL（コーヒー、お茶など）排尿回数：8回/日　夜間の排尿回数：4〜5回　尿糖（2＋）、尿中ケトン体（±）、量：正常、色調：淡黄色、混濁：なし。BUN 19mg/dL　Cr 1mg/dL　K 4 mEq/L

③皮膚、毛髪、爪、粘膜、歯などの状態

外来で、全身状態を確認した際、右足の裏に大きな胼胝があり軽度発赤しているが、本人は気づかなかったと言っている。

④体温の調節状態

10月14日、右下歯茎の痛みと右頬の腫れがひどくなり、38.2℃の発熱もあり歯科にて治療受けた。右頬の腫れあり歯痛はおさまっている。検査の結果で空腹時血糖：350mg/dL、HbA1c：8.0％、体温：37.3℃、呼吸数：19/分、脈拍：74/分、血圧136/78mmHg WBC　12,000個/μL、CRP　3.5 mg/dL、TP　6.7g/dL Alb 4.2g/dL

⑤栄養と水分の摂取に影響する因子

S：「今回、歯が痛み出して、あっという間に腫れてしまって、食事が噛めないし、痛みも強くなって1日の中で食事が摂れない時は、リンゴジュース1本飲んでね、そんな時はインスリンも必要ないと思って打たなかったんです。ダメなんですかね」

O：咀嚼と嚥下の機能問題なし。3日前より、歯痛があり食事が噛めない状況が続いたが、仕事の調整がつかず2日間放置した。現在食欲はあり、右頬の腫れあり歯痛はおさまっている。

を減らすために下痢など注意が必要であるが、患者の場合すでに使用後数日たち問題が生じていない。TP 6.7g/dL　Alb 4.2g/dLで現在食事も摂れているため栄養状態は保たれているが、高血糖であることから悪化することも考えられる。また、自己判断でインスリン注射を行わないなどシックデイ時の対応についても指導する必要がある。

外来で、全身状態を確認した際、右足の裏に大きな胼胝があり軽度発赤しており、皮膚統合障害を起こしていると思われるが、本人は気づいていない。糖尿病になって15年であるため、神経症など合併症が進んでいる可能性もある。また糖尿病は、好中球遊走能、接着能、貧食能、殺菌能の機能障害により、免疫力が低下し、易感染になりやすい。日頃より、これらの予防を自分で管理していくことが必要である。感染や皮膚の管理、フットケアの重要性について知識をつけて自己管理の意識を高める必要がある。

●アセスメントシート（3）　排泄パターン

機能的健康パターン	S：主観的情報　O：客観的情報	分析・解釈
3 排泄	O：空腹時血糖：350mg/dL、HbA1c：8.0％、尿糖（2＋）、尿中ケトン体（±）、水分摂取量：1,500～2,000mL（コーヒー、お茶など）排尿回数：8回/日　夜間の排尿回数：4～5回　量：正常、色調：淡黄色、混濁：なし。 BUN　19mg/dL　Cr　1mg/dL　K　4mEq/L 排便1日1回、普通便 15年前に、2型糖尿病と診断され、外来通院。経口血糖降下剤内服、食事療法でコントロールを行っていたが、不規則な生活のなかで血糖コントロールがうまくいかない状態が続き、2か月前よりインスリン療法（朝ヒューマログ注カート　3単位朝食前、ヒューマリンR　2単位昼、夕食前）が開始。 口喝、倦怠感が強い。 治療方針 食事療法を1日1,600kcal（全粥）、自己血糖測定を行う。 インスリン療法（朝ヒューマログ注カート　4単位朝食前、ヒューマリンR　4単位　昼、夕食前）、サワシリン錠250mg　1日3回（毎食後） 高血糖の改善と血糖コントロール、糖尿病の教育入院を勧められた。	排便は問題ないと考えられる。しかし、糖尿病の神経障害と、環境の変化、入院による活動量の低下により便秘を起こす可能性は考えられる。適切な血糖コントロールを行い、規則正しい食事と活動、水分補給を行う必要がある。 　夜間頻尿がみられる。高血糖状態が持続し、血糖値が160～180mg/dLを超えているため、尿糖（2＋）になっている。高浸透圧性利尿により、夜間の排尿回数：4～5回と多くなっている可能性もある。BUN 19mg/dL、Cr 1mg/dL、K 4mEq/L で現時点では腎機能障害はデータからはみられないが、15年の糖尿病の経過があり、高血糖の状態が持続することで、糖尿病の合併症が進む可能性は高いので、経過観察が必要である。現在、排泄行動によって、日常生活に大きな影響は生じていないと考えられるが、高血糖が持続することは、合併症を進ませるため、血糖コントロールを行うことにより、合併症を予防していく必要がある。

●アセスメントシート（4）　運動−活動パターン

機能的健康パターン	S：主観的情報　O：客観的情報	分析・解釈
4 運動・活動	❶ 活動 O：仕事：編集・出版会社課長 　仕事内容：主にデスクワーク。通勤は自動車を使用している。 　出勤は7：30で帰宅は22時前後。残業も多く、夜中に帰宅することも週に1日程度ある。 ❷ 日常的活動・セルフケア O：入院時の状態、口喝、倦怠感が強く、目のかすみの訴えあり。身長170cm　体重73kg。感染症、アレルギーなし。現在食欲はあり、右頬の腫れあり歯痛はおさまって、食事は摂れている。生活動作は自立。 ❸ 活動に関係する事項 S：「先生は、糖尿病の人はばい菌に弱いとおっしゃったんです。足も自分でまいにちみないといけないって。そうなんですか？」 O：15年前に、2型糖尿病と診断され、外来通院。経口血糖降下剤内服、食事療法でコントロールを行っていた。外来では、栄養指導（1800kcal）であったが、不規則な生活のなかで血糖コントロールがうまくいかない状態が続き、2か月前よりインスリン療法。3日前より、歯痛があり食事が噛めない状況が続いたが、仕事の調整がつかず2日間放置した。自己血糖測定もインスリンも食事が摂れなかったときは必要ないと考え、自己判断でインスリンは打たなかった。 10月14日、右下歯茎の痛みと右頬の腫れがひどくなり、38.2℃の発熱もあり歯科にて治療受けた。 現在食欲はあり、右頬の腫れあり歯痛はおさまって、食事は摂れている。生活動作は自立。検査の結果で空腹時血糖：350mg/dL、HbA1c：8.0％、尿糖（2＋）、尿中ケトン体（±）、水分摂取量：1,500〜2,000mL（コーヒー、お茶など）排尿回数：8回/日　夜間の排尿回数：4〜5回　量：正常、色調：淡黄色、混濁：なし。排便1日1回、普通便。体温：37.3℃、WBC　12万個/μL、CRP　3.5 mg/dL　TP　6.7g/dL　Alb 4.2g/dL　　BUN 19mg/dL　Cr　1mg/dL　K　4 mEq/L	T氏は、15年間糖尿病である。外来通院で内服や食事療法を行ってきたが、血糖コントロールの改善には至らず、2か月前からはインスリン療法が開始されている。その原因として、不規則な食生活や外食等デスクワークや車出勤など身体活動レベルはⅠと考えられ、運動量の不足が考えられる。外来では、栄養指導（1800kcal）を行ったが、BMI（肥満度を表す指標）=73÷（1.7×1.7）≒25.3で肥満度1である。ハリス・ベネディクト方程式基礎代謝量(男性)：13.397×体重（kg）＋4.799×身長（cm）−5.677×年齢+88.362≒1570 k calで推定エネルギー必要量は1570×1.5（身体活動Ⅰ）≒2355Kcalであり、治療食1600Kcalは減量を目的にしており、本人にとっては空腹感を感じる可能性があり、現在も体温37.3℃と若干代謝の亢進も考えられ、インスリンを使用していることから低血糖などにも注意が必要である。また、食事量の制限は、活動量とエネルギー消費のバランスを観察する必要がある。適切な活動はインスリンの抵抗性など、良い血糖コントロールを維持することにつながる可能性が高い。現在倦怠感など糖尿病の症状や発熱があり医師から運動療法の指示は出ていないが、今後、適切な活動量についても医師の治療方針を確認しながら、適切な活動量についても学習していく必要がある。 　現在、倦怠感があるが、日常生活行動は自立しており問題はない。また、足の胼胝の炎症がみられるため観察、活動により悪化しないように指導が必要であるが、目のかすみがあるため配慮や工夫が必要である。 検査の結果で空腹時血糖350mg/dL、HbA1c8.0％、体温37.3℃、呼吸数19／分、脈拍74/分、血圧136/78㎜Hg、WBC 12,000/μL、CRP　3.5 mg/dLであり、動脈の硬化による血流不良や易感染などにより、足の病変が悪化しやすく、神経障害を伴う場合、患者の自覚がないまま潰瘍や壊疽まで進行する場合もある。常に患者自

外来で、全身状態を確認した際、右足の裏に大きな胼胝があり軽度発赤しているが、本人は気づかなかったと言っている。
飲酒：付き合いで少し飲む、家では飲まない　喫煙：なし

❹ 成長・発達

55歳　、家族構成：本人・妻・長男（大学2年生）の3人暮らしキーパーソンは妻で関係性は良好で、協力的。性格：面倒くさがり、大雑把

身も足の状態や足病変のリスクに関心をもつ必要があるが、Tさんはこのことをほとんど理解していない。今後自分自身でフットケアを行えるようなセルフケアの確立が必要である。

●関連図　これまでのアセスメントからTさんの全体像を捉えてみましょう。

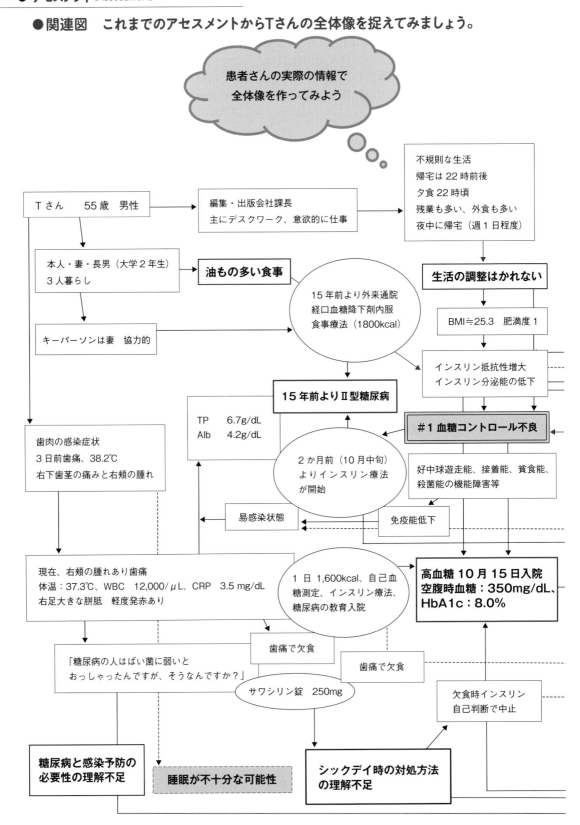

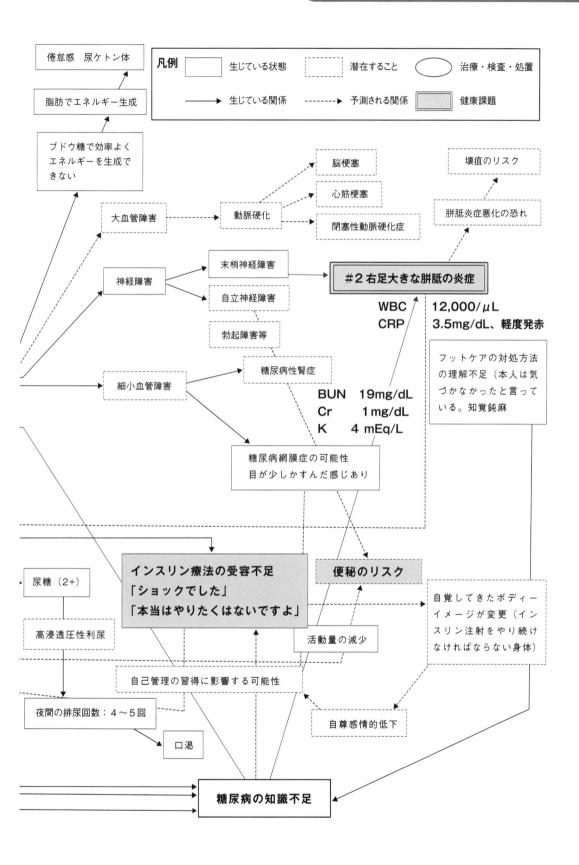

倦怠感　尿ケトン体

脂肪でエネルギー生成

ブドウ糖で効率よく
エネルギーを生成で
きない

凡例　┌────┐ 生じている状態　┌╌╌╌┐ 潜在すること　◯ 治療・検査・処置

──→ 生じている関係　╌╌╌→ 予測される関係　▨ 健康課題

大血管障害

動脈硬化

脳梗塞

心筋梗塞

閉塞性動脈硬化症

壊疽のリスク

胼胝炎症悪化の恐れ

神経障害

末梢神経障害

自立神経障害

勃起障害等

#2 右足大きな胼胝の炎症

WBC　12,000/μL
CRP　3.5mg/dL、軽度発赤

フットケアの対処方法
の理解不足（本人は気
づかなかったと言って
いる。知覚鈍麻

細小血管障害

糖尿病性腎症

BUN　19mg/dL
Cr　1 mg/dL
K　4 mEq/L

糖尿病網膜症の可能性
目が少しかすんだ感じあり

尿糖（2+）

高浸透圧性利尿

インスリン療法の受容不足
「ショックでした」
「本当はやりたくはないですよ」

便秘のリスク

自覚してきたボディー
イメージが変更（イン
スリン注射をやり続け
なければならない身体）

活動量の減少

自己管理の習得に影響する可能性

夜間の排尿回数：4〜5回

口渇

自尊感情的低下

糖尿病の知識不足

ステップ❷ 健康課題(看護問題)

月日	順位	健康課題(○○に関連した△△)	優先順位の理由
10/15	#1	不規則な生活、不適切な食事管理、不適切なシックデイの対処など糖尿病の知識不足に関連した血糖コントロール不良状態	血糖コントロール不良な状態は、歯の炎症や胼胝の炎症を悪化させたり、合併症を悪化させる可能性が高い。血糖コントロールを良好な状態に改善させ、それを維持できるようにすることが何よりも重要であると考える。
10/15	#2	フットケアの対処方法の理解不足、糖尿病の神経障害に関連した胼胝の炎症	胼胝の炎症は新たに発見された問題であり、本人はフットケアの必要性にも気づいていないため、悪化しないように十分な観察と処置が必要である。
10/15	#3	○○に関連した△△	
10/15	#4	○○に関連した△△	

【課題】
#3・・・3つ目以上の健康課題は、アセスメントおよび関連図から導き出し、このリストに整理してみよう。

看護目標 ※退院時の目標

1、血糖が安定し、歯や胼胝などの炎症反応が消失する。
2、フットケアの必要性を理解でき、シックデイ時の対処方法や外食、食事時間など生活のなかで血糖管理の調整ができるような知識を習得して退院できる。

ステップ❸ 計画立案

看護問題	#1	不規則な生活、不適切な食事管理、不適切なシックデイの対処など糖尿病の知識不足に関連した血糖コントロール不良状態

短期目標	1. 10月22日まで病院の食事療法を守り、空腹時血糖110mg/dL以下に保つことができる。 2. 10月22日まで治療や糖尿病の学習についての疑問や不満を医療者に表現できる。 3. 10月22日まで糖尿病教室に自ら参加する姿がみられ、これまでの生活上の問題点を表現できる。

問題解決のための計画（OP）	問題解決のための計画（TP）	問題解決のための計画（EP）
立案日（10月15日入院当日） 1：現在の状態の把握 ①バイタルサイン・現在の症状 ②痛みや気分不良の有無 ③低血糖症状の有無 ④精神面の変調の有無 ⑤全身倦怠感や動きにくさ程度 ⑥活動量・睡眠、休養の状態 ⑦皮膚の状態・排泄・体重の変化 ⑧検査データ （血糖値・HbA1c・生化学検査・血算値、CRP、尿糖（−）、尿中ケトン体（−）、等） ⑨簡易血糖測定値やインスリン注射の実施状況 2：食事に関する観察点 摂取量1日1,600kcal（全粥）、食欲、間食の有無、水分量 食事療法に対する理解度、不満 3：インスリン注射に関する観察点 インスリン注射の量や部位、時間の厳守 注射の手技（量や清潔操作、安全な医療廃棄物の取り扱い） 4：主治医の指示を守り、筋力運動を行えているか。疲労度など 5：成人の学習理論をふまえた患者教育の観察点（評価の視点） ・学習の準備状態（やる気、動機づけ） ・現在の状態や治療方針に不安や不満がないか	1：1日2回（9：00と18：00）バイタル測定、異常値であれば再検報告 2：体重測定　毎週火曜日10時に行う 3：簡易血糖測定値（毎食前、寝る前）本人が行わない時は促す。血糖値はノートに毎回記載するよう促す。 4：インスリン療法実施確認（朝ヒューマログ注カート　4単位朝食前、ヒューマリンR　4単位　昼、夕食前） ・サワシリン錠　250mg1日3回（毎食後）内服の確認 5：筋力運動（主治医の指示により10分程度、1日3回ベッド上でできる範囲） 足上げ運動左右20回 足関節の屈伸運動左右30回 臥床状態での両膝屈伸運動30回 端座位での肩関節運動40回 6：糖尿病教室参加の呼びかけ毎週月、水、木曜日（14：00〜15：00） 以下のテーマを輪番で行っている 第1回糖尿病とは（専門医） 第2回食事療法について（栄養士）	1：現在の状態や治療方針に不安や不満など受持看護師には話してもよいことを伝える。 2：低血糖症状や対処方法についてこれまでの経験や知識を確認し、低血糖症状時、看護師に知らせるよう伝える。 3：簡易血糖測定値で血糖のコントロール状況を把握する必要性と食欲がない時でも自己判断でインスリン注射を中止しないで、看護師に相談するよう伝える。 4：糖尿病の管理についてどのような学習内容に関心があるのか確認する。 5：糖尿病教室での学習内容を個別指導時に難し過ぎたり優し過ぎず、患者が受け入れ、理解しているか、内容に満足しているか確認する。 6：Tさん自身、今何を目標にしているか確認し、具体的内容であれば達成が容易なこと（例えば、病院での食事療法を1週間守り、血糖値が下がっていることの確認など）提案してみる。 7：糖尿病教室を受講した後、学習内容を自分なりに振り返り、これまでの管理状態と比べての反応や、理解度を確認し、理解が進みにく

・今、患者はどのような学習内容に関心があるのか ・糖尿病教室の内容は難しすぎたり、易しすぎず、患者が受け入れ、理解しているか。 ・自分なりに小さい目標を掲げることができているか ・学んだことを生活に取り入れようとしているか ・指導を受けた内容に満足しているか ・自分なりに振り返ることができているか ・これまでの状態と比べて反応はどうか、変化がみられるか	第3回糖尿病と感染予防 第4回シックデイの対処方法について（糖尿病認定看護師） 第5回糖尿病の合併症（専門医） 第6回糖尿病と運動、フットケア （皮膚・排泄ケア認定看護師） 7：糖尿病個別指導 毎週火曜日、金曜日、他本人の希望時適宜質問等に対応する （14：00～15：00） 場所は病棟のミーティングルーム 妻の予定が可能な時は同伴してもらう。	い内容をパンフレットやリーフレットなど効果的な指導媒体を検討して個別指導で強化する。

ステップ❹ 実施　　ステップ❺ 評価

実施・評価の視点	短期目標①②に達成したことから、健康課題が解決した

看護問題　#1	期待される結果：短期目標(評価日：令和元年10月22日)
不規則な生活、不適切な食事管理、不適切なシックデイの対処など糖尿病の知識不足に関連した血糖コントロール不良状態	①10月30日まで病院の食事療法を守り、空腹時血糖110mg/dL以下に保つことができる。 ②10月22日まで治療や糖尿病の学習についての疑問や不満を医療者に表現できる。→10/22達成 ③10月30日まで糖尿病教室に自ら参加する姿がみられ、これまでの生活上の問題点を表現できる。 ④「外食」の適切な選び方が具体的に言える。 ⑤生活の中で外食や油の多い食事を摂らないための工夫を具体的に言える。 ⑥シックデイの具体的な対応の仕方を言うことができる。

計画・実施したこと	得られた情報	評価
OP：1～5観察 TP：1～5の実施 6の第2回「食事療法」第3回「糖尿病と感染予防について」第4回「シックデイの対処方法について」に参加。 7糖尿病個別指導2回実施。 EP：1～7実施	S：「病院は食事の量少ないね、足りないな。今までが食べ過ぎかな」 「栄養士さんの講義聞いたよ。今までも聞いたことある内容が多かったな、外食のことがちょっとしか話さなかったけど、そこを詳しく知りたいね」 「血糖値がよくなってるね。うれしいな」「糖尿病の人は、感染を起こしやすいみたいだね。俺も虫歯から感染したのかな。どうやって防げばいいのかな？」 「インスリンも勝手に打たなかったらだめなんだって、食べない時はどうするの？」 O：食事全量摂取、筋力運動や血糖測定値やインスリンも自ら行っている。間食を行っている様子はない。糖尿病教室は、同室の患者と誘い合い自ら参加している。10月22日空腹時血糖 100mg/dL、HbA1c 7.5％、尿糖（－）、尿中ケトン体（－）、WBC 6,000/μL、倦怠感、歯痛もない。	A：治療食に対し、入院前の食事量より少ないため、不満をもっていると思われるが、受持看護師に気持ちを表出し、間食も行っていないため治療を守ろうとする意思が感じられる。また、10月22日空腹時血糖が正常化し、HbA1cも下がっていることを本人も自覚し、今後の学習意欲につながることが考えられる。期待される結果の①についてはまだ1週間しか経過してなく血糖値の確認が必要であるため、継続し30日に再度評価する。 ②は今後も行えると判断し解決とする。糖尿病教室での学習内容を自分のことにあてはめて考えることができていた。順調に学習の理解が進み、関心が高められていると考えられる。集団指導では限界があるため、本人に目標を立ててもらい、本人に必要な具体的な内容を指導していく。「外食」については個別の栄養指導を主治医と検討し、「感染をどうやって防げばよいのか」「シックデイの時、具体的にどのように対処す

計画・実施したこと	得られた情報	評価
	＃1の計画に追加しよう。	るか」については退院までに主治医にも相談して個別指導で強化する必要がある。指導媒体は、面倒くさがりな性格であるため、一目でわかるリーフレットなど効果的と思われる。残りの糖尿病教室での学習から出る疑問なども整理して指導につなげる必要があり、期待される結果③は評価日を延長して再度評価を行う。 そして、期待される結果④⑤⑥を新たに追加する。 また、TP⑧追加、本人と相談のうえ、この1週間で何ができるようになるか目標を立てる。
評価日 評価内容	**評価日10月22日** ＃1の期待される結果①②は達成した。 ③は学習内容が完結していないため評価日を10月30日まで延長する。 期待される結果④⑤⑥を新たに追加する。 次回10月30日に再評価。	

※続けて、看護問題「＃2フットケアの対処方法の理解不足、糖尿病の神経障害に関連した胼胝の炎症」についても、＃1と同様に、ケアの実施と評価をまとめていきましょう。

看護サマリー

情報の総括	看護目標
・Tさん、55歳 ・診断名：2型糖尿病　高血糖　10月15日入院 ・仕事：編集・出版会社・課長　　保険：社会保険本人 ・既往歴：なし ・妻と息子の3人暮らし　　キーパーソンは妻 ・社会資源の活用：なし ・現病歴の経過：15年前に、2型糖尿病と診断を受ける。外来通院、経口血糖降下剤内服、食事療法施行。血糖コントロール不良で8月よりインスリン療法（朝ヒューマログ注カート　3単位朝食前、ヒューマリンR　2単位　昼、夕食前）が開始された。10月14日、右下歯茎の痛み、右頬の腫れ、38.2℃の発熱もあり歯科にて治療。歯科の勧めで令和元年10月15日当院外来受診、高血糖の改善と血糖コントロール、糖尿病の教育入院。食事1,600kcal、インスリン療法（朝ヒューマログ注カート　4単位朝食前、ヒューマリンR　4単位　昼、夕食前）、サワシリン錠　250mg1日3回。症状改善し、11月1日退院予定である。	#1　血糖が安定し、歯や胼胝などの炎症反応が消失する。 #2　フットケアの必要性の理解ができ、シックデイ時の対処方法や外食、食事時間など生活のなかで血糖管理の調整ができるような知識を習得して退院できる。

健康課題

継続

#1　不規則な生活、不適切な食事管理、不適切なシックデイの対処など糖尿病の知識不足に関連した血糖コントロール不良状態

#2　フットケアの対処方法の理解不足、糖尿病の神経障害に関連した、胼胝の炎症

健康課題についてのケアの経過と残された課題

#1　不規則な生活、不適切な食事管理、不適切なシックデイの対処など糖尿病の知識不足に関連した血糖コントロール不良状態

　食事療法、薬物療法を自ら守り、10月29日空腹時血糖：100mg/dL、HbA1c：7.0％と血糖コントロールがやや改善し、WBC　6,000/μL、CRP　0.4mg/dLと感染徴候、炎症反応も消失している。糖尿病教室に全回参加し、妻も2回参加した。栄養指導も妻と2回参加し、主に「外食」について、仕事と食事のバランスについて指導を受けた。理解はよく、食事時間の調整や外食の摂り方について工夫を自分で話せるようになった。感染防止や神経症症状についても理解が得られた。「シックデイの時、具体的にどのように対処するか」については主治医にも相談して個別指導で強化し、リーフレットを渡している。実際にシックデイにどうするか説明できるようになっている。低血糖についても理解が得られた。病院での学習をどのくらい実生活で実施できるか今後の課題である。

#2　フットケアの対処方法の理解不足、糖尿病の神経障害に関連した胼胝の炎症

> 【ポイント】
> 看護問題ごとに、ケアの実施とその評価、今後の課題についてまとめていきます。ケアの実施内容はS,Oで、評価をA、今後のプランをPとして、SOAP形式でまとめることもできます。

引用・参考文献
1）林直子他：成人看護学概論. 改訂第2版、南江堂、2017.
2）小松浩子他：系統看護学講座専門II成人看護学総論. 医学書院、2019.
3）江川隆子編：ゴードンの機能的健康パターンに基づく看護過程と看護診断. 第6版、ヌーヴェルヒロカワ、2019.

成人看護学（急性期）実習を攻略しよう

成人看護学で学んでほしいこと

　成人期にある人は、年齢層が幅広く、それぞれの年代で社会経験を積み重ねながら、自ら意思決定し自立して行動しています。社会で多様な役割をもつ成人は、食生活や運動、睡眠、禁煙など健康行動の自己管理が困難になると、生活習慣病発症の引き金（危険因子）となります。

　成人の看護では、大人の学習者へのアプローチ（**アンドラゴジー**など）を基本に、急性期、慢性期など健康障害のレベルをふまえながら、個別性を捉え、社会復帰を目指して援助をしていくことが大切です。

　成人看護学実習の急性期編では、周手術期や急性期の治療過程にある患者さんの看護プロセスを学んでいきます。

　急性期にある患者さんは、突然の病の発症や慢性疾患の急性増悪などに伴い生命の危機的状態に陥ります。その生命を救うために手術が行われたり、集中的な治療が施されたりすることになります。この急性期の時期は、**生体侵襲**が大きく加わり、身体反応が著しくなります。この時期を無事に乗り越えなければ命が救えないだけでなく、回復期や維持期といった自分らしい生活を取り戻す段階を迎えることができません。急性期看護学実習では、よくなるか悪くなるかの瀬戸際という重要な局面にある患者さんを支える看護を体験していくことになります。

●生体侵襲とは
　生体に対して何らかの刺激を与えることで、変化をもたらす外力や刺激。手術や薬剤投与、腫瘍や炎症、中毒や感染、恐怖や不安などの因子がある

事例の疾患・病態

　本事例は、急性心筋梗塞で発症した成人期にある患者さんです。成人期に発症する代表的な疾患として、がん（悪性新生物）、心疾患（虚血性心疾患）、糖尿病、慢性腎不全、COPD（慢性閉塞性肺疾患）、脳梗塞などがあります。

活用するアセスメント枠組み

本事例では、ゴードンの機能的健康パターンを用います。このゴードンのアセスメント枠組みは、あらゆる場面、年齢層、健康レベルの対象に適用することが可能です。対象の情報を収集し、全人的なアセスメントをすることができます。11の機能的健康パターンをアセスメントし、健康課題を捉えていくことが可能であり、このような枠組みを用いて看護診断を特定していくことが推奨されています。

●ゴードンのアセスメント枠組みとは
第 3 章 p.76 参照

知識を確認しよう

第 1 章および第 2 章目標志向型思考による看護展開と記録、第 3 章ゴードンの機能的健康パターンによる看護過程の枠組みの知識を活用します。

機能的健康パターンは、患者の全体を人間として捉える視点で<u>11パターン（健康知覚－健康管理、栄養－代謝、排泄、運動―活動、睡眠－休息、認知－知覚、自己知覚－自己概念、役割－関係、セクシャリティ－生殖、コーピング－ストレス耐性、価値－信念）</u>の枠組みに沿って分析していきます。①患者さんはどのように機能しているのか、②機能的問題が存在しているのか、③看護の必要性が存在しているのかという 3 つの問いに対する答えを、看護アセスメントと看護診断を用いて分析・解釈します。

成人期（急性期）の患者の特徴と看護のポイントをおさえよう

急性期の日々刻々と変化する患者さんの状態を把握し、次にどのような変化が生じるかを予測しながら、タイムリーにケア計画を立案し実施していく必要があります。その際に、これまで学習してきた病態生理の知識と、患者さんの回復力を高めるようなケアを見極める力が求められます。周手術期の患者さんは、手術の前日か数日前（もちろん緊急入院となり即日手術になる場合もあります）に入院し、およそ 1 ～ 2 週間後には退院していきます。受け持ち開始時点までの、患者さんの医学的状態を把握し、どのような病態にあるのか、それに対してどのような治療が行われているのかを、まずは理解していくことが重要になります。

① 意思決定支援
成人は、自己の意思決定によって治療を選択し、セルフケアの方

法を獲得していきます。患者さんに十分な説明を行い、納得して治療を受けられるよう意思決定への支援を行うことが大切です。手術も患者さんの意思決定のうえに成り立っています。急性期においても生命危機の状態で意思疎通が困難な患者さんの場合には、家族へ十分な説明を行い、患者さんの意思を反映した同意を得ることが重要です。

② 健康障害に応じた看護

　成人の対象それぞれの健康障害の程度に応じた看護を実践するためには、基本的な知識と対象の個別の状況に応じた病態の理解、看護方法の知識と技術が要求されます。成人期の多い疾患に対する基礎的な理解をベースとして、個々の対象の病態、治療や検査の方法、看護方法、看護技術など、その対象の健康障害に応じた専門的な知識と技術が必要となります。

③ 理論の活用

　さまざまな理論や概念を活用することで、対象の理解がさらに深まります。疾患や治療によってどのような合併症が生じやすいのか、今後どのような回復経過を辿りそうなのか、生体侵襲理論をもとに予測していく必要があります。この予測的な判断が、異常の早期発見と重症化の予防につながり、命を救い守ることにつながります。それこそが、急性期看護学実習での一番の肝になります。

①　発達課題（エリクソン、ハヴィガースト）

　成人期とはどのような時期でしょうか。「大人」とはどのような人々をさすのでしょうか。病気の発症によって、発達課題にどのような影響があるのでしょうか。エリクソンの発達課題やハヴィガーストの発達段階を用いて、成人期の患者さんの健康障害による発達課題への影響を考えてみましょう。

②　生体侵襲理論（moore ムーアの手術侵襲に対する生体反応）

　ムーアの手術後の生体反応では、第1相（傷害期）は異化期ともいわれ、神経系・内分泌系反応が中心に現れる時期です。水分・電解質平衡が正常化していく第2相（転換期）、内分泌反応が正常化し蛋白質代謝が同化傾向となる第3相（同化期）、第4相（脂肪蓄積期）までの経過をみていきます。また、創傷治癒過程（血液凝固期、炎症期、増殖期、成熟期）の変化を捉え、創傷治癒遅延などの異常がないかアセスメントし、看護実践に活かしていきます。

③　フィンクの危機モデル（Fink, S.L.）

　急性期の患者さんの看護では、身体の安定化をはかることが最優先となりますが、心と身体は一対です。手術や薬物療法はその病態メカニズムにはたらきかけますが、本人の回復意欲が維持されてこそ回復へとつながります。元の生活にいち早く戻っていただくために、心理的なケアや早期からの教育的なかかわりも同時に行われます。実習で受け持つ患者さんの多くは、何らかの手術を受ける方になるでしょう。生体侵襲反応だけでなく、手術を受けるという人生でかなり重大な出来事や、集中治療室（以下、ICU）やハイケアユニット（HCU）、リカバリー室のような非日常的な環境や状況におかれることで、さまざまな身体的苦痛や不快を知覚します。心理的にも社会的にも大きな動揺がもたらされます。

　このような**危機**（ショック性危機）に陥った患者さんの心理面の理解には、フィンクの危機モデルが広く用いられています。<u>危機に適応していくまでの4局面（衝撃、防衛的退行、承認、適応）を表</u>したプロセスを活用し、患者さんが危機を乗り越え、合併症なく安心して回復し退院するための援助が重要になります。

④　ガイドラインやクリニカルパス

　手術患者など急性期患者の看護では、EBM/EBPの時代背景を受けて、多くの疾患の最新のガイドラインが作られ治療の標準化が図られています。実習では**ガイドライン**や**クリニカルパス**を活用することも有効です。虚血性心疾患、心大血管疾患緊急手術後の患者さんでは、<u>急性期（第Ⅰ相）から回復期（第Ⅱ相）、維持期（第Ⅲ相）まで、継続的な心臓リハビリテーション</u>が行われます（**図1**）。

●危機とは
　脅威・喪失・挑戦などの困難に直面した時に、これまでに用いていた方法では解決できない場合に生じる強度な不安と混乱の状態をいう（キャプラン Caplan,G.）

●ガイドラインとは
　証拠を示すデータに基づいて、複数の専門家の合議の結果、推奨する検査・治療などの対処法を公開したもの。指針

●クリニカルパスとは
　疾患の治療ごとに検査・看護などの治療内容・スケジュールの標準モデルをつくり、それに基づいて医療を管理する方法

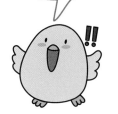

対象に必要な理論を判断するためには、まずは基礎知識をしっかり復習することから！

病日	PCI当日	2日目	3日目	4日目	5日目	6日目	7日目	8～10日目	11～13日目	14日目
到達目標	急性心筋梗塞およびカテーテル検査に伴う合併症を防ぐ	室内自由	急性心筋梗塞伴う合併症を防ぐ	心筋虚血が起きない	・心筋虚血が起きない ・服薬自己管理ができる ・退院後の日常生活の注意点について知ることができる			・服薬自己管理ができる ・退院後の日常生活の注意点について理解できる	・亜最大負荷で虚血が起きない ・退院後の日常生活の注意点について言える	退院
安静度	圧迫帯除去後、床上自由	室内自由	負荷合格後、トイレまで歩行可	200 m病棟内自由（200 m×3回/日歩行を課す）	・亜最大負荷試験合格後は入浴可および院内自由 ・リハビリテーション棟でリハビリ実施					
清潔	・洗面介助 ・全身清拭	・洗面は室内洗面台使用 ・全身清拭、洗髪、足浴		・洗面は室内洗面台使用 ・清拭は背部のみ介助、洗髪	・シャワー浴					
患者教育	・急性心筋梗塞パンフレット、患者用パスに基づき説明する（安静度、二重負荷回避、症状出現時のナースコール） ・排便コントロール		・安静度、二重負荷回避、排便コントロールについて説明 ・心臓リハビリテーションについて説明 ・日常生活上の注意点について説明 ・服薬指導、内服自己管理		・緊急受診方法 ・発作時の対処方法 ・服薬、食事、禁煙について説明			・指導内容を確認		
処置・負荷試験（※表1負荷試験の判定基準参照）	・採血（CK最高値到達まで3時間ごと） ・ECG（6時間ごと） ・心エコー ・ヘパリン持続 ・シース抜去 ・圧迫帯除去	・採血 ・ECG（6時間ごと） ・心エコー ・ヘパリン終了 ・尿カテーテル抜去	・ECG（1回/日） ・50 m歩行負荷試験	・ECG（1回/日） ・200 m歩行負荷試験	・ECG（1回/日） ・心臓リハビリテーションエントリーテスト（非エントリー例では6日目に500 m歩行負荷試験）			・ECG（1回/日）7日目まで ・心臓リハビリ室で運動療法（非エントリー例ではマスターシングル試験またはシャワー浴負荷試験）		

出典：日本循環器学会編、急性冠症候群ガイドライン［2018年改訂版］. （国立循環器病研究センター例）. P79. 2019

図1　急性心筋梗塞PCI治療後のクリニカルパス例　（急性期～回復期　14日間パスの例）

表1　急性心筋梗塞に対する急性期リハビリテーション負荷試験の判定基準

1．胸痛、呼吸困難、動悸などの自覚症状が出現しないこと。
2．心拍数が120/分以上にならないこと、または40/分以上増加しないこと。
3．危険な不整脈が出現しないこと。
4．心電図上1 mm以上の虚血性ST下降、または著明なST上昇がないこと。
5．室内トイレ使用時までは20mmHg以上の収縮期血圧の上昇・低下がないこと。
　　（ただし、2週間以上経過した場合は血圧に関する基準は設けない）

（日本循環器学会. 2012より）

・急性心筋梗塞とは
　冠血管の高度な虚血による心筋組織の不可逆的な心筋壊死である。
　冠血管は、右冠動脈（RCA）、左冠動脈（LCA）に分かれる。AHA（米国心臓協会）では、冠動脈の15の枝に番号（＃1～＃5）をふっている

事例紹介　心筋梗塞のＡさん

患者：Ａさん、62歳、男性

主訴：胸痛

現病歴：20年前から検診で高血圧、高脂血症が指摘され、定期的に近医に通院していた。アダラート、スタチンが処方されていた。ときどき胸部が苦しくなることがあったが、安静にすると消失していた。15年前に胃潰瘍を患ったことがありその症状と似ていたため、ストレスや食事が原因かと考えていた。11月23日昼過ぎに妻とともに買い物に出かけた際、胸部に違和感を覚えていたがしばらくすると気にならなくなった。同日、入眠前に胸部の痛みが再度出現。その後も強い胸痛が持続し冷汗が出ていたため、妻の運転のもと救命救急センター受診となった。12誘導心電図検査の結果、急性心筋梗塞が疑われ、緊急入院となった。

●データベースシート

患者氏名・性別	年齢	入院年月日	受け持ち年月日
A氏　　　㋳・女	62歳	令和元年　11月　23日	令和元年　11月　24日
診断名 急性心筋梗塞	職業（職責）：無職 　　（元　不動産業を経営していたが、2年前にリタイアし息子に店を譲った）		

【主訴】胸痛

【現病歴】（今回入院した病気の発病から入院まで、現病歴に対して受けた指導も含む）

20年前から検診で高血圧、高脂血症が指摘され、定期的に近医に通院していた。アダラート、スタチンが処方されていた。ときどき胸部が苦しくなることがあったが、安静にすると消失していた。15年前に胃潰瘍を患ったことがありその症状と似ていたため、ストレスや食事が原因かと考えていた。11月23日昼過ぎに妻とともに買い物に出かけた際、胸部に違和感を覚えていたがしばらくすると気にならなくなった。同日、入眠前に胸部の痛みが再度出現。その後も強い胸痛が持続し冷汗が出ていたため、妻の運転のもと救命救急センター受診となった。12誘導心電図検査の結果、急性心筋梗塞が疑われ、緊急入院となった。

●入院してから受け持つまでの経過

来院時、意識は保たれており、前胸部痛を強く訴えていた。意識レベルE4V5M6、血圧200/104mmHg、呼吸回数　20回/分、脈拍数　95回/分、体温　36.6℃、SpO$_2$ 95%（room air）、肺野にわずかに湿性ラ音あり。WBC 6,100/μL、CPK 221U/L、CK-MB 6.6ng/ml、AST 32U/L、ALT 18 U/L、LDH 263U/L、トロポニン 0.128ng/mL、NT-proBNP 153pg/mLであった。12誘導心電図の結果，洞調律、左室肥大、Ⅱ・Ⅲ、aVf、V4-6 でST上昇、Ⅰ、aVLにてST低下を認めた。ミオコールスプレーを舌下に1プッシュしたが、痛みの軽減はなかった。下壁誘導のST上昇を認めておりSTEMIが疑われ、ヘパリン6,000Uを静脈注射し、緊急心臓カテーテル検査と治療が施行された。

心臓カテーテル結果（右橈骨動脈アプローチ）

RCA：＃1 90% 石灰化、LCA：＃8 100%、＃9 90%、#14 25%

LAD＃8 が責任病変と判断され、血栓吸引および経皮的バルーン血管形成術（POBA）にて末梢までのTIMI-3の血流を獲得し終了。RCA＃1 は未治療である。カテーテル施行後は、絶飲食、ベッド上安静指示の元、CCUに入室し綿密なモニタリングが開始となった。CCUでは、血圧170～180/80～100mmHg、心拍数70～90回/分、一過性に心室頻拍が15秒程度続いたがその後、自然消失し、心室性期外収縮5回/分程度で、再梗塞なく経過している。しかし、受け持ち開始時点（11月24日13時：発症後1日目、カテーテル後10時間）では、いまだ酵素のピークアウトを認めていない（CPK 2292U/L、CK-MB 249ng/mL、トロポニン 5.140ng/mL）。ヘパリンナトリウム 400U/H（4mL/H）、ニコランジル7mg/H（7mL/H）、ソルデム1＋パンテニール500mgが80mL/Hで投与されている。

BMI：26.2（身長 167cm、体重 73kg）

●既往歴	感染症
例：50歳　検診にて高血圧、 　　高脂血症を指摘。 　　近医にて定期的にフォロー 　　を受け、内服継続中 　　55歳　胃潰瘍　内科的治 　　療で完治	なし・あり、HB（　）、HCV（　）、梅毒（　）、HIV（　）、MRSA（　）、 結核菌（　）、その他（　　　　　） アレルギー　無・有

【治療方針・説明内容】

医師から、急性心筋梗塞が疑われるため、緊急で心臓カテーテル検査と治療が必要であることが説明される。検査後には、主病変である部分の狭窄は、血栓を吸引しバルーンで広げることで解除できたが、もう1つ狭窄部位がある。1週間後を目途に再度治療を行う予定である。心臓へのダメージがあるため、安静の保持をしながら、少しずつ活動に耐えられるかリハビリテーションを行い、自宅へ退院していただくことを目指すと説明される。酵素系のピークアウトまで、絶飲食、ベッド上安静。

【病気や入院・治療に対しての本人・家族のとらえ方】

「まさか自分が心筋梗塞になるなんて、思っていなかったです。死ななくってよかった。前に胃潰瘍やったことがあったんですが、その時の痛みと似ていたので。でも、昨日のは本当に痛かった。今はだいぶ楽になりました」

「自分ではどうしようもないので、先生方にお任せするしかないです」

「もともと、血圧が高かったし、高脂血症って言われていたから、それが悪かったのかな。たまに薬を飲み忘れてしまったりもありましたが」(本人)

「ほんと痛そうで冷汗かいていて、なんか変だと思ってびっくりしました。まさかこれが心筋梗塞だなんて。下手すると死んじゃう病気なので、助かってよかったです。しっかり治してほしいです」(妻)

【家族構成】	【入院前の生活の様子（生活のリズム）】
	キーパーソン：妻

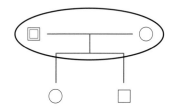

妻60歳。長女（36歳）と長男（34歳）がおり、それぞれ世帯をかまえ近隣に在住。

起 床	_____	就 寝
5：30		20：30

家族の協力：妻との関係性は良好。仕事は息子に任せている。妻と息子にはなんでも相談できる

宗教・信仰：無

嗜好：飲酒：付き合いで少し飲む程度。現役時には、習慣的に飲酒や外食の機会が多かった。
　　　喫煙：7年前まで10本/日　35年間（20歳〜55歳）　　　趣味：釣り、庭いじり

性格：性格：責任感が強く、まじめで几帳面

【入院前の日常生活について】

食事：　(自立)　　　介助必要　　　　状況

清潔：　(自立)　　　介助必要　　　　状況

運動・活動：　　(自立)　　　　介助必要　　状況

日常の活動範囲　　　現在は無職。たまに息子の仕事の相談を受けたりするが、妻とともに規則正しい生活を送っている。近隣の友人と釣りに行ったり、庭いじりをしながら楽しんでいる。

排泄：　(自立)　　　　介助必要　　　状況

コミュニケーション：　(問題なし)　　　難聴　　　　　筆談が必要

理解力：　(普通)　　　忘れてしまう　　　その他（
　　　　　　　　　　　　　　　　　　　　　　　　　　）

その他：なし

本人がいつも使用しているもの：ペースメーカー・補聴器・義肢・歩行器・杖・車椅子、人工肛門・人工膀胱・義歯 (部分)　総入れ歯)

ステップ❶ アセスメント (Assessment)

　次に、ゴードンの機能的健康パターン（11領域）のアセスメントガイドに沿って情報を収集・整理し、アセスメントしていきます。ここで注意が必要なことは、単に11領域ごとに情報を整理すればアセスメントができるわけではないということです。特に、急性期実習の場合には、病態や治療が患者さんにどのような影響を及ぼすのか、その影響の判断が非常に重要になります。疾患や治療が悪影響を及ぼしていないか、合併症が生じていないのかを意図的に情報収集していくこと（＝早期に発見し対応していくこと）が、看護介入として重要になります。

　まずは、いまの疾患の状態の理解とその治療を押さえることを優先しましょう。よく「情報が十分にない」という声が学生さんから聞かれますが、そろっていないのは当然です。身体的な安定が図られていないなか、患者さんとお話しすることはままなりません。患者の回復と合わせて少しずつ情報を収集し、患者さんの全体像を把握していきましょう。

●情報収集の視点

病態の理解と治療の影響を予測する（身体反応に焦点を当てた情報）

　急性心筋梗塞は、発症から治療までの時間や梗塞部位が患者さんの予後に影響します。冠動脈インターベンション（経皮的冠動脈形成術 percutaneous coronary intervention；PCI）直後は、致死的不整脈や再灌流部位が閉塞する可能性もあり、ベッド上での安静が必要になります。また、心拍出量の低下、左室の拡張末期圧の上昇により左房から左室への血液流入が障害されると、肺うっ血や低酸素血症をきたし、呼吸機能にも影響を及ぼします。循環動態や呼吸状態に注意し、観察することが重要になります。

生活を再獲得していくための能力を判断する（生活者の視点に立った情報）

　PCI後の翌日から、心臓リハビリテーションプログラムに沿った離床を開始します。人が生活していくうえでは、活動・排泄・清潔・整容・他者との関係性維持など、最低限整っていな

いと成り立たないことがあります。ここでは、今後、社会で生活していくうえで必要となる活動が順調にスタートできる状況にあるか、運動に伴う循環動態の変化を注意深く観察しながら、異常が生じた時にはリハビリテーションを中止し、適切な対応をとることが必要になってきます。また、療養していくうえでの心理的な反応、生きていくうえで大切にしている価値や信条、他者からのサポート状況等について、情報を把握しながら介入に取り入れていくことが重要となります。

必要な知識（ここを知らないと先に進めない！）
・　急性心筋梗塞の病態生理
・　急性心筋梗塞に生じやすい合併症
・　経皮的冠動脈形成術（PCI）とは
・　PCIに伴う合併症
・　PCI後、患者がおかれる環境について
・　今後の生活において、気をつけなければならないこと

意図的な情報収集が必要なこと
- 心筋虚血に伴う、組織破綻、ポンプ機能低下が循環動態に与える影響
- 心拍出量低下や肺うっ血による呼吸機能への影響
- カテーテル治療に伴う、合併症の発症がないか
- 心臓リハビリテーションに耐えるだけの身体機能があるか
- 今までの生活状況と、これからの生活について、本人や家族の思いや考え方

ゴードンの機能的健康パターン11領域ごとのアセスメント
令和元年11月24日13時の時点（発症後1日：PCI後10時間）、受け持ち開始当日

領域	Aさんの情報の整理	アセスメント
健康知覚－健康管理	70歳、男性 既往歴：高血圧症、高脂血症、胃潰瘍 現病歴：11月23日に急性心筋梗塞を発症し、＃8にPCI施行。残枝＃1あり、ピークアウト未確認。 　翌日から心臓リハビリテーションが開始予定。1週間後に＃1に対してPCI予定。 　入院前は、自宅で自立して生活していた。内服などの管理は、自分で行っているが、時折飲み忘れもあった。 　健康管理は自身で行っており、ある程度規則正しい生活をしている。週に3日は、妻とともに家の周りを散歩していたり、近隣に住む友人と釣りをしたり庭いじりをしたりしながら過ごしていた。 S：「まさか自分が心筋梗塞になるなんて、思っていなかったです。前に胃潰瘍やったことがあったんですが、その時の痛みと似ていたので。でも、昨日のは本当に痛かった。今はだいぶ楽になりました」 S：「自分ではどうしようもないので、先生方にお任せするしかないです」 S：「もともと、血圧が高かったし、高脂血症っても言われていたから、それが悪かったのかな。たまに薬を飲み忘れてしまったりもありましたが」 既往歴に対する内服薬：降圧薬、高脂血症薬 心筋梗塞の治療：抗血小板薬（ヘパリン）、冠動脈拡張薬（ニコランジル）、維持輸液（ソルデム1） 喫煙は15年前にやめた。飲酒は機会飲酒	現在、心筋梗塞の治療のため、薬剤（点滴）の投与と、安静指示が出されている。また、絶飲食であり、医療者に点滴管理が必要な状態である。 　医師からの説明で心筋梗塞に罹患していることは伝えられたが、患者さんが病状をどのようにとらえているかは、まだ不明である。しかし、胸痛に対しては、胃潰瘍の時の痛みと似た感じであったが、それ以上に痛かったという知覚、また、自分ではどうしようもないので医療者にお任せするしかない、という認識でいることが推察できる。同時に、自身の健康管理に問題があったのか、思いを巡らすような発言が聞かれていることから、今後、さらにA氏と対話を進めながら、健康管理において援助の必要性を判断していく必要性がある。 **アセスメントのPOINT！** 心筋梗塞についての知識はどの程度あるか 急性心筋梗塞を発症したことで必要となる健康管理行動の内容はどのようなものがあるか 今の病態によってADLに影響することはないか
栄養－代謝	身長：167cm、体重：73kg、BMI：26.2 　入院前は妻が3食作っていた。栄養が偏らないよう、野菜や魚を中心とした食事内容。咀嚼や嚥下機能の低下は認められず、むせることはこれまでなかった。 　Aさんは1日、1,400kcalの食事を摂取していた。脂っこいもの、塩っぽいものは好きだった。入院後は、現時点では絶飲食であり、経口摂取ができない状況にある。	BMIは26.2で肥満である 　A氏の食事は、入院前から妻が管理していた。現在は、PCI直後かつ酵素系のピークアウトを確認できておらず、絶飲食中である。入院前までの食事内容に加え、冠動脈の再狭窄や再閉塞のおそれがあるため、減塩食や低脂肪などの食事指導が必要となる。

	感染徴候：体温37.5℃、倦怠感なし、悪寒なし カテーテル刺入部：痛みなし、熱感なし、腫脹なし 消化管症状：吐気なし、嘔吐なし、食欲不振あり 水分量：輸液2,000mL、水分出納＋800mL 血液データ：TP 7.3 g／dL、血糖値138mg／dL、総コレステロール263mg/dL、アルブミン 4.5g/dL、WBC 6100/μL、CRP 0.2mg/dL 糖尿病、代謝性疾患の既往なし	入院前は、3食摂取していたが、入院後は摂取量が減っていることから、生体免疫機能・運動機能などが低下する可能性がある。 　カテーテル刺入部の感染徴候はないが、PCI後の侵襲により体温上昇が考えられる。 　来院時の血糖値が高値であることから、指摘されていないが、潜在的に糖尿病に罹患している可能性も考えられる。	

排泄	入院前排尿習慣（1日7回、残尿感なし） 輸液2,000mL、排尿量1,200mL程度 尿比重　1.040 膀胱留置カテーテル挿入中、尿の性状異常なし、浮遊物なし 入院前排便習慣（1日1回、普通便、便秘なし） PCI後の排便なし 血液データ：BUN 16.4mg/dL、Cr 0.78mg/dL 推算GFR 70.9	水分出納はプラスだが、腎機能は正常である。尿比重が高値だが、PCI時に使用した造影剤排泄の影響と考えられる。腎機能が低下した状態でプラスバランスが続くとうっ血する可能性がある。 　PCI後は、ベッド上安静保持に伴い腹圧がかけにくいこと、腸蠕動運動が低下すること、現時点では絶飲食中で食事摂取が不十分であることから、便秘になる可能性がある。排便時に力むと、血圧が上昇し心臓へ負担がかかる可能性がある。

活動－運動	右冠動脈の狭窄率：〈＃1〉90％ 石灰化 左冠動脈の狭窄率：〈＃8〉total（粥腫・血栓） 　〈＃9〉90％　＃14 25％ 〈＃8〉に対して、PCI：血栓吸引、バルーン拡張を試行	＃8に対するPCIにより左冠動脈還流の回復がはかられたが、再狭窄や再閉塞の可能性がある。また、＃1は90％の狭窄が残っており完全閉塞、右冠動脈主の心筋梗塞に陥る危険がある。

注：〈　〉は冠動脈の各部位を示す

血圧100/60mmHg、心拍数60〜80回/分
四肢冷感なし、チアノーゼなし。Nhoria-
stevenson分類 A

呼吸数19回/分、SpO2 96%（大気圧）、呼吸困難無し、呼吸音は前肺野で軽度湿性ラ音あり、努力呼吸なし、胸痛なし

入院時の12誘導心電図：洞調律、左室肥大、Ⅱ・Ⅲ、aVf、V4-6でST上昇、Ⅰ、aVLにてST低下。

PCI後の心電図モニタ：一過性に心室頻拍が15秒程度持続したが、その後、自然消失。PVC5回/分、STの上昇なし。

シース抜去部（右橈骨動脈）の状態：出血なし、腫脹なし、疼痛なし、発赤なし、血腫形成なし。

胸部X線写真：CTR55％

心エコー：EF44%、左室壁の心室中核の心尖部の動きは改善

PCI後の血液データ

	カテ前	カテ後	3H	6H	10H
WBC	6.1	6.3	8.9	8.0	8.8
LDH	263	327	-	573	686
AST	32	82	-	213	263
ALT	18	22	-	40	44
CPK	221	896	1883	2032	2292
CK-MB	6.6	77.2	223.6	245.1	2292
トロポニン	0.128	1.620	2.580	3.300	5.140
NT-proBNP	153	-	-	-	-

血糖 147mg/dL、Hb 13.0g/dL、Ht 38.9％、血小板198/μL、APTT ＞180秒

リハビリ計画　PCI直後：ベッド上安静、術後1日目：圧迫帯除去後ベッド上自由、術後2日目：室内歩行可能、術後3日目：負荷後トイレまで歩行可能の予定

PCIによる動脈灌流は回復したものの、現時点（PCI後10時間の時点）で、CPK、CK-MBは上昇傾向にありピークアウトを確認できてない。したがって、心筋へのダメージ（梗塞に伴う心筋壊死）がどの程度なのか、現在も拡大し続けているのかは判断ができない。心筋梗塞によって、心臓のポンプ機能が低下し、心拍出量の低下、心不全、致死的な不整脈を起こす危険が非常に高い状態にある。さらに、全身への循環が滞ることにより、各臓器への組織循環も低下し臓器不全につながる可能性がある。また、肺循環のうっ滞によりガス交換障害の可能性がある。今後、心臓リハビリテーション開始に伴い、心負荷が増大し、上記の反応が生じやすいため、綿密なモニタリングが必要になる。

アセスメントのPOINT！
冠動脈の再閉塞、狭窄が起こっていないか
心機能の低下がないか
心機能低下からくる呼吸状態の変化がないか
術後のカテーテル刺入部からの出血、刺入部の腫脹（血腫の形成）はないか

| 認知－知覚 | 感覚器の状況：視力障害なし、知覚障害なし、味覚障害なし、聴力障害なし | 年齢相応の認知力は有している。今回の心筋梗塞の病状説明に関しては、それなりに理解できている。 |

認知の状況：日常生活を送る上で特に問題が生じていることもなく、理解力や問題解決能力は相応にある。
仕事も可能である。最近、少し物忘れが増えてきたことを自覚している。
心筋梗塞の発症時に胸痛を自覚していたが、「胃潰瘍と似た痛みがあり、安静にすれば治ると思っていた」

疼痛があっても安静にすれば治ると自己判断をしていたことから、胸痛の増強などを我慢することで、早期発見ができず対応が遅れる可能性がある。また、循環動態（組織循環）の変調やさまざまなストレスにより、せん妄を発症する可能性が高い。

			アセスメントのPOINT！ 患者の認知や知覚の特徴を知る。また、適切に機能していない場合に予測される問題は何か

家族によると「少し、物忘れが多くなってきているような気がするけれど、普通に生活を送っています」と。		**アセスメントのPOINT！** 患者の認知や知覚の特徴を知る。また、適切に機能していない場合に予測される問題は何か
自己知覚－自己概念	**S**：責任感が強く、まじめで几帳面（本人）	A氏は、自身の性格を責任感が強く、まじめで几帳面と表現している。心筋梗塞の罹患が本人のアイデンティティにどのように影響を与えているのかは、まだ不明である。 **アセスメントのPOINT！** 自己の価値や自己能力の認識をどのように評価しているか ボディイメージの変化が生じていないか 疾病や治療によってアイデンティティ（自己同一性）に混乱を起こしていないか
役割－関係	Aさんは60歳で退職後、息子に店（不動産業）を譲り、現在は年金暮らしをしている。仕事への関与は、時折、息子からの相談に乗る程度。 **家族構成**：妻と2人暮らし、子どもは2人いるがそれぞれ世帯をもち別居。 **家族関係**：妻とは約40年連れ添っており関係は良好である。長女は車で30分程度、長男は徒歩10分程度のところに住んでおり、頻回に行き来しあっている。 **S**：「ほんと痛そうで冷汗かいていて、なんか変だと思ってびっくりしました。まさかこれが心筋梗塞だなんて。下手すると死んじゃう病気なので、助かってよかったです。しっかり治して欲しいです」（妻） **キーパーソン**：妻 **友人関係**：ご近所さんと釣りにいくこともある。	基本的に生活は自立しているが、妻が生活を支えてくれている側面が大きい。仕事は引退したが、息子からは時折相談を受けたり、ご近所との交友関係もある。子ども（長女・長男）は世帯をもち別居しているが、家族関係は良好であり、夫として父として大切な存在と認識されていると考えられる。家族内での役割は、入院前と変わらない。 　主たる介護役割は妻に期待されるが、子ども達が妻の情緒的支援者となっている。 **アセスメントのPOINT！** 疾病により役割が変化していないか 周囲に協力者がいるか 病気により家族関係に変化は生じていないか 家族からのサポートは得られているか
セクシュアリティ－生殖	**男性** 既婚者、子どもは2人おり既に成人し世帯をもっている 生殖器疾患はない	生殖器に問題となっている状況はない。今後、夫婦生活を営むためには、運動による心肺への負荷が過剰にならないような配慮が必要となる **アセスメントのPOINT！** 疾病や治療により、その人の生物的な性、文化・社会的な性に影響があるか

コーピング－ストレス耐性	ベッド上安静指示や、絶飲食指示に対して不満をもっている。苦痛表情あり。 　やや活気はないが会話は成立する コーピング方法：何か疑問があったり困ったときは、看護師に質問したり、妻に連絡をしたりしている 　喫煙は7年前に辞めた。飲酒は機会飲酒だが、酒におぼれることはない S：「まさか自分が心筋梗塞になるなんて、思っていなかったです。死ななくってよかった。前に胃潰瘍やったことがあったんですが、その時の痛みと似ていたので。でも、昨日のは本当に痛かった。今はだいぶ楽になりました」 S：「自分ではどうしようもないので、先生方にお任せするしかないです」 S：「もともと、血圧が高かったし、高脂血症と言われていたから、それが悪かったのかな。たまに薬を飲み忘れてしまったこともありましたが」	PCI後に安静を強いられており、ベッド上で安静にいること、絶飲食で経口摂取が叶わないことがストレスになっている可能性がある。まさか自分が心筋梗塞になるなんて思ってもみなかったことに直面し、死んでしまったかもしれないという恐怖を感じつつ、今後どうしていったらよいのかを不安に持っている可能性がある。 　なぜこうなってしまったのか、その原因に思いを馳せながら問題解決型コーピングを図ろうとするものの、よくわからなかったり、自分ではどうしようもないと判断し、医療者にお任せするしかない、という方略を現在はとっていると推察できる。 　安静にともなうストレスは離床するにつれストレスが軽減されると考えられるが、命にかかわる疾患をかかえてしまったという状況を受け止め、健康的な行動に変換できるよう支援していく必要性がある **アセスメントのPOINT！** 病気や治療に関するストレスをかかいていないか ストレスにどのように対処しているか 入院中から退院後をふまえたサポートがあるか
価値－信念	家族のことを大事に思っている 宗教は無宗教	患者さんと家族には、治療や看護に支障をきたすような、特別な価値や信条を持ち合わせているわけではない。 **アセスメントのPOINT！** 治療や看護に影響をきたすような価値や信条をもっているか 患者さんや家族が大切にしているものは何か

●**関連図　これまでのアセスメントからAさんの全体像を捉えてみましょう。**

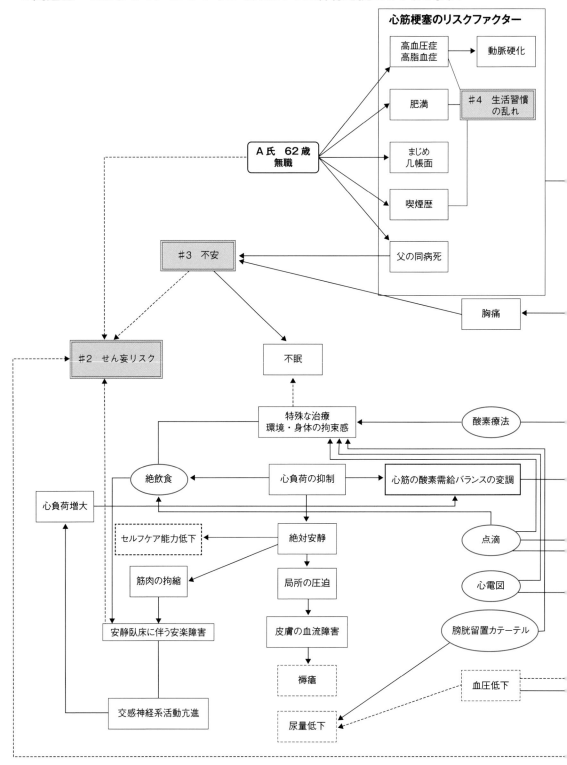

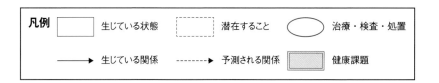

凡例　　□ 生じている状態　　┌┄┐ 潜在すること　　◯ 治療・検査・処置
　　　　─→ 生じている関係　　┄→ 予測される関係　　▨ 健康課題

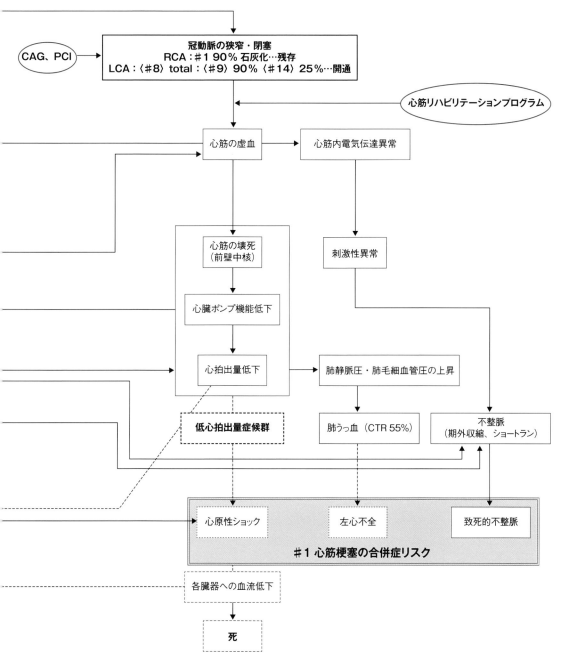

CAG、PCI	冠動脈の狭窄・閉塞 RCA：#1 90% 石灰化…残存 LCA：〈#8〉total：〈#9〉90%〈#14〉25%…開通

心筋リハビリテーションプログラム

心筋の虚血 → 心筋内電気伝達異常

心筋の壊死
（前壁中核）

刺激性異常

心臓ポンプ機能低下

心拍出量低下 → 肺静脈圧・肺毛細血管圧の上昇

低心拍出症候群

肺うっ血（CTR 55%）

不整脈
（期外収縮、ショートラン）

心原性ショック　　左心不全　　致死的不整脈

#1 心筋梗塞の合併症リスク

各臓器への血流低下

死

ステップ❷ 健康課題(看護問題)

　本事例であげる健康課題と優先順位の根拠を示します。特に急性期実習では、先々を見据えた場合に多くの課題が浮かび上がってくることになります。今、どのような課題が克服されなければ、次のステップにいくことができないか、を考えながら優先順位をつけることが重要です。また、関連図を整理することで、「○○に関連した△△」の「○○」の部分を明らかにしておくことが重要です。なぜなら、「△△」は、「○○」が原因となり生じているのであれば、「○○」にはたらきかけることで「△△」の解決につながることが期待できるからです。

月日	順位	健康課題 (○○に関連した△△)	優先順位の理由
11/24	#1	狭窄部位の残存と安静度の拡大に伴い、心筋梗塞後合併症出現のおそれがある = 低心拍出量症候群となり、生命の危機的な状況に陥る可能性が高い状態	心筋の壊死や虚血により、心筋の組織循環が低下しやすい状況にある。その結果、心臓のポンプ機能が低下することで、心拍出量が低下し、重要臓器への循環が維持されず生命の危機的状態となりやすい状況にある。 **生命維持に直結する合併症発生のリスク →早期発見・早期対応**
11/24	#2	心筋梗塞に伴う循環動態の変調、入院による慣れない環境、活動性の低下や不快感に関連したせん妄発症のリスク状態	循環動態の変調や、さまざまな身体的・心理ストレスがかかっている状況にあり、せん妄発症のリスクが高い状態にある。せん妄を発症することにより、交感神経優位となり、心筋の酸素需給バランスが悪化し冠動脈狭窄に伴う狭心痛が生じ、負のスパイラルが予測されるため、介入の必要性が高い。 **#1の合併症発生の促進因子となるせん妄の負のスパイラルを断ち切る予防的介入**
11/24	#3	治療および今後の回復過程への不安	**心筋梗塞という病いをかかえながら生きていく準備を行い生活を整える**
11/24	#4	生活習慣見直しの必要性	**健康管理行動の習得**

【課題】
#3・4の看護上の問題点は、慢性期実習の部分でも特に重要になります。各自、慢性期の部分を再学習し、看護計画を立案できるように学習しておきましょう。

看護目標（結果）【退院時の目標】
1、循環動態が安定し、日常生活が送れるだけの心肺反応が維持された状態になる。
2、狭心痛が出現した場合には、心筋梗塞再発を疑い、適切な受療行動ができるよう知識を習得する。
3、自身の生活を振り返り、心筋梗塞の再発リスクを低減するような習慣を生活の中で組み込むことができる。

ステップ❸ 計画立案

今回は看護診断リストのうち、＃1、＃2の看護計画（案）を記載します。

健康課題	#1 狭窄部位の残存と安静度の拡大に伴い、心筋梗塞後合併症出現のおそれがある	期待される成果 Out come	11月30日まで、低心拍出量症候群に陥ることなく、循環動態が安定した状態で過ごすことができる ・収縮期血圧　≧90mmHg、＜150mmHg ・平均血圧　65mmHg以上 ・心拍数が安定する　50〜100回/分 以内 ・呼吸回数18回/分 以下、SpO2 95%以上維持

問題解決のための計画（OP）	問題解決のための計画（TP）	問題解決のための計画（EP）
立案日（11月24日受け持ち当日） ① バイタルサイン（平常時・リハビリテーション前後） ② 自覚症状（胸痛、動悸、倦怠感、疲労感の有無） ③ 呼吸状態（呼吸パターン、様式、副雑音の有無） ④ 不安・イライラ・入眠状況 ⑤ 四肢冷汗、チアノーゼ ⑥ 下肢の浮腫、下肢以外の浮腫の有無 ⑦ 嘔気、嘔吐の有無 ⑧ 水分出納、尿量、体重増減 ⑨ 12誘導心電図/モニター（心電図所見の観察） ⑩ 不整脈の有無 ⑪ 心エコー ⑫ 胸部X線写真（CTR、肺の透過性） ⑬ 抗凝固薬、カテコールアミンの投与量 ⑭ 血液データ（AST、CPK、CK-MB、LDH、CRP、トロポニン、Hb、Ht、電解質、腎機能） ⑮ 末梢血酸素飽和度、動脈血液ガス分析データ	① バイタルサインや検査データ、症状から循環動態をアセスメントする ② stevenson分類をアセスメントする ③ 胸部X線写真や水分出納から、心臓に負荷がないかアセスメントする ④ 抗凝固薬やカテコールアミンの投与量の確認と副作用をアセスメントする ⑤ 計画に準じた心臓リハビリテーションの実施 ⑥ 指示された安静度の維持 ⑦ 胸痛・不整脈出現時・血圧低下時（心不全徴候の出現時）は速やかに対応し、医師に報告する ⑧ 発作時は12誘導心電図をとる ⑨ 安楽な体位をとる ⑩ 不眠時には睡眠薬を使用し、夜間の入眠を図る ⑪ 不安やイライラの出現時には、訴えを十分に聴いて安心できるようにかかわる ⑫ 許可範囲内で積極的にセルフケアを行えるように図る	① 息苦しさ、胸痛が出現したときは、我慢しないで看護師にすぐに伝えるように説明する ② モニターなどの機器類について説明し、装着への理解を得る ③ リハビリテーション中に起こりやすい症状を説明する ④ 心不全の症状を説明する

健康課題	#2 心筋梗塞に伴う循環動態の変調、入院による慣れない環境、活動性の低下や不快感に関連した、せん妄発症のリスク状態	期待される成果 Out come	11月30日まで、せん妄を発症することなく、現実的な会話ができる ・夜間せん妄/過活動性せん妄を発症しない ・苦痛や不快感を伝えることができる、穏やかに療養することができる

問題解決のための計画（OP）	問題解決のための計画（TP）	問題解決のための計画（EP）
立案日（11月24日受け持ち当日） ① 混乱の徴候と症状（意識・注意・見当識・精神運動活動・知覚異常など）の有無 ② 表情や言動 ③ 体動の程度 ④ 幻覚症状の有無 ⑤ 幻聴の有無 ⑥ 鎮静薬/抗不安薬の種類と投与量 ⑦ 鎮静レベル（RASS） ⑧ 疼痛評価（NRS等）	① 4時間ごとにせん妄評価（CAM-ICUあるいやDST）を行う ② せん妄の誘発誘因をアセスメントする ③ 患者が意思表出したときには汲み取れるよう筆談や読唇などを試みる ④ 不安を緩和できるようはたらきかける ⑤ 安楽な体位に整える ⑥ 疼痛がみられるときには、原因を探索し積極的に緩和する ⑦ 昼夜のリズムがつくよう夜は静かな環境を整える ⑧ 物音の有無や病室内の様子などを確認し、刺激の少ない環境を整える ⑨ 循環への影響と呼吸抑制作用が少なく覚醒が可能である薬剤の使用（例：デクスメデトミジン）を検討し、目標鎮静深度が保たれるよう調整する ⑩ 必要時、リスペリドンの内服投与 ⑪ 患者の身体損傷を予防し、安全を確保するために、状況に応じて抑制の必要性を多職種とともに検討する	① わかりやすい言葉で現状を説明する ② 見当識を高めるかかわりを通して援助する

注：「鎮静レベル（Richmond Agitation-Sedation Scale；RASS）」鎮静剤を使用しながら人工呼吸管理を受けている患者の鎮静深度評価を行うために使用するスケール。患者の状態を－5～＋4の10段階で評価する。

ステップ❹　実施　　ステップ❺　評価

　ステップ③で立案した看護計画を実施し、その結果を評価していきます。この評価は、介入をしたことで生じる患者の反応の評価と、立案して実施した計画内容の評価の２つがあります。

#1に対する実施・評価の記載例

健康課題　#1	期待される結果：短期目標
狭窄部位の残存と安静度の拡大に伴い、心筋梗塞後合併症出現のおそれがある	11月30日まで、合併症出現なく（低心拍出量症候群に陥ることなく）、循環動態が安定した状態で過ごすことができる ・収縮期血圧　≧90mmHg、＜150mmHg ・平均血圧　65mmHg以上 ・心拍数が安定する　50〜100回/分 以内 ・呼吸回数18回/分 以下、SpO$_2$ 95%以上維持

介入に対する患者の反応の評価

計画・実施したこと	得られた情報	評価
OP：1〜15観察 TP：1〜12の実施 EP：1〜4の実施	S：「胸の痛みはほとんどないです」「歩くとやっぱり息があがって疲れるんだよね」「なんで歩いちゃいけないんだよ、体力には自信があるんだよ、早く帰らせてくれよ」 O：11月24日17時（PCI後14時間後　CPK/CK-MB：2553/255.1 11月25日から絶飲食中止→薬剤内服へ 心臓リハビリテーション開始 11月25日stage 1（車椅子乗車）クリア 安静時：HR 60台SR、 BP 140/60mmHg、RR 16回/分、SpO$_2$ 97% 夜間（せん妄）：HR 80台SR+PVC単発、BP 160/80mmHg、RR 20回/分、SpO$_2$ 94% プレセデックス投与、リスペリドン内服 GCS：E4V5M6　時折辻褄の合わない発言あり　DST（+）＝せん妄。ベッドから立ち上がり歩行しようとする 末梢循環warm-dry、浮腫なし、尿量1,500mL/日 胸部X線写真、CTR拡大なし、透過性低下なし 端坐位：BP 150/60、HR 79SR、SpO$_2$ 95% 歩行（80m）：BP 174/70、HR 100SR+PVC、SpO$_2$ 92% 歩行（3分後）：HR 154/56、HR 84、SpO$_2$ 97%	11月24日17時（PCI後14時間後）に酵素系ピークアウトCPK/CK-MB：2553/255.1確認。 BP 160mmHg台で推移していたため、ニトログリセリン3mL/Hで投与開始。その後、ニフェジピン20mg 1錠、エナラプリル5mg 1錠、アスピリン100mg 1錠、エフィエント3.75mg 1錠、タケキャブ10mg 1錠、スロスバスタチン5mg 1錠を朝食後内服へ切り替え開始。看護師管理で定期的に内服されている。 安静時、HR60-70台洞調律、呼吸回数17回/分、SpO$_2$ 96%程度維持されており、stevenson分類Aであり、循環動態は安定している。しかし、心臓リハビリテーション実施時には、歩行の際に、著明な心肺反応が表れ、BP 170mmHg以上、呼吸回数23回/分、SpO$_2$ 92〜93%と基準値を超えるため、stageアップが図れていない状況にある。 労作かつせん妄によって、心筋酸素需要が増し、さらに後負荷が増し心不全発症のリスクが高まっている状況であるため、適切な循環動態を維持し続けなければならない。

評価日 評価内容	**評価日11月30日** 期待される結果は、現時点では達成されているが、今後、残枝＃1に対してPCIが施行予定となっており合併症発生のリスクは高い状態である。したがって、綿密なモニタリング行動を強化しながら、安静度アップが図れるか判断が必要となる。したがって、さらに1週間後まで評価日を延長とし、次回評価日を12月7日とする。 現在、せん妄傾向にあることからも、交感神経優位となり、血圧上昇を認めやすい状況にある。看護問題＃2への介入強化と合わせ、循環変調に伴う自覚症状を適切に医療者に報告ができるよう、教育的介入を強化していく必要がある。

立案した介入計画に対する評価

看護サマリー

　サマリーとは、患者にどのような健康課題があり、どう介入したのか、その結果、今はどのような状態にあるのかを簡潔にまとめたものです。サマリーが実習で求められることはありませんが、臨床においては、転棟や転院、在宅に帰る際など、節目において看護を引き継ぐ（継続看護のための）重要な文書となります。要約する練習をしておきましょう。

サマリーの視点（例）

＜11月30日現在　情報の総括＞
- A氏　　　62歳　診断名　急性心筋梗塞　11月23日発症　緊急入院
- 仕事：無職
- 既往歴：胃潰瘍、高血圧症、高脂血症
- 妻と2人暮らし　　　キーパーソンは妻。子どもは2人（娘・息子）おり、それぞれ家庭をもち別居
- 社会資源の活用：なし
- 現病歴の経過：20年前から検診で高血圧、高脂血症が指摘され、定期的に近医に通院していた。アダラート、スタチンが処方されていた。ときどき胸部が苦しくなることがあったが、安静にすると消失していた。11月23日昼過ぎに妻とともに散歩ついでに買い物に出かけた際、胸部に違和感を覚えていたがしばらくすると気にならなくなった。入眠前に再度胸痛出現。その後も強い胸痛が持続し冷汗が出ていたため、救命救急センター受診。12誘導心電図検査の結果、洞調律、左室肥大、Ⅱ・Ⅲ、aVf、V4-6でST上昇、Ⅰ、aVLにてST低下を認めた。ミオコールスプレーを舌下に1プッシュしたが、痛みの軽減はなかった。下壁・側壁誘導のST上昇を認めておりSTEMIが疑われ緊急入院となった。
  カテーテル結果（右橈骨動脈アプローチ）は、RCA：〈＃1〉90％ 石灰化、LCA：〈＃8〉total 〈＃9〉90％　〈＃14〉25％
  LAD＃8が責任病変と判断され、血栓吸引および経皮的バルーン血管形成術（POBA）にて末梢までのTIMI-3の血流を獲得し終了。RCA＃1へのPCIは1週間後に予定された。PCI施行14時間後に、酵素ピークアウト確認。CPK 2553U/L、CK-MB 251.1mg/dL、トロポニンT 6.690ng/mL。翌日から心臓リハビリテーションが開始となった。

＜健康課題（看護問題）＞
- ＃1　　狭窄部位の残存と安静度の拡大に伴い、心筋梗塞後合併症出現のおそれがある
- ＃2　　心筋梗塞に伴う循環動態の変調、入院による慣れない環境、活動性の低下や不快感に関連した、せん妄発症のリスク状態
- ＃3・・・・
- ＃4・・・・・

＜健康課題（看護問題）についてのケアの経過と残された課題＞
☞　ケアの実施とその評価、今後の課題についてまとめていきます。
＃1　　狭窄部位の残存と安静度の拡大に伴い、心筋梗塞後合併症出現のおそれがある
看護目標
　合併症の発症・低心拍出量症候群に陥ることなく、循環動態が安定した状態で過ごすことができる

・収縮期血圧　≧90ｍｍＨｇ、＜150ｍｍHg

・平均血圧　65mmHg以上

・心拍数が安定する　50〜100回/分 以内

・呼吸回数18回以下、SpO$_2$ 95%以上維持

PCI後、一過性にVT出現したが、15秒程度で消失。その後は、PVC単発のみで経過。酵素系ピークアウト確認後、翌日からリハビリテーション開始。プロトコルに則り、安静度拡大。臥位→端坐位→車椅子→立位→足踏み実施したが、循環応答逸脱なく、心電図上、虚血性変化出現なし。Stage I（車椅子乗車）クリアしたものの、3日後の歩行時には、BP 174/70、HR 100、SpO$_2$ 92〜93%と指示範囲を超えたため、stageアップせずに車椅子乗車のまま。元々の高血圧症に対しては、降圧薬でコントロールされているが、労作に伴うアフターロードミスマッチによる心不全発症を予防するために、過重負荷を避ける必要がある。平常時は、不整脈の出現、酸素化悪化も認められず、合併症出現に伴う循環動態の破綻は避けることができている。今後、＃1へのPCIが実施予定だが、術後も循環動態への影響を評価していく必要がある。

〔評価：11月30日、計画継続〕

＃2　心筋梗塞に伴う循環動態の変調、入院による慣れない環境、活動性の低下や不快感に関連した、せん妄発症のリスク状態

【ポイント】
看護問題ごとに、ケアの実施とその評価、今後の課題についてまとめていきます。ケアの実施内容はS,Oで、評価をA、今後のプランをPとして、SOAP形式でまとめることもできます。

精神看護学実習を攻略しよう

学んでほしいこと

　精神看護は、回復の概念が「パーソナルリカバリー」、その人なりの回復へと大きく変化しています。当事者の体験や感覚を重視することこそ回復であり、今まで以上に、「個の尊重」「個の重視」「多様性の重視」が問われています。看護師が患者の情報を収集しアセスメントする時代から、当事者とともにアセスメントしていく共働、共生へと変わりつつあります。患者本人が自分自身を放棄しないでいられるように伴走するイメージです。また、入院したばかりの急性期から地域での生活を視野にいれた看護が展開されています。

　本実習では、従来の問題解決型の看護過程に加え、「ストレングスモデル」を併用し看護を展開しています。「ストレングスモデル」は、パーソナルリカバリーに向かうために重要なストレングス（強み）を活かし、看護師と当事者と協働で実践していきます。

事例の疾患・病態

　統合失調症であるかそうでないかの見極めは非常に難しいです。なぜなら多様な精神病症状が現れるからです。わが国では、WHOの診断基準を採用しています。ここでは国際的な診断基準において重視されてきたシュナイダーの一級症状と統合失調症の国際予備研究で最も多いとされる症状とを示します。

❶シュナイダーによる統合失調症の一級症状
①思考化声：考えを外部からの声として聞く体験。自分の考えがユーターンして帰ってくる体験
②対話形式の幻聴：2人以上の人の幻声の会話を聞く体験
③患者の行為を批判する幻聴：幻聴に1つひとつの行動をコメントされたり注意・禁止される体験
④身体への影響体験：自分自身の身体の異常な感覚が他者からの影

響だと捉える体験

⑤思考奪取：自分の考えが抜き取られてなくなる、考えようと思う
　たびに抜き取られる体験

⑥思考の被影響体験：他人に無理やり考えさせられる体験

⑦思考伝播：自分の考えが他人に「筒抜け」になる、なんらかの方
　法で外部に伝わってしまう体験

⑧作為体験：感情・欲求・意志が相手のいいようにさせられる体験

⑨妄想知覚：知覚したことを妄想のような不思議な意味づけをする

❷IPSS（統合失調症の国際予備研究）で最も多い症状

①自分は病気ではないと思うこと

②聞き逃せない音の幻聴

③関係念慮

④言語性幻聴

⑤関係妄想

⑥疑い深さ

⑦感情の平坦化

⑧妄想気分

⑨まとまりがない話し

⑩被害妄想

⑪自分の考えに自分のものという感じがない

⑫思考化声

⑬操られ妄想

統合失調症患者の基本的な特徴をおさえよう

　臨床では、上記の症状を陽性症状と陰性症状とに区別することが
あります。陽性症状とは、発症により病的な要素が出現したという
性質のもので幻聴や妄想・被影響体験・作為体験などです。陰性症
状とは、もともと備えもっていた機能が発症により低下したり、失
われたりしたために現れた症状です。例えば、感情の平坦化や会話
の貧困、意欲の欠如といった症状です。また、陽性症状はどれも強
い恐怖と不安を伴います。しかし、患者は恐怖を訴えることはほと
んどありません。逃げることや大声をだす、飛び降りる、怯えてお
どおどしている、閉じこもり目張りをするなどの行動で恐怖から逃
げようとしているのです。他に、発症前に不眠であったり、回復初
期に下痢や頭痛・発熱といった身体症状があります。

① 発症の原因や誘因

①遺伝的要因、②環境要因（安全保障感のない家庭環境など）、③遺伝的素質に生育上の大きなストレス（失恋・仕事上の人間関係）が加わった状況があります。いくつかの因子が重複することで発病に至るのです。神経伝達物質のドーパミンとの関係、側脳質の肥大、前頭葉の神経生理学的所見などが明らかにされつつあります。

② 治療

抗精神病薬による薬物療法が中心です。抗精神病薬には定型抗精神病薬と非定型精神病薬があります。定型抗精神病薬は陽性症状に効果がありますが、手が震える、身体が硬くなるなどの錐体外路症状や口渇、便秘、排尿障害といった副作用も強いのです。非定型精神病薬は陽性症状に効果がありかつ副作用の錐体外路症状が少ないのです。

さらに、陰性症状に対する効果が定型抗精神病薬よりも高いといわれています。まれに修正型電気けいれん療法を行うことがあります。これらは脳の神経伝達物質の放出を化学物質や電気により調整し、過剰な神経興奮を遮断することで情報伝達の問題である幻覚・妄想を軽減する治療です。このほかに精神療法や認知行動療法、集団療法、生活技能訓練（SST）といった方法があります。治療者や仲間、環境の影響により脳の情報伝達が整えられた結果、陽性症状が軽減し、さらに、もともともっていた機能の回復を助ける治療です。

③ 回復経過・予後

統合失調症は、ほとんどの患者が再燃を経験する再発率の高い疾患です。長期的予後は、半数が障害をかかえながら地域で生活が可能であり、30％前後が長期入院の患者です。発症が若年で発症時期と原因・誘因が明確でない、安全保障感が乏しい家庭や社会機能で、恋愛・就労経験が乏しいなどの特徴があると予後が悪くなる傾向があります[1] [2]。

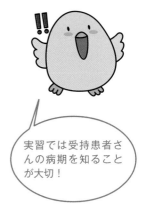

実習では受持患者さんの病期を知ることが大切！

統合失調症では、急性期を過ぎると1週間ほど明るく穏やかな時が訪れる。それを過ぎ、急性期後期になると、下痢、頭痛、風邪のような症状、発熱などが出現する。これは回復前期の入り口でもある。回復前期は「頭が働かない」「身体が動かない」「いくら寝ても寝足りない」「文章が頭に入らない」といった症状がありよくなっている気がしない。消耗し切っている時期である。回復後期になると、消耗している感じが減ってきたことに気づく

統合失調症患者への看護の視点をおさえよう

統合失調症患者への看護には大きく4つの視点があります。①治療を違和感なく生活の一部にする手助け、②治療による身体・精神・社会的な有害作用に対する介入、③治療しながら夢や希望・目標をあきらめないための手助け、④患者を支える家族への支援です。時期、現れている症状、状態、患者を取巻く環境により4つの視点に強弱ができ援助の優先順位が変化します。また、リカバリーに向

かうための力は、支援者とのかかわりによって育むことができるのです。したがって、看護師のコミュニケーション力が問われます。看護の視点の多少の違いはあっても精神科看護の土台となるコミュニケーション力は重要になります。

活用する看護理論

① ゴードンの11の機能的健康パターン

11の機能的健康パターン分類は、1970年代に、ゴードンがボストン大学看護学部でアセスメントと診断について教育するために開発したものです。しかし、「ゴードンは、アセスメントに使用する基礎的看護データ（情報データベース）についてのコンセンサスは得られるのではないかと考え、機能的健康パターンの分類を作成しました。この健康パターンは、どのような看護理論とも併用することができます。

例えば、オレムの『セルフケア活動理論』を実践に使用する場合、機能的健康パターンは『セルフケア活動』の11領域として考えることができます。（中略）『セルフケア活動』理論とともに使用される場合は、機能的健康パターンが基本的データベースを構築することになります」[3] とあります。アセスメントの枠組みに欠くことのできない一部なのです。ですから、ここではアセスメントするためのデータベース、情報データベースとして11の機能的健康パターンを使用していきます。

● ゴードンのアセスメント枠組みやオレムの看護理論は第３章を参照

② ストレングスモデル

1990年代前半、チャールズ・A・ラップ（カンザス大学社会福祉学部）らが提唱した援助方法です。これは、ストレングス（強み）に着目したアセスメントをし、その強みを活かして、その人が援助者と共同しながら計画を組み立て、その人らしく在ることを大切にしたリカバリー志向のアセスメントと援助方法です。これまでの問題解決モデルのアセスメントの違いを**表１**に示します。

● 問題解決モデル
これまでの精神看護実践の手順では、患者さんに生じている問題を明らかにし、問題の根本原因を探ろうとし、原因を除去することで回復へと向かうアプローチをしようとしてきた
原因を除去できなかったり、問題がそのまま残ってしまうと長期入院となっていた。問題解決モデルだけでは精神科に入院している患者さんはよりよい健康状態にならないとわかってきた

> 問題、問題というけれど、幻聴や妄想がその人の生活を支えたり、友達になってくれたりすることがあるって聞いたことがあるよ

表1　ストレングス志向と問題志向のアセスメントの比較

問題解決のアセスメント	ストレングス志向のアセスメント	問題解決のアセスメント	ストレングス志向のアセスメント
・問題として看護診断をくだす。 ・問題と関連して質問が続けられる。 ・専門家の視点から観た原因追求 ・機能水準を確認するための診断評価 ・対象が受動的になりがち ・問題の分類 ・管理を強調 ・専門家によるコントロール	・人が望み、欲し、希望し、夢見るもの、才能、技能、知識、全体的な描写 ・対象が置かれている状況の観点から情報を収集する。 ・会話と目的に富む。 ・「今ここで」に焦点があてられる。 ・そのために過去／将来／現在を話し合う ・人々は個人と環境のなかで望むものを決定する。 ・アセスメントは関係性が基盤にあり、現在進行形で決して完全なものではない ・対象が権威と所有意識をもつ。	・急性期における危機を乗り越えるための迅速・的確なケアができる ・生命を脅かす問題や可能性をアセスメントし悪化を防ぐことができる ・健康増進よりも危険防止に多くの時間を費やす ・専門家が意思決定権をもち対象に指導する ・ピアサポート支援はない	・失敗は成功の一部 ・対象があらゆることの決定に参加する ・ピアサポートとセルフヘルプを促す ・対象とともに計画をたてる ・対象の意思・意欲に基づきプランを立てる ・対象の病気や治療との向き合い方を尊重することで、ケアの効果が増す ・病気の重さ・地域を限定しない

適した使用例
・急性期
・意識レベルが低下した対象
・創傷・感染症など

適した使用例
・慢性疾患を抱えつつ生きる人
・介護・福祉職と看護職のケアがともに必要な状態にある人

　現在、ストレングスモデルによる代表的なアセスメントは、萱間による「ストレングスマッピングシート」とチャールズ.A.ラップらによる「ストレングスアセスメント」（**図1**）の2つがあります。本稿ではチャールズ.A.ラップらによるストレングスモデルについて説明します。

　チャールズ.A.ラップらのストレングスアセスメントは、生活に密着した項目が多く、それらに対して患者さんも学生も強みを抽出しやすいのです。また、現在だけでなく入院前やこれまで活用していた強みについて記入できる。強みを多面的・多角的・多時限的に見つけることができます。

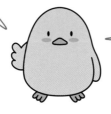

問題解決モデルとストレングスモデルが一緒になってよく交じり合うといいね

ストレングスモデルは希望志向で問題の側面よりも健康的な側面に着目し、それを強化する

患者さんのこれまでの暮らしや強みにとことんこだわってケアするってこと

それには対象とよく話し合うことが大切！コミュニケーション力が必要になるよ

————— さんのストレングスアセスメント

現在のストレングス	願望・熱望	過去のストレングス
	家／日常生活	
	財産・経済／保険	
	就労／教育／専門知識	
	支援者との関係	
	快適な状態／健康	
	レジャー／余暇	
	芸術／文化／精神	

優先順位

1.

2.

3.

私のサイン ＿＿＿＿＿＿＿＿＿＿＿＿　日付 ＿＿＿＿＿

支援者のサイン ＿＿＿＿＿＿＿＿＿　日付 ＿＿＿＿＿

図1　ストレングスアセスメント

（チャールズ.A.ラップ他著，田中英樹監訳：ストレングスモデル；精神障害者のためのケースマネジメント．第3版，p.137，金剛出版、2014．を一部改変）

リカバリーに向かうための力は、支援者とのかかわりによって育むことができるのです。ですから、看護師のコミュニケーション力が問われます。情報を得るための会話でなく、患者さんの回復を信じ、これまでの人生の欠点ではなく「強み」ストレングスに目を向けたコミュニケーションをしていくのです。さらに、方向性の自己決定権は患者さんがもっています。可能性を話し合うこと、自己決定してよいことに気づくこと、選択の機会を作り出すことを互いに励まされたり教えてもらったりする過程こそ大切なのです。

　ストレングスモデルを使用するために、私たちは次のいくつかのことをいつも意識することが重要です。①精神障害のあるすべての人の状態が改善しリカバリーできると信じる、②関係性の構築と継続、③ストレングスアセスメント、④治療計画とストレングスアセスメントの統合、⑤個別リカバリー計画、⑥ごく一般的な資源の活用、などを常に意識するのです。ストレングスモデルの本質は関係性でありコミュニケーション力が必要です。ストレングス（強み）に着目し、それらを活かして、その人らしく在ることを意識し、学生と受持患者とが共同しながら計画を組み立てていくのです。

　リカバリーはメディカルリカバリーとパーソナルリカバリーがあり（図2）、ストレングスモデルはパーソナルリカバリーの過程には欠かすことができないのです。パーソナルリカバリーは地域でしかできないといわれています。しかし、入院中からパーソナルリカ

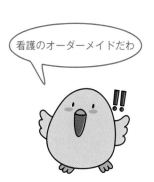

看護のオーダーメイドだわ

バリーを意識することで、生活に密着した、生きる希望を忘れない真の意味での患者中心の看護になります。

　注意しなければならないことは、1年以上の長期入院患者さんを受け持った学生さんの認識は、病院の中で生活を維持することもパーソナルリカバリーに含んでしまう傾向があります。この原因は、患者が地域に出ることの具体像のイメージが乏しいことがあげられます。そのため、目先の強みをみつけることにとどまる傾向があります。ストレングスに焦点を当てすぎると、疾病の理解が不十分なままでよしとしたり、薬物療法による身体症状を見逃したりします。

　ストレングスモデルは、疾病や受けている治療をなかったことにして、強みだけに焦点を向けるというものではありません。入院中であっても強み（ストレングス）に目を向けつつ、精神・身体を医療的側面からもケアする「病院の看護ならではのストレングスモデル実践」を目指すことが望ましいです。このことは地域での生活につながります。ストレングスモデルを活用することで、問題探しの思考過程から脱却することができます。

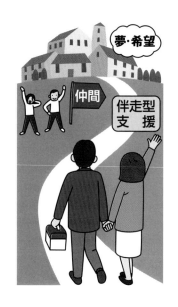

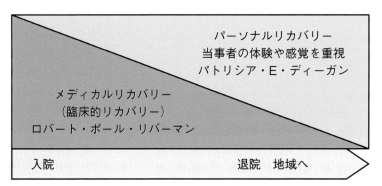

図2　メディカルリカバリーとパーソナルリカバリー

事例紹介

患者：Aさん、38歳、男性。

診断名：統合失調症

入院までの経緯：大学を卒業し就職した直後の23歳で幻覚、妄想、思考伝播が出現した。しかし、すぐには受診せず、自己コントロールし仕事を継続していた。6年後、29歳のとき幻覚・妄想による恐怖に耐えられず深夜線路上を逃走し措置入院している。退院後は自宅で過ごしていた。アルバイトをしたが長続きしなかった。2年後に内服薬を自己中断し2回目の入院をしている。4か月前父親が他界した。その直後から不眠傾向で幻覚・妄想が再燃し、今回3回目の入院である。

実習記録フェイスシート　基本情報シートを活用

1　基本情報

　　患者氏名　　　Aさん　　　　　　　性別　㋫・女　年代　38歳

　　疾患名　　　　統合失調症　　　　　入院　　　　年　　月　　日

　　入院形態　　　医療保護入院　　　　年金種別　　　障害年金2級

　　障害者手帳　　㋑・無　　職業　　　無職

　　保険種別　厚生年金保険障害認定　　　経済状況　障害年金

　　家族構成　　母と同居、父親は4か月前に他界、兄と姉は都内在住

　　住宅状況　　母の名義の戸建て

2　成長・発達の経緯と発病・今回入院までの経緯

大学を卒業し就職した直後の23歳で幻覚、妄想、思考伝播が出現した。しかし、すぐには受診せず、自己コントロールし仕事を継続していた。6年後、29歳のとき幻覚・妄想による恐怖に耐えられず深夜線路上を逃走し措置入院している。退院後は自宅で過ごしていた。アルバイトをしたが長続きしなかった。2年後に内服薬を自己中断し2回目の入院をしている。4か月前父親が他界した。その直後から不眠傾向で幻覚・妄想が再燃し、今回3回目の入院である。

3　入院から学生か担当になるまでの経過

入院直後から10日間保護室に隔離され過ごしていた。「殺される。殺される」「皆怖い」と叫び、隔離室のドアを激しくたたく。さらに、「狙われている。襲ってくる」と言い「鍵を2箇所、二重にかけてほしい」という要望もあった。2か月閉鎖病棟で治療した。その後、幻覚・妄想は減少し入浴や整容、洗濯など日常生活動作ができるようになり、離院や自傷行為の可能性もないため開放病棟に転棟となった。開放病棟に転棟して8日目に学生が担当となった。

4　療養目的：

　　治療方針/内容：入院後3か月で服薬コントロールし自宅へ退院予定

　　内服治療：リスパダール（リスペリドン）2mg　4T　2×（昼、寝る前）内
　　　　　　　服薬

　　　　　　　アキネトン（ビペリデン）1mg　2T　2×（昼、寝る前）

　　　　　　　ベンザリン（ニトラゼパム）5mg　1T　1×（寝る前）

　　　　　　　プルゼニド　12mg　1T　1×（寝る前）

5　現在の状態

　　精神状態：幻聴、被害妄想、思考伝播

　　身体状態：身長174cm、体重86kg　空腹時血糖120mg/dL、HbA1c5.0%、
　　　　　　　常食、全量摂取　アスパラギン酸アミノ基39IU/L、アラニンアミノ
　　　　　　　基43 IU/L　BUN17 mg/dL
　　　　　　　静時：体温36.1℃、脈拍70、呼吸数18、血圧124/70mmHg

生活スキル：

6　今後の方向性

　　患者本人の希望・目標：週1回、喫茶店で美味しいコーヒーを飲みたい

　　患者の強み（ストレングス）：

　　家族の希望・利用できる社会資源・支援体制：

向精神薬と抗精神病薬の違いについて説明できるかな？

●向精神薬とは、中枢神経に作用し精神機能に影響するすべての薬物を呼ぶ。向精神薬には、抗うつ薬、気分安定薬、抗不安薬、睡眠薬、医療麻薬がある

リスペリドンは幻覚・妄想などを改善する抗精神病薬だよ

ステップ❶ アセスメント(Assessment)

　診療録、電子カルテには入院から今日までの情報が詰まっています。貴重な情報ですが、精神看護の場合、学生への先入観となる可能性もあります。学生自身が患者さんに接近し、会話をし、関係を築きながら情報を集めましょう。

　患者Aさんを学生は受け持ちました。初日の会話の一部です。

Aさん　38歳男性
NS「Aさん、今朝、お話した看護学生さんです」
学生「看護学生の○○です。宜しくお願いします」
Aさん「・・・私でいいの・・・・他の人に・・・」
NS「ええ。お話してみましょう。気分転換にもなりますし」
Aさん「・・・」
学生「ここに来てどれくらいですか?」
Aさん「・・・1か月くらい」「その前は・・・」「1か月半くらい、閉鎖病
　　　棟・・・」
　　　下を向いてボソボソと話している。無精ひげがはえ、終始無表情。午前中
　　　はほとんど眠っている。午後は開眼してはいるが、ベット上で臥床し一点
　　　を見つめている。

受け持ち1日目　午後
学生「Aさん、いつも病室で寝ていますが、散歩とかしないのですか?　自由に
　　　外出できるのに」
Aさん「・・・いかない・・・」
学生「散歩、あまり好きではないのですか?　」
Aさん「・・・そういうんじゃない・・・」
学生「うん?　」
　　　　　　　　　　　　　　　　間
Aさん「狙われて・・・」
学生は、Aさんの言葉を聞き取れず、少しAに近づく。
Aさん「・・・狙われているような・・・」
学生「心配なんですね　」
Aさん「・・・それに、疲れるんだ・・・」
学生「外に出ると、疲れるんですか?」

Aさんは統合失調症と診断されていた。医療保護入院で閉鎖病棟に入院した当初の記録があった。「殺される。殺される」「皆怖い」と叫び、ドアを激しくたたく。さらに、「狙われている。襲ってくる」と言い「鍵を2箇所、二重にかけてほしい」と頼んだと看護師の記録にあった。10日間隔離室で過ごし、2か月間閉鎖病棟で過ごしていた。開放病棟に移動したときに任意入院となった。精神保健福祉士の記録に、「小・中・高と成績優秀。高校に入った頃から1人でいることが多くなった」「入院前、自室の窓にガムテープで目張りをし、カーテン、雨戸を閉め切っていた」「自宅から外出することは全くなかった」とあった。

医療保護入院について
(精神保健及び精神障害者福祉に関する法律第33条)
自傷他害のおそれはないが、精神保健指定医の診察の結果、医療および保護のために入院が必要と認められた場合、患者本人の同意が得られなくても家族等の同意があれば入院させることができる。本人の意思に基づく入院は任意入院という

精神保健福祉士
患者の退院先の調整、社会資源・サービスを活用できるように、地域の相談支援事業所と連絡を取りマネジメントしている

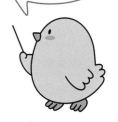

「…」や間の意味も考えてみよう。思考状態をアセスメントしてみてはどうかな

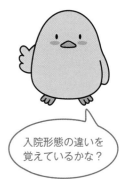

入院形態の違いを覚えているかな?

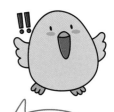

入院直後から退院後の地域生活を見据えて看護していくよ。だから精神保健福祉士との連携・協働はとても重要だよ!

学生と受け持ち患者Aさんとの会話
初めて一緒にデイルームの椅子に座った。
学生「お兄さんが時々面会に来てくださるそうですね」
Aさん「はい、月に2回くらいです。私の家から車で20分くらいのところに居て・・・」
学生「月に2回いらっしゃるのですね」
Aさん「いつも土曜日に来るんです。・・・・姉夫婦も月に1回くらい来ます」
学生「お母さんは？」
Aさん「来ないです・・・膝が悪くて・・・祖父の代からの家で・・階段も狭くて」
学生「入院前は、お母さんと一緒に暮らしていたんですか」
Aさん「はい」
学生「お父さんは、亡くなられたのですね」
Aさん「はい。4か月前に・・・」
学生「・・・」
Aさん「・・・すみません。・・・あまり話しが得意じゃなくて・・・」
学生「いいえ。お父さんとの思い出は・・・」
Aさん「・・・父は偉大です・・・」

間

Aさん「父が死んでから・・・眠れなくって・・・テクノロジーってやつで電波を使って狙ってくるのが強くなって・・・怖くなって・・・それに、考えがまとまらなくなって・・・」
学生「そうだったんですか」

間

Aさん「あーあのとき『お前だ・・・殺した・・・』と聴こえてきて・・・」
学生：「誰かに助けを求めなかったんですか」
Aさん「・・・誰にも話していない・・・誰にも相談していない・・・言えない」
学生「つらかったですね」
Aさん「今も学生さんとの会話が、向かうに伝わっている感じがして・・・心配です」
学生「えっ！　今も、ですか」「この病気になったのは何時ごろですか？」
Aさん「大学卒業して就職してすぐに・・・噂になって・・・電波で周りの人に伝わって・・・『早く逃げろ』とかも言われて聴こえてきて・・・それでも、スーパーの・・・あの食品の・・・あのコーヒー豆の発注と在庫管理の仕事は6年続けていたんですけど、FBIが来そうでもう怖くて、夜中に逃げて、・・・それで、入院して・・・会社クビになって・・・退院してから・・・バイトもしたけど次々クビになって・・・」
学生「今回、初めての入院ではなかったんですね」
Aさん「はい。3回目です」

噂になったら恐ろしいわね。
電波で周りの人に伝わる…。
怖い思いをしてきたのね

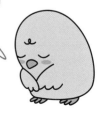

受け持ち３日目のAさんとの会話
Aさんは、看護師と学生と３人で散歩することを承知した。
NS「ああ、気持ちがいいですね」
Aさん「はい、気持ちいいです」
NS「つらい声聴こえますか？」
Aさん「・・最近聴こえないです」
NS「外に出ても聴こえませんか？」
Aさん「はい。今も聴こえません」
NS「よかったです。これからも、散歩したらいいですよ。運動にもなりますし・・・」
Aさん「一人で外にでる自信ないけど・・・でも、運動しないとだめですよね・・・のどが渇いて、つい、コーヒ飲んじゃうんです・・・好きなんです。砂糖も入れて・・・障害年金が入ると、パンやカップラーメンも買っちゃうし・・・」
床頭台には、英文の雑誌、ノート、ボールペン、雑誌「Pen 2017年4/1号」（コーヒー特集）、コップ、お菓子の空袋があった。

受け持ち３日目午後
学生「今日から薬の勉強会（SST）ですね」
Aさん「あっ、はい・・・」
学生「何か気になりますか」
Aさん「他の人もいるので・・・大丈夫かな・・・」
学生「他の人の視線が気になりますか？」
Aさん「はい。ちょっと・・・人付き合いって疲れるし・・・」
学生「今回の入院前、通院していたときも処方されたお薬を飲んでいたんですよね」
Aさん「はい・・・」
学生「忘れたりしたことはなかったんですか？ 」
Aさん「うーん。・・・飲んでいました。一日１回は・・・。でも、眠くて昼寝して・・・１時に飲んだり、３時に飲んだり、寝る前に飲んだり・・・時間がバラバラになって・・・」
学生「以前から、昼と寝る前の２回、お薬を飲むように処方されていたんですか」
Aさん「はい・・・」
Aさん「先生が来週からデイケアのプログラムのSSTにも参加したらどうかって・・・言っていました。なんだか、買い物とか、料理もするらしいんです」
学生「すごい！ Aさん成長ですね。退院は考えていますか？」
Aさん「・・・まだ、無理ですよ・・・」
学生「Aさん、もっと自信もっていいですよ」
Aさん「・・・退院したら、また、母や兄や姉さんに迷惑かけるから・・・兄は結婚したときに今のマンションに引越ししたんです・・・姉は、電車で１時間半かかるし、子どもも小さいし・・・自分は迷惑者ですよ」

SST
（social skill training；社会生活技能訓練）
精神障害をかかえながら生活していくうえで困難となりやすいコミュニケーション・状況判断と対処の技能を練習によって向上できる療法

精神科デイケア
精神科デイケアとは、医療保険適用で外来治療におけるリハビリテーション療法である。退院後を見据えて入院中から見学や体験参加することがある

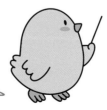

よいところを見つけるんだよ。そして、さらによくするためにはどうしたらよいか、具体案を皆で出し合って練習するんだよ

デイケアは福祉ではなく医療なんだよ

● 精神看護学　様式　＜情報データベース＞

S：主観的情報　　O：客観的情報	分析・解釈
①　健康認識―健康管理 O：3回目の入院、今回の入院の前に父親が他界している O：入院前、一日2回の内服薬を1回しか飲んでいなかった。服薬を忘れることはなかったかの質問に、飲んでいたと返答 S：「飲んでいました。一日1回は・・・。でも、眠くて昼寝して・・・1時に飲んだり、3時に飲んだり、寝る前に飲んだり・・・時間がバラバラになって・・・」 S：「のどが渇いて、つい、コーヒ飲んじゃうんです・・・・好きなんです」砂糖も入れて・・・障害年金が入ると、パンやカップラーメンも買っちゃうし・・・」 S：「一人で外にでる自信ないけど・・・でも、運動しないとだめですよね」 S：「（退院は）・・・まだ、無理ですよ・・・」	●統合失調症について内服薬で幻覚妄想といった症状が軽減されることはある程度わかっている。だから退院ご数年は服薬を継続できていた。精神状態が安定してくると気のゆるみが生じ、服薬を忘れていることに気付かないことがある。一日一回でも服薬していると、自分は忘れずに飲んでいると思い込み、精神状態が悪化した原因がわからないままとなっている。 ●服用している抗精神病薬の作用・有害反応の知識と生活上留意することの強化が必要である。 ●父の他界という生活上の変化・ストレスをため込み引きこもる傾向があり、他者に相談するなど有効に対処できなかった。 ●状態が悪化する前に適切な対処を効果的に行えるように学習できる機会の提供やともに考え方法を見つけ出すことが必要である。
②　栄養―代謝 O：空腹時血糖110mg/dL、HbA1c5.0%、常食、全量摂取 S：「コーヒ飲んじゃうんです・・・好きなんです」砂糖も入れて・・・障害年金が入ると、パンやカップラーメンも買っちゃうし・・・」 O：来週からデイケアの買い物とか、料理プログラム参加予定	●食欲はある。嚥下は良好である。口腔内・消化器の疾患はない。経口摂取動作に問題はない。 ●栄養や成人病などを考えず好きなものを食べてしまう傾向があり、バランスのよい栄養が摂れていない。糖尿病予備軍である。 ●家事をしていた母親が高齢となり、今後食事の支度について検討が必要である。
③　排泄 O：排便は1〜2日に1回 O：腹部膨満はない O：プルゼニド　12mg　1T　　1×（寝る前）	●抗精神病薬の影響で口渇があり、飲水量はやや多めだが、in、outのバランスは保たれている。 ●プルゼニド　12mg　1T　1×（寝る前）に服用し、1〜2日に1回排便がある。腹部の膨満感などはない。現在、下剤で定期的に排便がある状態である。
④　活動―運動 O：入院前から他人の視線が気になり外出はほとんどしない。 S：「……狙われているような……」「他の人もいるので……大丈夫かな……」 O：看護師と学生と3人で散歩することを承知し実行 S：「一人で外にでる自信ないけど……でも、運動しないとだめですよね」	●統合失調症の被害関係妄想が現れ、他人の視線が気になり活動に制限かかっている。 ●看護師など安全と思える人とは共に行動し活動範囲を拡大できる。 ●運動することは心身にとって必要であることは漠然と理解している。

S：主観的情報　O：客観的情報	分析・解釈
⑤　睡眠―休息 O：ベッド上で臥床している。午前中はほとんど眠っている。午後は開眼してはいる。 O：ベンザリン（ニトラゼパム）5mg　1T　1×（寝る前）	●夜間は22時には入眠し、7時に覚、熟眠感が得られるようになってきた。 ●夜間の睡眠だけでは、入院前の心身の消耗は解消しない。朝食後、休息をとることが必要な時期である。午後は活動することができるようになってきた。 ●夜間の睡眠を十分とることと、日中疲れを自覚する前に小刻みな休息の入れ方について一緒に検討していく必要がある。
⑦　認知―知覚 O：一点を見つめている S：「狙われて・・・」 S：「父がなくなったとき・・・『お前だ・・・殺した・・・』と聴こえてきた」 S：「この病気になったころ・・・うわさになって・・電波で周囲に伝わって・・・」 S：「父が死んでから・・・テクノロジーってやつで電波を使って狙ってくるのが強くなって・・・それに、考えがまとまらなくって・・・」 S：「学生さんとの会話が電波で向こうに伝わっている感じがして心配です」 S：「　・・・最近聴こえないないです」「今も聴こえません」	●一方的に非難する幻聴、考えが外部に伝わっているような思考伝播があり、周囲の人に距離をとっている。 ●考えがまとまらない、言葉が出るまで時間がかかる、語尾がはっきりしないなどある。最近は、順序立てて考える話すことができるようになり思考過程・形式は改善しつつある。安心できる人には、思いや考えをゆっくり伝えることができる。 ●体感幻覚等による不快症状はない。 ●幻聴や被害関係妄想などが強くなると、状況や自分の状態を把握し解釈し予測されることなどの判断力は十分にはできない。自己決定もできない。 ●精神状態が安定すると日常生活に関する理解力はある。
⑧　自己知覚―自己概念 O：下を向いてボソボソと話す。終始無表情 O：雑誌「Pen　2017年4/1号」（コーヒー特集）が床頭台にある S：散歩中「気持ちいいです」 S：「　・・・すみません。・・・あまり話しが得意じゃなくて・・・」 S：「スーパーのコーヒ豆の発注と在庫管理の仕事を6年続けていた」 S：「この病気になったころ、FBIがきそうでもう怖くて」 S：「父は偉大です」 S：「一人で外に出る自信ないけど・・・」 S：（SST）「他の人もいるので・・・大丈夫かな・・」 S：「・・・退院したら、また、母や兄や姉さんに迷惑かける」「自分は迷惑者」	●強烈な幻聴や妄想による恐怖を感じ不安が生じていたと推察する。孤独を感じた時に恐怖が強くなる可能性がある。 ●自分は家族に対して迷惑をかけている存在と捉えている。 ●会話が不得意・上手にできない一面だけで自分を過小評価している可能性がある。無表情で活気がないこと、一人でいることが多いこと、活動範囲が限られていることなどにより他者からの肯定的評価が得られにくいため、自己の存在価値を見つけにくい。自明性が揺らぐ。 ●統合失調症であること、抗精神病薬の有害事象が現れる影響で、生活や活動する環境が狭くなり潜在している能力を十分発揮できない。

S：主観的情報　O：客観的情報	分析・解釈
⑨　役割—関係 S：「・・・狙われているような・・・」 S：「狙われているようで、疲れる」 S：「兄は月2回土曜日に面会に来る」「私の家から車で20分のところに居る」 S：「母は膝が悪くて面会には来られない」 S：「・・・すみません。・・・あまり話しが得意じゃなくて・・・」 S：「・・・人付き合いって疲れる」	●常に狙われている、見やれている感覚があり、人間関係に疲れを感じている。 ●会話が得意ではないので他の人と積極的に関係を確立しようとしない。 ●非難される幻聴を経験していることで、他の人と関係を構築することが臆病になり、SSTに参加する緊張や葛藤がある。 ●幻覚・妄想が悪化した時でも、他の人への暴言・暴力はない。他の人がAさんに恐怖を抱く可能性は低い。 ●姉兄の面会があり家族が支えAさんの成長と成熟を支えることは可能である ●Aさんを取巻く地域社会状況はわからない。
⑩　コーピング—ストレス耐性 O：幻覚・妄想に対し6年間何とか自己コントロールしてきた。 O：父親がなくなってから不眠で、幻覚・妄想が出現した。 O：父親が亡くなり「『お前が殺した』」という幻聴が出現した。 S：「この病気になったころ、FBIがきそうでもう怖くて」 S：「父が死んでから・・・眠られなくなった」 S：「・・・誰にも話していない・・・誰にも相談していない・・・言えない」 O：兄・姉は入院中も面会に来ている。これまで社会資源の活用はない。 O：高校に入った頃から1人でいることが多くなった。入院前、自室の窓にガムテープで目張りをし、カーテン、雨戸を閉め切っていた。自宅から出ることは全くなかった。	●今回の父親の他界は誰にとっても大きなストレスであったと推測できる。 ●父親の死は、Aさんだけでなく家族にとってもストレスとなっていた可能性がある。Aさんにだけ関係する出来事であれば家族の助けがあった可能性はある。 ●父親の死が自分のせいである、迷惑をかけていると捉えてしまう思考が「お前が殺した」といった幻聴の出現に関連したとも考えられる。父親が亡くなって心の内を話すことがなく、自室の窓にガムテープで目張りをし、カーテン、雨戸を閉め切るという方法を選択し、自分以外の環境からの遠ざかる対処方法をとり、誰かに助けを求めることをしてこなかった。幻覚・妄想に伴う影響での対処といえる ●現在安心できる場・人には出来事の後の状況・心境を語ることができている
⑪　価値—信念 1　治療や看護に対する望み、個人的週間、治療看護の優先順位 2　将来に対する目標・計画・希望、本人の強み 3　重要な価値観・信念・信仰、それらの遂行と軋轢や葛藤	●人生や生活にとって何が大切か本人と検討する必要がある。 ●将来に対する目標・計画・希望が明確になってない。 ●信念や信仰と目標達成の対処法との有効性の検討が必要である。

●Aさんのストレングスアセスメント

　Aさんと学生が会話をしながらAさんの強みを見つけて記入していきます。Aさんのこれまでの軌跡のなかに詰まっている強みを見つけます。次に、現在の強みについて話し合います。過去と現在の強みが出たら、中央の列の項目ごと、本人の夢や希望をともに考え記載していきます。このなかから一番本人がしたいこと、つまり夢を選び、行動目標の優先順位を決定します。Aさんと学生の会話自体が情報収集であり、アセスメントであり、すでに支援であったりします。Aさんにとってすでに実施といえるリカバリーなのです。

事例紹介　ストレングスと夢や希望		
現在のストレングス 私の今のストレングスは？ 才能・技術・個人・環境	**夢・願望・熱望** 何がしたいか？ 何が欲しいか？	**過去の資源** 今まで使ってきたストレングス 個人、環境,社会
家/日常		
退院できる家がある 洗濯ができる。入浴もする	活動できるようになる	父と母と自宅で過ごしていた 自分の部屋がある
生活費・経済・財産/保健		
障害年金2級		障害年金2級
就労/教育/専門知識		
	何時か働きたい。	大学を卒業した 就労経験がある バイトした経験がある
支援者との関係		
姉兄が面会に来てくれる 看護師さんと会話できる 学生に状況や心境を話せる	母親や兄・姉に迷惑かけたくない	母親が助けてくれた
快適な状態/健康		
眠れるようになった	恐くない状態になりたい	飲み忘れはあるが服薬を続けることができていた
趣味/余暇/レジャー		
コーヒー特集の雑誌を今も愛読している。	週1回、喫茶店で美味しいコーヒーを飲みたい	コーヒー豆の発注と在庫管理の仕事を6年していた
地域/文化/芸術		

夢：週1回、喫茶店で美味しいコーヒーを飲みたい
優先順位
1. お母さん以外の支援者と喫茶店でコーヒーを飲めるために必要なことを一緒に考える。
2. 恐怖を感じる前の出来事はなにかを考える
3. 恐怖を感じないで外出できるように外出する計画を立てる

Aのサイン	日付
受持看護師、学生のサイン	日付

● 総合アセスメント

療養目的：あと１か月で服薬コントロールし自宅へ退院

本人の夢・リカバリー目標：週１回、喫茶店で美味しいコーヒーを飲みたい

実習最終日までの目標：喫茶店で美味しいコーヒーを飲むための外出できるか、受け持ち看護師と担当医に相談できる。

【経過・病態と治療と効果】

　初発は23歳で今回が３回目の入院である。今回の入院は内服薬を飲み忘れが増えたことと、父親が他界するというストレスへの対処が上手くできなかったことが誘因と考えられる。Aさんは、リスパダール（リスペリドン）２mg　４Ｔ　２×（昼、寝る前）が処方され内服治療し、入院当初の幻覚・妄想・思考伝播といった症状は軽減していた。

【Aさんの健康認識】

　Aさんは、内服薬の治療を継続しなければならないことは説明を受けている。しかし、処方された回数・量を守らなければ幻覚・妄想といった統合失調症の症状が出現し恐怖感がわき、日常生活の困難、コミュニケーション障害に到ることの理解が十分ではない。一日２回服用分の１回は服用しているため、今日も飲んでいるから大丈夫と思い込んでしまっていた。服用時間が定まらず、決められた量を決められた時間に服薬しなければ精神症状が出現しやすい認識は不十分であった。口渇が薬の副作用である可能性なども全く考えていなかった。

【発達・学習・対処法】

　Aさんは、大学を卒業し就職した年に統合失調症を発症している。発症前の発達課題は獲得しているし、発症後も妄想という思考内容の障害はあるものの、思考過程の障害はなくゆっくりだが物事を順序だてて考えることはあるができる。ただ、妄想があると対人認知がゆがみやすく、わからないことを自ら他者に質問したりできず、生活の視野が狭くなり長期的に孤立しやすい。考え行動する能力はあるのに上手くいかないことが増える可能性がある。内服薬についてもストレスに対してのコーピングも、適切な対象の援助を受け学習することが必要である。

【ストレングス】

　話し合いのなかで複数の夢・希望が出てきた。コーヒー豆の発注と在庫管理の仕事を６年しており、今も、コーヒー特集の雑誌を今も愛読している。入院中から取り組める「週１回、喫茶店で美味しいコーヒーを飲みたい」をまず一番にAさんが選択した。Aさんのしたいことを取り戻すために、内服薬についても、ストレスに対してのコーピングに対しても、喫茶店でコーヒーを飲むための具体的な段取りについてもともに話し合うことが必要である。

【関係・環境】

　兄姉の面会は定期的にあり、関係は良好である。しかし、同居はしていないので些細な変化に気づきにくい。父親が他界し母親も高齢となった今、地域活動センターや就労移行支援など社会資源の活用を視野に入れる時期である。

【成り行き（このままだとどうなるか）と看護の必要性】

　服薬している意味、忘れやすいタイミングや忘れたときの対策、長期に服用することで出現する副作用など、Aさんが服用している抗精神病薬ついて理解が不十分なまま退院すると、数週間で幻聴が現れるなど症状が悪化し再入院の可能性がある。高齢の母と２人の生活で地域や社会との接触がないと、楽しいことを分かち合うことも、困ったことを相談することもできず、社会の変化にも気づかず、ますます病的な世界に引きこもることになりかねない。

　「週１回、喫茶店で美味しいコーヒーを飲みたい」というAさんのしたいことを取り戻すために、適切に内服薬できるための学習と行動支援、ストレスに対してこれまでのコーピングの検証とAさんが取り入れられそうな方法の検討、喫茶店でコーヒーを飲むための具体的な段取りについて共に話し合う。周囲の人への恐怖が少なくなり関心を向けられコミュニケーションができるように、Aさんに敬意を払い、コミュニケーション技術を駆使し話し合うことが重要である。

　さらに、退院後の生活や活動を視野に入院中からPSW、デイケア・自立相談支援員・訪問看護師などと本人や兄姉を交え退院に向けた支援を行う。このような支援を組み合わせることで長期入院を防ぐことができる。

　２週間の実習では、服薬指導は、看護師さんの日頃の指導と心理教室での学習を見学させて頂く。学生は、Aさんの夢である「喫茶店でコーヒーを飲む」ことができるように①体力をつけること、②目的地を調べること、③他者に相談できるように対処方法を一緒に見つけていく。

ステップ❷ Aさんの夢・目標と看護上見えてきた課題のすり合わせ

　問題解決型思考の看護過程では、看護師が抽出した問題に対して「○○に関連した△△」と看護診断し課題を抽出し、優先順位の高い問題から看護計画を立案します。精神科の患者さん、特に統合失調症の患者さんにとって、このような看護問題やこの問題により導き出された目標は、自己決定した責任を感じながら意欲的に楽しんで取り組んでいけるとは言い難いです。

　そこで、Aさんの夢・目標と看護上見えてきた課題のすり合わせが必要になってきます。看護上見えてきた問題を無視することではありません。問題を問題視するのではなく、やりたいこと、夢、本人の目標に向かって階段を上っていたら、実はその階段のあちらこちらに「○○に関連した△△」という問題が潜んでいたのです。問題だけを見ていたときは到底太刀打ちできない問題だと思っていたが、夢をつかむ階段を学生と楽しく上っていると、乗り越えられそうな問題に変化するのです。「○○に関連した△△」という壮大な問題にすることを避け、Aさんが実現できる小さな階段の短期目標で構成した問題解決構造という組み立てにしていくのです。

　例えば、Aさんの場合、従来であれば以下のような看護診断が抽出されるでしょう。

＃１　長期治療の油断・気の緩みによる服薬忘れに関連した非効果的健康管理
＃２　否定的・無力感・自尊心低下といった心理的資質、固定化した対処方法、情緒的絆の深い父の死に関連した非効果的コーピング
＃３　幻覚や妄想といった精神症状の続発に関連した社会的相互作用障害

　これらを、そのまま看護の課題とするのではなく、細分化し、Aさんの夢を実現するための小さくて実現可能なAさんの行動目標の中にちりばめるのです。Aさんの行動目標として表現するのです。「入院中、喫茶店で美味しいコーヒーを飲むための外出できるか、受持看護師と担当医に相談する」、「兄と姉に喫茶店で美味しいコーヒーを飲むための外出したいこと、担当医の許可を取ったことを電話で伝える」という行動目標は、「＃２　否定的・無力感・自尊心低下といった心理的資質、固定化した対処方法、情緒的絆の深い父の死に関連した非効果的コーピング」の問題解決となっていくし、「＃３　幻覚や妄想といった精神症状の続発に関連した社会的相互作用障害」の看護問題に関連しています。看護問題を問題視することをやめることではないのです。

健康課題を明確にして目標を決めることも患者さんとのコミュニケーションが大切のようね

話し合うことで患者さんが自分の健康課題に気づいていくこともあるようね

●関連図　これまでのアセスメントからAさんの全体像を捉えてみましょう

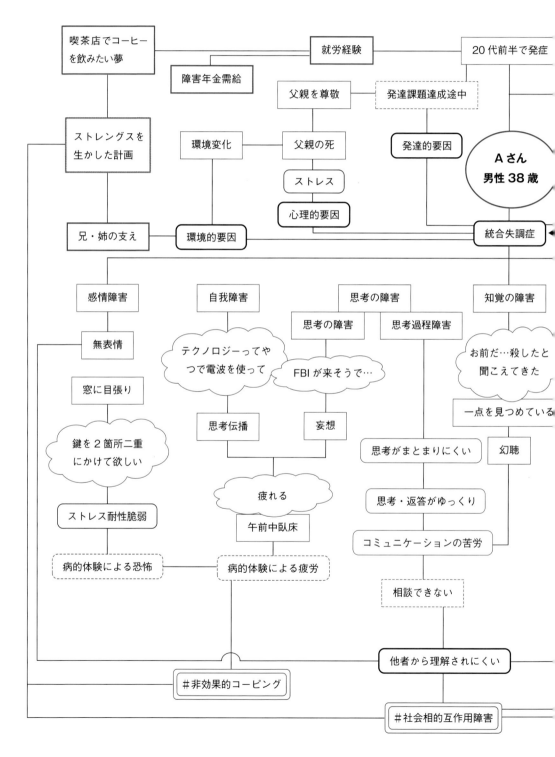

学籍番号　　　　　　　　　　学生氏名

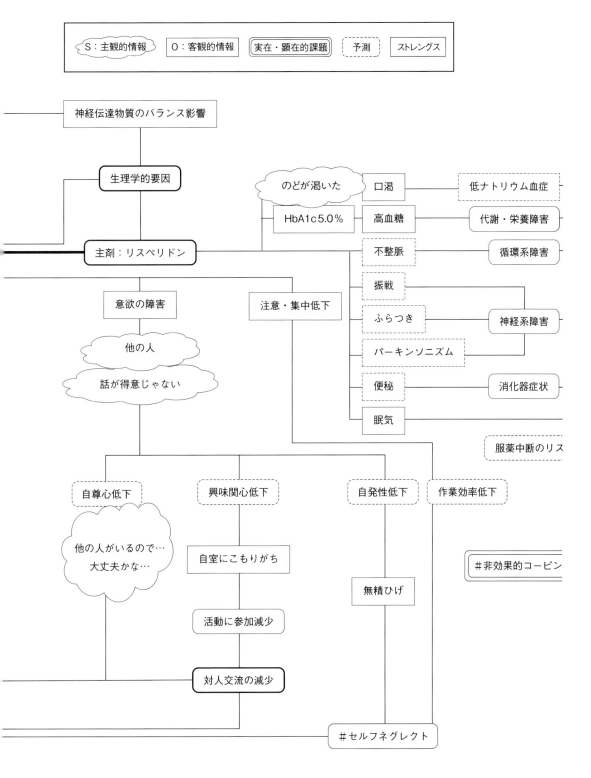

S：主観的情報　　O：客観的情報　　実在・顕在的課題　　予測　　ストレングス

神経伝達物質のバランス影響

生理学的要因

のどが渇いた　　口渇　　低ナトリウム血症

HbA1c5.0%　　高血糖　　代謝・栄養障害

主剤：リスペリドン　　不整脈　　循環系障害

意欲の障害　　注意・集中低下　　振戦

他の人　　ふらつき　　神経系障害

話が得意じゃない　　パーキンソニズム

便秘　　消化器症状

眠気

服薬中断のリス

自尊心低下　　興味関心低下　　自発性低下　　作業効率低下

他の人がいるので…
大丈夫かな…

自室にこもりがち

無精ひげ

#非効果的コーピン

活動に参加減少

対人交流の減少

#セルフネグレクト

ステップ❸ 計画立案

　ストレングスアセスメントシートに、Aさんが記載した夢・希望を実現するために、具体的な行動をAさんと話し合い見つけます。別紙に下書きし、話し合いながら順序を決めます。Aさんが行うこと自体が短期目標になり、Aさん本人が記載します。こうすることでAさんに自覚と責任が芽生えます。また、学生は自分主体の自己満足な計画にならないのです。Aさんの行うこと・短期目標に対して学生ができる支援を計画していきます。できればAさんに学生の計画も確認してもらいます。ただし、これは指導者や病棟管理者の許可が必要です。

Aさんの夢	週1回、喫茶店で美味しいコーヒーを飲む
重要な理由	迷惑をかけるだけではないことを証明したい。(本人の発言)

Aさんが行うこと・短期目標	期日	達成した日付	学生が行うこと・留意すること
1．Aさんの家の近くの喫茶店のリストを学生と一緒に作る（Aさん・学生）。			**OP(観察計画)** 1．どんな内容の会話のときどんな表情・しぐさをするか 2．会話中の恐怖感・幻聴・妄想の有無 3．会話後の疲れ度合いを確認する
2．Aさんの自宅から行きたい喫茶店までの距離を学生と一緒に調べる。（Aさん・学生）			1．活動後の幻覚・妄想の強弱や度合い 2．活動後の身体の疲労度合い 3．夜間の睡眠時間と熟眠感
3．学生と一緒に、少しずつ距離を延ばし自宅から喫茶店と同じ距離散歩する。（Aさん・学生・指導者）			4．散歩時の疲労感を確認する 5．どんな内容の会話のときどんな表情・しぐさをするか 2．会話中の恐怖感・幻聴・妄想の有無 3．治療薬の作用や有害事象の観察をする
4．障害年金の他の使い道も考え、どれくらいの頻度でコーヒーを飲みに行けるか一緒に計算する。（Aさん・学生）			4．バイタルサイン測定時に排尿・排泄について、腹部の膨満感、消化器症状、手の震え、ソワソワした感じ、歩き方、起立時のふらつきなど観察する
5．入院中、喫茶店で美味しいコーヒーを飲むため、外出できるか受持看護師と担当医に相談する。（Aさん）			**TP** **①すべての目標に対して、会話時の学生の基本的姿勢】** 1．侵入的にならない物理的・心理的距離でAさんを知ろうと接近する。
6．兄か姉に喫茶店で美味しいコーヒーを飲むため外出したいこと、担当医の許可を取ったことを電話で伝える。（Aさん）			2．思考や会話がゆっくりなAさんに合わせて会話する。 3．会話が途切れても、Aさんが焦らず考えられるように待つ姿勢を大切にする

7．喫茶店に行けそうな、一番恐怖を感じない時間帯を一緒に見つけ出す。（Aさん・学生）

8．外出日を決定する。（Aさん・学生・指導者）

9　兄か姉と外出し喫茶店で美味しいコーヒーを飲む。（Aさん）

10　外出して喫茶店で美味しいコーヒーを飲んだ状況や気持ちを学生に教える（Aさん・学生）

4．繰り返しや焦点化などコミュニケーション技法を活用しAさんの言いたいことが十分伝わるように支援する。

5．言語に含まれた気持ちをくみ取る。

6．すでにできていること、よかったところ、強みとなることをその都度伝え、自信を持つことができるようにかかわる。

7．会話の最後にお互いのよかったところを伝え合う。

8．他者と上手に会話できるために、さらによくしたらよいことを伝える

9．一回20分程度を目安に会話する。

10．考える内容のときは、」午前と午後にわけゆっくり進める。

11．安心できる場所、環境で会話する。

12．学生名、今日の会話の内容や目的を伝え、安心して会話できるか確認してから始める。

13．付き添うとき会話するときは、許可なく身体に触れない。

14．幻覚妄想が出現したときは、助長し集中できない環境因子を見つける。

15．幻覚 ・ 妄想で表現したときはその意味を理解する。

16．学生と話したり作業することで「人っていいな、悪くないな」と自分に対しても、自分以外の人に対しても信頼を回復できるようにかかわる。

②**すべての目標に対して、会話児の生活環境調整**

1．十分な休息が取れるように環境を調整する。テレビの音、掃除の音などに注意する。

2．Aさんが安心して自分の行うことについて考えたり行動したりできるように環境を調整する。「一緒にやってみましょう」と行動を促す

3．入浴や洗濯 ・ 散歩といった行動の後に、少しの休憩を入れ、疲れを蓄積しないように調整する。

4．休むことと動くことのバランスの重要性について伝える。

③目標1・2に対するTP

1) Aさん宅と喫茶店までの地図を準備する。

2) 画用紙や折り紙・ペンを準備する（精神実習用）

3) Aさんにはさみの準備を依頼する（病棟の危険物貸し出し）

4) 作業はAさんの思考の速さに合わせ、Aさんが頭の中で地図や通りをイメージできるように話し合いながら進める。

④目標5・6に対するTP

1) 看護師と主治医に相談する場面や、お兄さんに電話する場面をSSTで練習する。

⑤目標7についてのTP

1) 病的体験が強くなる日時について話し合う。

2) 病気との付き合い方について

(1) 入院治療・喫茶店に行くことを考えることをはじめたことでの本人の身体的・精神的感覚の変化について確認する

(2) 入院治療・喫茶店に行くことを考えることをはじめたことで身体的・精神的変化・できるようになってきたことを肯定的に伝える

(3) 心理療法や服薬管理指導を受けた知識や情報が、喫茶店でコーヒーを飲む計画を立てる上で役に立っているか話し合う。

3) 困ったときの対処方法について

(1) 症状が現れた直前の出来事・そのときの感情について話し合う

(2) 外出して喫茶店に言ったとき困ったことはなかったか話し合う。

(3) 紙に書きだしたり、図や絵にしたり視覚的でわかりやすい方法をとる

(4) 喫茶店で美味しいコーヒーを飲むことが困ったときの対処方法になりそうか話し合う

(5) 相談相手を一緒に見つける

(6) 相談の仕方について話し合ったり練習したりする

ステップ❹ 実施・評価

Aさんが行うこと（短期目標）：ストレングスシートを使って目標を見つける			
学生の実施	Aさんの実施・結果 （学生にとって得られた情報）	目標の達成度	評価
AさんとAさんの強みについて話し合う。ストレングスシートを見ながら学生が受け持ってから気づいたAさんの強み「コーヒーについて詳しいこと」「迷惑かけないで生活したいと思っていること」「洗濯や入浴・髭剃りができるようになってきたこと」「学生の私に一生懸命自分のことを伝えようとしてくれること」について伝えた。Aさんは特にコーヒーの知識が豊富で、学生は勉強になったこと、今後コーヒーショップにいったときは教えてもらったことを意識して飲んでみたいと伝えた。 　会話時の学生の基本的姿勢を常に意識して接した。	はじめは、「いいところはない」「迷惑かけている」と行っていた。学生が強みを言うと「そうかな」に変化していった。学生が、Aさんから教えてもらった知識を生かして飲んでみたいといったときは今まで見たことがない晴れ晴れとした、自信のある表情だった。「週1回、喫茶店で美味しいコーヒーを飲みたい」という夢を見つけることができた。	目標は達成できた	ストレングスマッピングシートを見ながら強みと目標を見つける ➡ 聴覚だけでなく視覚作用で内容が明確で考えやすかった。 　学生が日常の些細なことのなかからAさんのできていることを伝えたことで、強みを見つけることは、大それたことでないんだと構えず見つけることができた。 　学生が会話時の基本姿勢を常に意識することで、Aさんがゆっくり考え安心して言葉にすることができたと推測する。

Aさんが行うこと（短期目標）：Aさんの家の近くの喫茶店のリストを学生と一緒に作る			
学生の実施	Aさんの実施・結果 （学生にとって得られた情報）	目標の達成度	評価
「コーヒーショップで美味しいコーヒーを飲む」ために一緒にできることは何か話し合い、まず、Aさんの自宅近くのコーヒーショップのリストを作成することに決めた。学生は、翌日の実習にAさん宅周辺の地図を印刷して持参してもよいか指導者に相談した。指導者は、作業療法室のPCでAさんと一緒に検索できるように調整してくれた。 　Aさんとコーヒーショップを検索したときに、自宅からそこまでの距離・特徴を記録した。Aさんが写真を貼って作成したコーヒーショップの案内図に距離や特徴を記入した。会話時の学生の基本的姿勢を常に意識して接した。	学生と作業療法室のPCで検索し、Aさん宅周辺の地図を印刷した。次に、自宅近くのコーヒーショップを検索し、先の地図上に、印と番号をつけた。地図とは別の用紙にも番号をつけコーヒーショップの写真を貼りつけた。 　集中し作業している。作業中幻聴はなかった。作業の合間の相談や完成してどこのコーヒーショップに行ってみたいかの話し合いのとき、Aさんは考える時間が短くなり言葉がスムーズに出て、語彙も増えた。	目標は達成できた	地図・印・写真・コメント➡視覚作用で内容が明確で考えやすかった。 　作業合間や完成後楽しい会話をすることで、思いや考えが少しずつ言えるようになってきた。リストの作成という順序のある作業をすることで行動はもちろん、考えの道筋が整えられ思考過程の変調が改善された。 　Aさんと学生の案である「喫茶店のリストつくり」について、指導者・作業療法士が賛同し連携してくれたことで、翌日まで待たずに作成できた。Aさんがやってみたいと意欲が高まっているときにできたことで、夢が現実に近づいていると実感できた。

Aさんが行うこと（短期目標）：学生と一緒に、少しずつ距離を延ばし自宅から喫茶店と同じ距離散歩する			
学生の実施	Aさんの実施・結果 （学生にとって得られた情報）	目標の達成度	評価
行ってみたいコーヒーショップまでの距離と同等の距離になるように提案し、Aさん、学生、指導者の3人で病院の周囲を散歩した。距離と身体の疲労度を観察し、Aさんに尋ね確認した。 　散歩しながら「、コーヒーショップで美味しいコーヒーを飲む」計画を話し合うようになって、身体の調子・幻聴の強弱・睡眠・気持ちの変化について訊ねた。学生の気づいたAさんが集中していること、手先が器用なこと、「自らこうしたらいいかな」と提案してくれたことなどの変化を伝えた。歩きながら風や草花、建物など五感で感じ取ったことを話題にした。一度だけ、お父様がなくなられたときの状況や気持ち・誰かに相談できたかなど、横に並んで歩きながら訊ねた。会話時の学生の基本的姿勢を常に意識して接した。	学生、指導者の3人で行ってみたいコーヒーショップまでの距離と同等距離の病院周囲を散歩した。学生と会話しながら歩いた。学生が気づいた草花があったときは、立ち止まってそれらについて話し合った。会話が弾んだ。歩幅が大きく早く歩けるようになった。	目標は達成できた	抗精神病薬を服用していると、独特の身体のだるさや動かしにくさ感じるため、適度な運動が必要である。目的なくただラジオ体操をする、散歩するだけでは長続きしない。コーヒーショップに行くという目的のために体力をつけたり、歩く距離を延ばしたり、姿勢に気を付けて歩いたりする散歩を取り入れたことでAさんの歩く歩幅が大きくなった。 　散歩では風・音・香など自然界からの刺激が多い。知覚や思考の変調を無理なく整える助けになった。

Aさんが行うこと（短期目標）：入院中、喫茶店で美味しいコーヒーを飲むため、外出できるか受持看護師と担当医に相談する			
学生の実施	Aさんの実施・結果 （学生にとって得られた情報）	目標の達成度	評価
学生は、Aさんが受持看護師に外出について相談できるようにSSTを活用したい旨を指導者に相談した。指導者と学生は、受持看護師に主旨を説明し、Aさんが声をかけたときにできるだけ上手くいくように配慮した。学生は、Aさんに、学生が受持看護師になるので相談する場面の練習することを提案した。「できませんよ」というAさんに、「看護師さん役をすると学生の私の勉強になるので付き合ってください」と、とっさに言った。デイルームの端の静かな場所でSSTを実施した。気づいたよかったところをすべて伝えた。指導者さんにも見てもらおうとAさんに提案した。指導者さんの前で再度SSTを実施した。 会話時の学生の基本的姿勢を常に意識して接した。	外出したい旨を伝える練習をしようと誘われ、一瞬戸惑い「できませんよ」と断わった。学生の勉強にもなると再度誘われ「やってみます」と言う。SSTを実施した。学生がよかったところを伝えると笑顔でうれしそうだが、照れていた。指導者さんの前では実施したときは、少し緊張した表情だった。学生と指導者にできるよと何度も言われ、意を決しナースステーションに行き、受持看護師に「入院中、喫茶店で美味しいコーヒーを飲むため、外出できるか」訊ねた。焦って言葉に詰まるところがあったが、内容は伝えることができた。	一部達成できた。	受持看護師には、相談することができた。担当医にもAさん自ら伝える予定であった。受持看護師の記録を読んだ担当医が、Aさんを診察室に呼び話し合いとなった。Aさん自ら相談したのではないため一部達成とした。受持看護師との連携だけでなく、医師にも指導者を通し、Aさんと学生の目標と計画を事前に伝えて、Aさん自ら担当医に相談することができるような配慮が必要だった。結果的に、喫茶店で美味しいコーヒーを飲むため、外出できることになったのはよかった。

Aさんが行うこと（短期目標）：兄か姉に喫茶店で美味しいコーヒーを飲むため外出したいこと、担当医の許可を取ったことを電話で伝える			
学生の実施	Aさんの実施・結果 （学生にとって得られた情報）	目標の達成度	評価
これまでやってきたこと、できたことを称賛した。具体的には、受持看護師さんにやってみたいことを伝えられたこと、兄に医師や看護師と話し合って決めたことを報告したこと、さらに、一緒に言ってほしいと助けを求められたことである。ここまでできてきた気持ちを確認した。	担当医の許可が出た日の夜、兄に早速電話し伝えた。来週の土曜日と日程についても話しあうことができた。 　電話で兄が「そういえば、昔、お前が入れてくれるコーヒーは薫り高く、いつも美味しかったな」と呟いていたと、Aさんは学生に教えてくれた。	達成できた。	SSTでの練習をしなくても、Aさんは兄に電話をすることができた。これまで学生や指導者・受持看護師とともに目標を達成してきたことでどのように行動したらよいかを取り戻してきた。行動することへの怯えが軽減し自信がつき始めた。

看護サマリー

サマリー

〈情報の総括〉

Aさん　30代後半　男性　　　診断名：統合失調症　医療保護入院から現在、任意入院

障害者手帳あり障害年金2級受給、母と同居、父親は4か月前に他界、兄と姉は都内在住

初発は23歳、今回が3回目の入院である。今回の入院は内服薬を飲み忘れが増えたことと、父親が他界するというストレスへの対処が上手くできなかったことが誘因と考えられる。Aさんは、リスパダール（リスペリドン）2mg　4T　2×（昼、寝る前）が処方され内服治療し、入院当初の幻覚・妄想・思考伝播といった症状は軽減。入院後3か月で服薬コントロールし自宅へ退院予定である。

〈Aさんの目標〉

〈解決〉

目標1．Aさんの家の近くの喫茶店のリストを学生と一緒に作る。（Aさん・学生）

目標2．Aさんの自宅から行きたい喫茶店までの距離を学生と一緒に調べる。（Aさん・学生）

目標3．学生と一緒に、少しずつ距離を延ばし自宅から喫茶店と同じ距離散歩する。（Aさん・学生・指導者）

目標4．障害年金の他の使い道も考え、どれくらいの頻度でコーヒーを飲みに行けるか一緒に計算する。（Aさん・学生）

目標5．喫茶店に行けそうな、一番恐怖を感じない時間帯を一緒に見つけ出す。（Aさん・学生）

目標6．入院中、喫茶店で美味しいコーヒーを飲むため、外出できるか受持看護師と担当医に相談する。（Aさん）

目標7．兄か姉に喫茶店で美味しいコーヒーを飲むため外出したいこと、担当医の許可を取ったことを電話で伝える。（Aさん）

8. 外出日を決定する。(Aさん・学生・指導者)

〈継続〉

目標9.「兄か姉と外出し喫茶店で美味しいコーヒーを飲む。(Aさん)」、目標10「外出して喫茶店で美味しいコーヒーを飲んだ状況や気持ちを学生に教える(Aさん・学生)」は、学生の実習中には実現できなかった。実習最終日の関係の終結のときに、Aさんと話し合い、目標10を「学生に教える」の個所を「電話で母親に伝える」に変更した。

目標10.「外出して喫茶店で美味しいコーヒーを飲んだ状況や気持ちを母親に電話で伝える(Aさん・母親)」とした。

Aさんが、「自信をもつこと」「自分に対しても他者に対しても信頼」ができるように、会話時の基本的姿勢を常に意識して接する。

〈Aさんの夢についてのケアの残された課題〉

【病気との付き合い方について】健康管理

　看護師は日常生活援助が役割である。医師・薬剤師による抗精神病薬についての説明、心理教室での統合失調症について、服薬に関してAさんが学習したことを、夢に向かって希望する生活の目標に無理なく盛り込む手助けをすることである。これまでのように服薬管理の指導を単独で行っても、月日がたつと飲み忘れ・怠薬が起こってしまう。Aさんのやりたいことと服薬とが密接に関連する目標を立案することが重要である。

　例えば、コーヒショップへ行く時間はいつがいいか、服薬時間はいつにするか、昼食後服薬し休憩してから行くのはどうか、夕食後、コーヒーの講評をノートに書き終えたら寝る前の薬を飲むなど話し合うことが必要である。Aさんの希望のコーヒーショップへ行く曜日を中心に服薬について計画し、次に、行かない日の過ごし方・服薬・支援センターなどの活用について一緒に考える。Aさんの目標が途切れないように病棟看護師から外来看護師、地域支援者、家族がAさんとともに目標の到達度について話し合っていけるシステム構築を入院中にすることが重要である。お薬手帳ならぬ目標手帳を入院中に作成し継続してくことも1つの案である。

【困ったときの対処方法について】クライシスプラン

　退院後、困ったときの対処方法についてAさんと話し合い可視化する。入院中の外泊時に、作成したクライシスプランを自宅の電話の前にはるなど退院後の準備をAさんができるように支援する。「他者を信頼」することができるようになると、早めに相談できるとクライシスに陥りにくい。Aさんの意思を尊重しともに考え、自分に自信ができ、他者を信頼し早めに相談できるようにかかわる続けることが必要である。

引用・参考文献
1) 菫間真美編:パーフェクト臨床実習ガイド;精神看護. 第2版、照林社、2015.
2) 中井久夫他著:看護のための精神医学. 第2版、医学書院、2004.
3) マージョリー・ゴードン著、江川隆子監訳:ゴードン博士の看護診断アセスメント指針. p.6、照林社、2006.
4) チャールズ. A. ラップ他著、田中英樹監訳:ストレングスモデル;精神障害者のためのケースマネジメント. 第3版、金剛出版、2014.

小児看護学実習を攻略しよう

学んでほしいこと

　小児看護学の対象は、子どもとその家族であり、相互に影響し合っています。子どもは、自分で生活する力が弱いため、家族に育まれ成長発達していきます。家族もまた子育てから数多くの学びが得られます。

　小児看護に携わる看護者には、子どもの最善の利益を目指す看護を実践することが求められます。健康障害をもつ子どもにとって家族の存在意義は大きく、家族のその時々の思いを受け止め支えることは、看護者の重要な役割です。看護者は、子どものよき理解者である家族とパートナーシップを形成し、子どもの思いや考えを尊重し、健やかな成長発達を支援していきます。

　小児看護学実習では、さまざまな健康レベルにある子どもとその家族に必要な看護を学修します。対象を生活者として捉えて、健康状態の変化を生活と重ねて描き出すことが重要です。「看護とは」「人間とは」「健康とは」「病人とは」などの中心的概念を用いて、さまざまな現象の意味を明らかにしていくことが大切です。同じ場面の体験に対する受け止め方は、人それぞれ異なります。看護の視点から対象に現れている事実の意味を読み取っていくことが重要です。

　本項では、小児看護学実習に役立つ思考の道筋を学び、ものごとを構造的にみていく方法を学べます。

事例の疾患・病態

① 細菌性髄膜炎とは

　細菌性髄膜炎は、さまざまな細菌の感染によって髄膜（脳や脊髄を覆う膜）に炎症を起こす疾患の総称です。

　感染症法では、「髄膜炎菌、肺炎球菌、インフルエンザ菌を原因として同定された場合を除く」と定義されています。侵襲性髄膜炎菌感染症、侵襲性肺炎球菌感染症および侵襲性インフルエンザ菌感

染症は、五類感染症に定められており、定点医療機関から毎週その報告がされています。

② 原因と感染経路

　細菌性髄膜炎の主な病原体は、髄膜炎菌、肺炎球菌、インフルエンザ菌ですが、これ以外にも、B群レンサ球菌やリステリア菌、黄色ブドウ球菌、緑膿菌などのグラム陰性桿菌などがあります。感染経路は病原体によってさまざまですが、患者の咳やくしゃみなどのしぶきに含まれる病原体による「飛まつ感染」によるものや、病原体が付着した手で口や鼻に触れることによる「接触感染」が多くなっています。

③ 症状

　髄膜炎の主な症状は、発熱、頭痛、嘔吐を特徴とすることです。意識障害が出ることもあります。首を動かしにくくなる硬直（項部硬直）、大腿筋が動かしにくくなる硬直（ケルニッヒ徴候）、首を屈曲すると股関節と膝関節の屈曲が誘発される（ブルジンスキー徴候）などの症状がみられることがあります。

④ 診断

　③の症状および髄液細胞数の増加、髄液蛋白量の増加と糖の減少により診断されます（**表1**）。

⑤ 治療

　細菌性髄膜炎では、病原体に合わせた抗菌薬療法が行われます。病原体が確定する前からの投与が必要とされているため、さまざまな細菌に効くように複数の抗菌薬を組み合わせて行われます。また、抗炎症薬の投与など症状に応じた対症療法が行われます。

⑥ 予防のポイント

　予防には手洗いが有効です。下記の細菌性髄膜炎の主な病原体には、予防接種があります。
　・髄膜炎菌：侵襲性髄膜炎菌感染症
　・肺炎球菌：侵襲性肺炎球菌感染症
　・Hib（インフルエンザ菌 b 型）：侵襲性インフルエンザ菌感染症

表1　髄膜炎における髄液所見

	細菌性	無菌性（ウイルス性）
髄液の外観	混濁	透明
白血球数	高度増加	軽度増加
増加する髄液細胞の種類	好中球	リンパ球
髄液糖	低下	正常
髄液蛋白	増加	正常〜軽度増加

活用する看護理論・看護モデル

　本項では、『ナイチンゲール看護論』と『科学的看護論』を用いて看護過程を展開します。『ナイチンゲール看護論』を用いるのは、「看護とは」最初に定義しているためです。また、ナイチンゲール看護論を一般化したものが科学的看護論であり、その特徴は、看護は科学であり、学問としての探求により発展してきたこと、1つひとつの看護実践は科学的に裏付けられていること、さらに対象である人間の個別の状態に適切に応用できなければならないことを事実から抽出しているところです。小児看護学では、この2つの理論を使用し、根拠のある子どもと家族の捉え方、看護実践方法の抽出について触れます。

　看護学の独自性を主張したフローレンス・ナイチンゲールは、「すべての病気は、その過程のどの時期をとっても、程度の差こそあれ、その性質は回復過程であり、毒されたり衰えたりする過程を癒そうとする自然の働きであって、必ずしも苦痛を伴うものではない」という病気の概念を提示しています。そして、「看護とは、患者の生命力の消耗を最小にするよう、すべてをととのえること」[1]と定義しています。この「すべてをととのえる」とは、「新鮮な空気、明るさ、暖かさ、清潔さ、静けさ、食事」などを指しています。

　科学的看護論を著した薄井坦子は、この看護の定義を「看護とは、生命力の消耗を最小にするよう、生活過程を整えることである」[2]と述べています。

　この言葉から看護の視点は、看護の対象である人間を「生活者」として見ることであり、対象に生じている病気という状態を、その人の生活と重ねて見ることが求められます。

　看護は、自分とは全く異なる他人にかかわる仕事であり、相手の立場に立つことで的確な援助が実施できます。単に心情的に同情を寄せるのとは異なり、その人の位置から感じとったり思ったりするためには、対象に起こっている身体の変化やその人の心の状態、その人を取り巻く環境、どのような生活を送ってきたのか多面的に捉

えて関連付け、全人的に見ていく能力が要求されます。薄井は、このことを人間を丸ごと見る、と述べています。対象にとって意味のあるかかわりができるかどうかは、看護師が目の前にいる対象にどれだけ近づくことができるかにかかっているということです。

　対象の位置からものごとを考えていく、対象を丁寧に見つめていくとはどういうことでしょうか。人間は身体だけでなく心があり、それは社会関係のなかでつくられ、この身体と心と社会関係は有機的なつながりをもって、その時々の「状況」として存在しています。例えば、身体的な苦痛が大きいときには精神的にも落ち込むであろうし、逆に心に痛手を負っているときには身体は免疫力が低下し、思わぬ病気になってしまうこともあります。対象を全人的に捉えることで、その人が健康的に生きていく支援の方向性が描けます。

科学的看護論について

① 用語の解説

『科学的看護論』で使用される用語の解説を**表2**に示します。

表2　科学的看護論における用語と解説

用語	解説
看護の過程的構造	看護実践は、看護するという目的意識をもった看護師（人間）が、対象とした人間に看護上の問題を発見し、それらの解決の方向性を探り、より健康的な生活を創り出す手段を選びながらかかわっていく過程です。
看護上の問題	看護上の問題とは、看護師が対象の生活過程に調和の乱れを発見し、自力で回復困難（解決を要する対立の発生）と判断したことを指します。
看護の方向性	看護の方向性とは、解決を要する対立状態において、一方の解消または双方の両立を図る援助のいずれを選択することが、より健康的な生活過程を実現できるかを見極めることです。
看護とは	看護とは、生命力の消耗を最小にするよう生活過程を整えることです。それを達成するためには、【いのちを守り】【日々の生活を安楽に】【その人を尊重する】ことが重要です。また、【いのちを守る】ためには、「循環」「呼吸」「体温」、【日々の生活を安楽に】するためには「運動」「休息」「食」「排泄」「清潔」「衣」、【その人を尊重する】ために、「労働」「性」「環境」の情報を得る必要があります。
人間とは	人間とは、認識をもつ有機体が社会関係のなかで互いにつくりつくられる諸過程の統一体です。なお、ここにいう認識とは、脳細胞の生理面、精神面の二重の働きを前提に、精神面をまるごと捉えた表現です。これは、人間としての共通性を捉えたものなので、生物体と定義されています。
生活とは	生活とは、人間が自己の脳に支配されて他の人間と直接的、関接的な社会関係を維持しつつ営む生存過程そのものをいいます。この生活のなかでつくられる側面は生活体と定義されています。したがって、個々の人間は、生物体と生活体の統一体であると言えます。
健康とは	健康とは、人間がその生活過程において、もてる力を最大限に活用し得ている状態を指す。また健康障害とは統一体の調和を保つ働き（ホメオダイナミクス）が乱されて、自己で調和をとりもどすことが困難となった状態（回復過程）をいう。

（薄井担子：科学的看護論、第3版、pp.106〜107、日本看護協会出版会、2014. をもとに作成）

② 小児看護学における看護過程の展開手順

　薄井は、看護過程の展開に関する実践方法として3つの関心（3重の関心）から定義しています。第1の関心と第2の関心は、アセスメントであり、第3の関心は、健康課題・看護計画・実施・評価が含まれます（**図1**）。

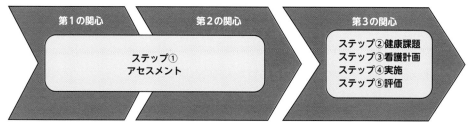

第1の関心	第2の関心	第3の関心
ステップ① アセスメント		ステップ②健康課題 ステップ③看護計画 ステップ④実施 ステップ⑤評価

図1　科学的看護論3つの関心と看護過程の関係

●第1の関心：子どもとその家族に知的な関心を注ぐ

　子どもの客観的事実をもとに、看護の立場から全体像を大づかみに描き、より健康的な状態を目指すための条件（生物体の必要条件）を導き出します。

（1）対象の客観的事実（キーワード）

　「生命を維持する過程（循環・呼吸・体温）」、「生活習慣を獲得し発展させる過程（運動・休息・食・排泄・衣・清潔)」、「社会関係を維持発展させる過程（遊び・学習・性・環境)」に沿って対象の客観的事実をキーワードとして抜き出します。

（2）健康障害に対する支援の程度

　（1）で得た情報をもとに、対象の日常生活力をアセスメント（日常生活力アセスメント）し、項目ごと健康障害により支援を必要とする程度を把握します。

（3）活動過程の変化（全体像モデル）

　健康障害が生じるに至るまでの子どもの「こころ」と「社会関係」「からだ」の過程を示し、生活過程の変化を把握します。

（4）立体像モデル

　「発達段階」「健康障害の種類」「健康の段階」「生活過程の特徴」の項目ごとに事実（キーワード）をあげ、その事実が示す意味を抽出し、子どもの全体像を示します（立体像モデル）。

> **（5）より健康的な状態を目指すための条件（生物体の必要条件）**
>
> 　子どもが、より健康的な状態を目指すための条件（生物体の
> 必要条件）を①局所の問題解決、②全身の調整、③認識の調整、
> ④社会関係の調整の視点で導きます。

> **（6）日常生活の規制**
>
> 　（5）で示した必要条件に対する日常生活の規制を示します。

❷第2の関心：子どもとその家族に心のこもった人間的な関心を注ぐ

　子どもの言動・表情などの生活体の反応を子どもの目線に立って
感じ取ります。

> **（7）子どもの感情を思い描き・捉える（生活体の反応）**
>
> 　子どもの反応に自分流の判断を下すことは避け、発達段階に
> 応じた子どもの立場から、子どもの感情を思い描き、捉えます
> （生活体の反応）。

　＊感じとれない場合は、子どもへの思いが伝わるよう自然な関わりを重ね、
予測する手がかりを増やします。

❸第3の関心：子どもに実践的・技術的な関心を注ぐ

　子どもの客観的事実（第1の関心）と子どもの主観（第2の関心）
に近づく手がかりを総合して個別性を見つめ、看護上の問題（解決
を要する対立）を探ります。その問題が解決された状態を思い描き、
その方向に子どもが変化していく手段を探り、その子どものもてる
力を最大限に働かせることができるよう、看護計画を具体化します。

> **（8）看護の必要性**
>
> 　子どもにどのような対立が潜んでいるのか（看護の必要性）を
> 以下の視点に沿って考えます。
>
> ・身体のなかの対立…身体のなかに調和の乱れがないか
>
> ・身体と心の対立…身体の状態を子どもが納得しているか
>
> ・心のなかの対立…葛藤が生じていないか
>
> ・個と社会の対立…子どもと医療者や家族の間に不信感はないか
>
> ・社会関係内部の対立…医師・看護師間や家族成員間に不一致
> はないか

（9）看護の方向性

　子どもがどのようになれば看護師として安心できるか看護の方向性を考えます。

（10）看護目標の立案

　その状態は対立の調和または対立の解消のいずれかにより、実現できるのかを事実から考え、看護目標を立案します。

（11）看護の実施と評価

　成長発達に即した人間関係を成立させ、受け持つ子どもに必要な看護を計画的に実施・評価します。

・成長発達に即した人間関係を築くことができるよう自分の言動を調整します。

・看護を実施する際には、状況の変化を観察して計画を調整し、子どもの反応を見ながら看護行為を行い、評価し、その内容のポイントを看護チームに報告します。

・申送りや看護記録等で計画立案時からの変化を押さえ、子どもへの看護の責任を果たします。

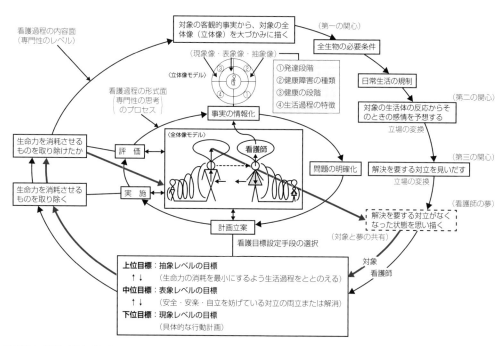

（薄井担子：科学的看護論. 第3版、日本看護協会出版会、2014. より抜粋）

図2　看護過程展開モデル[2]

患児：B君、1歳3か月、男児。

主訴：発熱と嘔吐、顔色不良があり、第3次救急病院である当院を来院した。

現病歴：当院入院3日前、38.0度の発熱と少量の嘔吐を認め、近医にて上気道炎と診断され、CDTR-PIを処方された。次の日、発熱に加え、嘔吐が3回ほどあり、再度近医を受診したところ、衰弱しているため、もっと大きな病院で精査したほうがよいと当院に紹介され入院となった。

出生歴：在胎40週、自然分娩で出生した。出生時の身長51.0cm、体重3240g、頭囲 33.5cm、胸囲33.0cm。Apgarスコア10点（1分）。

発育歴：既往歴：精神運動発達は正常である。予防接種は、BCG、DPT-IPV Ⅰ期およびMRワクチンⅠ期、ヒブワクチンと小児用肺炎球菌ワクチンは3回接種済み。9か月時に突発性発疹に罹患し、自宅にて治療した。今回の入院が初めての入院である。

●現症とバイタルサイン

身長：82cm

体重：10.2kg

体温：38.8℃

呼吸数：48/分

脈拍：160/分、整

血圧：96/64mmHg

　意識はやや傾眠状態。顔色不良で顔貌は無欲状である。大泉門は閉鎖している。咽頭は軽度発赤し、粘膜疹はない。リンパ節は腫脹はない。鼓膜の発赤はない。胸部に異常所見はない。仰臥位で、頸部を前屈すると股関節と膝関節とで下肢が屈曲し、両下肢を伸展位で掌上すると膝が屈曲する。足底をさすると母趾は底屈する。

・検査所見（第1病日）：

尿検査			血液化学			髄液検査		
尿蛋白	1+		T-biL	0.8	mg/dL	髄液液細胞	944	/μL
尿蛋白	3+		AST	19	U/L	髄液液mono	55	
尿ケトン体	（－）		ALT	8	U/L	髄液液poLy	374	
尿潜血	（－）		LDH	319	U/L	髄液液蛋白	75	mg/dL
尿白血球			CPK	25	U/L	髄液液糖	47	mg/dL
末梢血			TP	7.2	g/dL	髄液液CL	118	mEq/L
Hb	9.6	g/dL	BUN	9	mg/dL	IL-6	92,866	
RBC	505×10⁴	/μL	Cr	0.25	mg/dL	IL-4	3.9	
WBC	18940	/μL	血糖	100	mg/dL	IL-2	<2.6	
seg	77	%	Na	133	mEq/L	IFN-γ	34.5	
stab	5	%	K	4.6	mEq/L	TNF-α	38.5	
Lym	10	%	CL	100	mEq/L	IL-10	473.2	
eos	0.0	%	CRP	7.47	mg/dL			
bas	0.0	%	プロカルシトニン	3+				
mon	5.0	%						
PLt	58.0×104	/μL						

診断：細菌性髄膜炎

●医師の指示内容と治療

輸液療法：

①ソリタＴ３®500mL×２回/日　40mL/時、②セフトリアキソン（CTRX）0.75g/回×２

③カルバペネム系抗菌薬（PAPM）0.3g/回×４、④デキサメタゾン（DEXA）３mg/回×２

原因菌の特定はされていないため、広範囲の原因菌に有効な抗生物質、抗菌薬を使用する。また、免疫抑制作用を期待してステロイド剤を抗生物質、抗菌薬投与前から使用する。

●家族構成・生活歴

母親（34歳、事務職）、父親（35歳、小学校教諭）、長男10歳、長女５歳、Ｂ君の５人家族。首都圏在住。祖父母は遠方に在住。

Ｂ君は、両親共働きのため保育園に通っている。きょうだいが多いためか、とても好奇心旺盛で、いつも同胞の真似をしてソファの背もたれに登ったり、公園ではブランコに乗ろうとしたりする。長男が食事の介助やおむつや着替えを手伝ってくれ、Ｂ君をとても可愛がってくれていて、両親は長男にいつも感謝している。長女とは両親をとりあいになり、けんかをすることが多い。休日は動物園に行ったりハイキングをするなど家族で外出することが多い。

数日前に、保育園からロタウイルス感染症に罹患する園児が増えてきたので、衛生的手洗いと汚物処理についての手紙が配付され、注意喚起が促された。母親は当初、Ｂ君が嘔吐していたので、保育園で流行っているロタウイルス感染症を疑って近医を受診した。近医で紹介状を渡され当院を受診した際は、何か大きな病気かもしれないと不安であった。医師からのインフォームド・コンセントで病状と今後の治療方針を伝えられた。その後すぐに声を出して泣きながら父親に電話をしていた。

●インフォームド・コンセントの記録

医師：「髄液検査の結果、通常なら無色透明な髄液が、目で見ても濁っていたので、おそらく身体の背骨から脳を包むように循環している髄液というところに細菌が紛れ込んで悪さをしている細菌性髄膜炎という病気に罹患したと思われます。その菌と最も戦う力をもつ抗生物質を使用するために、今、血液を培養して何の菌が紛れ込んだのかを特定しています。この病気は早く治療を開始しないと、脳内に細菌が侵入して脳細胞を攻撃することで、Ｂ君に障害が残ったり、死亡するケースもあります。細菌の種類が判明するまでは、どの細菌にもある程度効果のある抗生物質を２種類使い、すぐに治

療を始めていきます。また、細菌の侵入が引き金になり、じわじわ
と身体の中に炎症を広げていきますので、それを抑える効果がある
ステロイド剤も一緒に使用して治療していきます」

母親：「もっと早くこちらの病院に来ていれば、こんなに大変なこ
　　　とにはならなかったのでしょうか」

医師：「いえ。私も初めはこの時期に流行りやすい風邪か胃腸炎か
　　　と迷うと思います。それほど、子どもの病気は診断が難しい
　　　んです。今回はB君の不調にいち早く気づかれて受診してい
　　　ただき、早く治療を始めることができてほんとによかったで
　　　す」

母親：「どうか早く治してください。こんなにぐったりして、Bがつ
　　　らそうで・・・背中に針を刺して痛いはずなのに、あんなに
　　　無反応で」と泣いている。

●入院後の経過

　母親は、最初の1週間は毎日面会に来院していた。仕事終わりの
16時から20時まで毎日面会に来て「Bが泣いちゃうので。こんな
としかできないので」とB君を眠りにつかせた後に帰宅している。

　B君は入院中、ふとしたときに「ママ」「いい」と泣き叫ぶこと
がある。長男はB君に会いたいと心配している。長女はB君がいな
いので、母親を独占できて満足しているが、母親が帰宅するときに
は眠っていることが多く、朝、毎日のように「今日も病院に行く
の？」と言う。父親は、母親の疲労感を少しでも緩和させたいと考
え、「明日は自分が面会に行くよ」と言っている。

第1の関心： 子どもとその家族に知的な関心を注ぐ

（1）対象の客観的事実（キーワード）

　「生命を維持する過程（循環・呼吸・体温）」、「生活習慣を獲得し
発展させる過程（運動・休息・食・排泄・衣・清潔）」、「社会関係
を維持発展させる過程（遊び・学習・性・環境）」に沿って対象の
客観的事実をキーワードとして抜き出します。

生命を維持する過程	循環	・細菌性髄膜炎 ・髄液検査 ・（入院１日目）脈拍 160/分（整脈）、血圧 96/64mmHg 　→（入院９日目）脈拍134回/分、血圧100/70 mmHg ・WBC（入院１日目）18,940/L → （３日目）11,520/L → （９日目）8,040/L ・CRP（入院１日目）7.47mg/dL → （３日目）11.28 mg/dL → （９日目）1.45 mg/dLs ・髄液細胞数（入院１日目）944 → （９日目）3328 ・髄液糖（入院１日目）47 → （９日目）31 ・髄液蛋白（入院１日目）75 → （９日目）159
	呼吸	・呼吸数（入院１日目）48回/分 →（入院９日目）30回/分
	体温	・（入院１日目）38.8℃ →（入院３日目）38.2℃ →（入院５日目）38.4℃ →（入院７日目）38.0℃ 　→（入院９日目）37.9℃
生活習慣を獲得し発展させる過程	運動	・細菌性髄膜炎でベッド上安静の指示が出ている。 ・指示を理解できないため、起き上がろうとする。
	休息	・看護師など職員が近づくと泣く。 ・夜間母親が眠らせて帰る。 ・夜中目が覚めたときには、１、２時間ほど泣き続ける。
	食	・入院時は嘔吐していた。 ・摂取量は、母親が介助する夕食は５割程度、職員が介助する朝と昼は３割程度。 ・口渇時、適宜飲水する。
	排泄	・食事があまり摂取できていないせいか、排便が２日に１回程度。 ・排尿は一般的。
	衣	・発熱があるため発汗が考えらえ、着物の汚染がある。 ・適宜交換が必要だが、自分で交換することはできない。
	清潔	・感染症。 ・発熱による身体汚染がある。 ・自分で清潔を意識できない。 ・清潔動作が自分ではできない。
社会関係を維持発展させる過程	遊び、学習	・普段は好奇心旺盛で活発 ・入院時は、傾眠状態。 ・無欲状顔貌、顔色不良。 ・現在は少しぐったりしている感じである。
	性	・母親はB君が泣きだすとあやす。 ・母親は何かできることはないかと尋ねるなど、母親役割を果たそうとしている。 ・兄は家ではいつも世話を手伝っている。 ・姉とは両親をとりあって、けんかすることがある。
	環境	・首都圏在住。 ・祖父母は遠方に在住。 ・父と母、兄と姉の５人家族 ・保育園ではロタウイルス感染症が流行っている。

（２）健康障害に対する支援の程度

　（１）で得た情報をもとに、対象の日常生活力をアセスメント（日常生活力アセスメント）し、項目ごと健康障害により支援を必要とする程度を把握します（図３）。

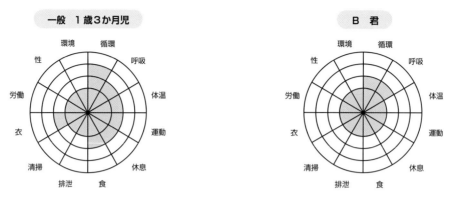

図3　健康障害により支援を必要とする程度の把握

（3）活動過程の変化（全体像モデル，図4）

　健康障害が生じるに至るまでの子どもの「こころ」と「社会関係」
「からだ」の過程を示し、生活過程の変化を把握します。

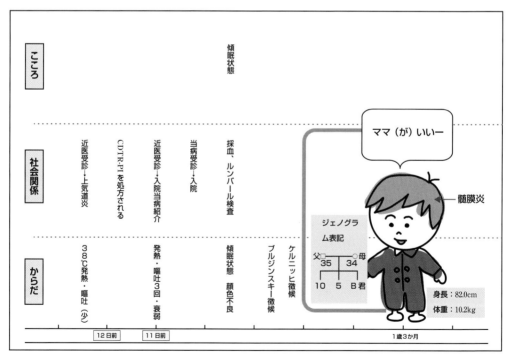

図4　全体像モデル

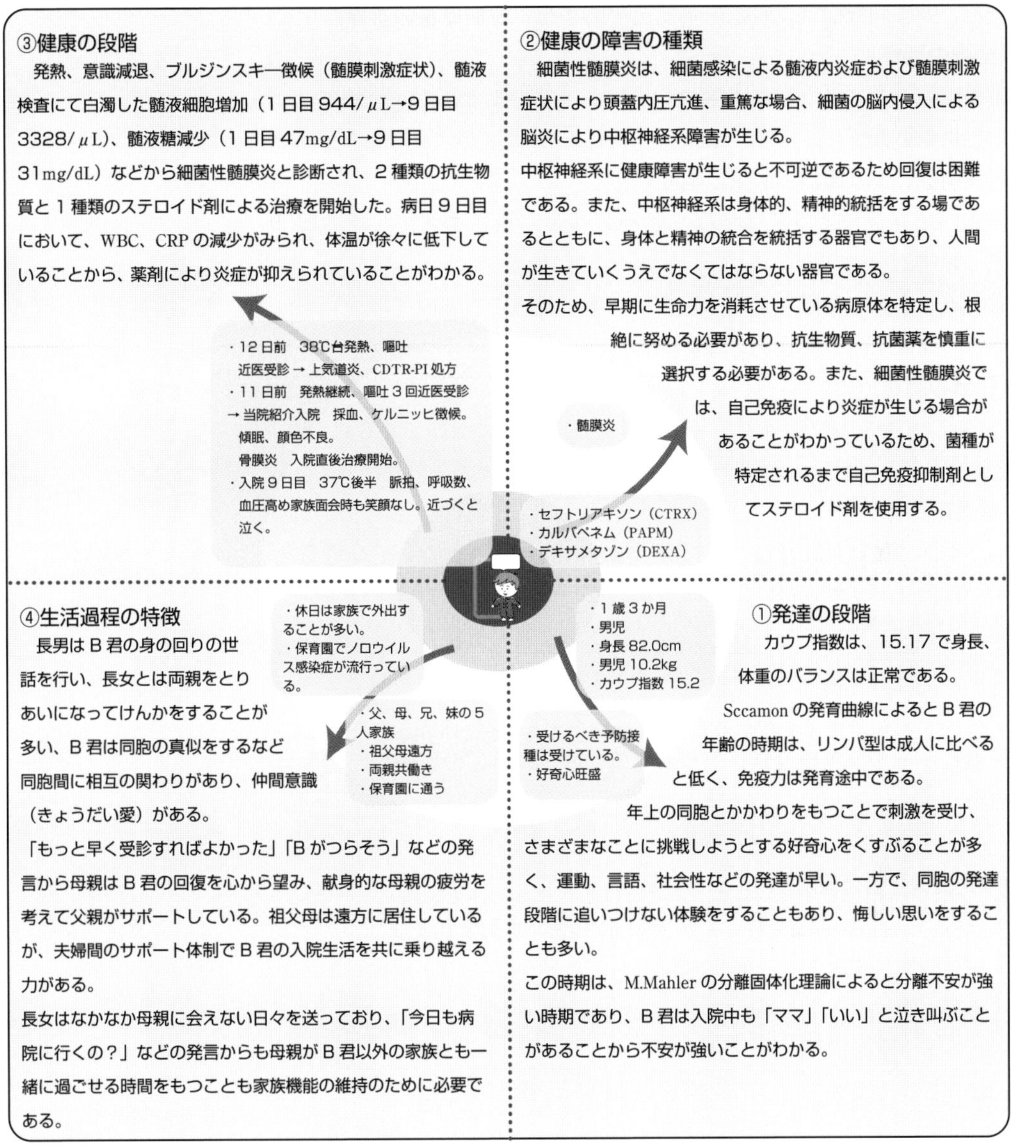

③健康の段階

　発熱、意識減退、ブルジンスキー徴候（髄膜刺激症状）、髄液検査にて白濁した髄液細胞増加（1日目 944/μL→9日目 3328/μL）、髄液糖減少（1日目 47mg/dL→9日目 31mg/dL）などから細菌性髄膜炎と診断され、2種類の抗生物質と1種類のステロイド剤による治療を開始した。病日9日目において、WBC、CRP の減少がみられ、体温が徐々に低下していることから、薬剤により炎症が抑えられていることがわかる。

- ・12日前　38℃台発熱、嘔吐
　近医受診 → 上気道炎、CDTR-PI 処方
- ・11日前　発熱継続、嘔吐3回近医受診
　→ 当院紹介入院　採血、ケルニッヒ徴候。
　傾眠、顔色不良。
　骨膜炎　入院直後治療開始。
- ・入院9日目　37℃後半　脈拍、呼吸数、血圧高め家族面会時も笑顔なし。近づくと泣く。

- ・髄膜炎

- ・セフトリアキソン（CTRX）
- ・カルバペネム（PAPM）
- ・デキサメタゾン（DEXA）

②健康の障害の種類

　細菌性髄膜炎は、細菌感染による髄液内炎症および髄膜刺激症状により頭蓋内圧亢進、重篤な場合、細菌の脳内侵入による脳炎により中枢神経系障害が生じる。

　中枢神経系に健康障害が生じると不可逆であるため回復は困難である。また、中枢神経系は身体的、精神的統括をする場であるとともに、身体と精神の統合を統括する器官でもあり、人間が生きていくうえでなくてはならない器官である。

　そのため、早期に生命力を消耗させている病原体を特定し、根絶に努める必要があり、抗生物質、抗菌薬を慎重に選択する必要がある。また、細菌性髄膜炎では、自己免疫により炎症が生じる場合があることがわかっているため、菌種が特定されるまで自己免疫抑制剤としてステロイド剤を使用する。

④生活過程の特徴

　長男は B 君の身の回りの世話を行い、長女とは両親をとりあいになってけんかをすることが多い、B 君は同胞の真似をするなど同胞間に相互の関わりがあり、仲間意識（きょうだい愛）がある。

　「もっと早く受診すればよかった」「B がつらそう」などの発言から母親は B 君の回復を心から望み、献身的な母親の疲労を考えて父親がサポートしている。祖父母は遠方に居住しているが、夫婦間のサポート体制で B 君の入院生活を共に乗り越える力がある。

　長女はなかなか母親に会えない日々を送っており、「今日も病院に行くの？」などの発言からも母親が B 君以外の家族とも一緒に過ごせる時間をもつことも家族機能の維持のために必要である。

- ・休日は家族で外出することが多い。
- ・保育園でノロウイルス感染症が流行っている。

- ・父、母、兄、妹の5人家族
- ・祖父母遠方
- ・両親共働き
- ・保育園に通う

- ・1歳3か月
- ・男児
- ・身長 82.0cm
- ・男児 10.2kg
- ・カウプ指数 15.2

- ・受けるべき予防接種は受けている。
- ・好奇心旺盛

①発達の段階

　カウプ指数は、15.17 で身長、体重のバランスは正常である。

　Sccamon の発育曲線によると B 君の年齢の時期は、リンパ型は成人に比べると低く、免疫力は発育途中である。

　年上の同胞とかかわりをもつことで刺激を受け、さまざまなことに挑戦しようとする好奇心をくすぶることが多く、運動、言語、社会性などの発達が早い。一方で、同胞の発達段階に追いつけない体験をすることもあり、悔しい思いをすることも多い。

　この時期は、M.Mahler の分離固体化理論によると分離不安が強い時期であり、B 君は入院中も「ママ」「いい」と泣き叫ぶことがあることから不安が強いことがわかる。

図5　立体像モデル

（4）立体像モデル（図5）

　「発達段階」「健康障害の種類」「健康の段階」「生活過程の特徴」の項目ごとに事実（キーワード）をあげ、その事実が示す意味を抽出し、子どもの全体像を示します（立体像モデル）。

（5）より健康的な状態を目指すための条件（生物体の必要条件）

　子どもが、より健康的な状態を目指すための条件（生物体の必要条件）を①局所の問題解決、②全身の調整、③認識の調整、④社会関係の調整の視点で導きます。

（局所の問題解決）

炎症、髄膜刺激症状、頭蓋内圧亢進を引き起こす病原菌の排除。

（全身の調整）

頭蓋内圧亢進により脳血流減少が生じることによる脳内への酸素と栄養供給の低下。

髄膜刺激による頭痛、嘔気、嘔吐。

頭蓋内圧亢進による三叉神経や頸神経への刺激によって生じる嘔気、嘔吐。

頭蓋内圧亢進の遷延による外転神経麻痺（眼球の外転障害麻痺）や徐脈、高血圧（クッシング現象）。

（認識の調整）

「ママ」「いい」と泣き叫ぶことから母子分離不安についても考慮し、B君が安心して治療に納得できるかかわりが必要である。

（社会関係の調整）

早く受診させればこんなことにならなかったかもしれないという母親の後悔を引きずらないようにする。

B君のためにできることはやりたいという母親の気持ちを認める一方で、疲労の蓄積につながらないよう家族間のサポート体制を活かすことができるようサポートが必要である。

同胞にとっての母親役割がとれるようにB君以外との家族の時間をもつ。

（6）日常生活の規制

（5）で示した必要条件に対する日常生活の規制を示します。

・面会時間（家族との分離時間）。

・持続点滴。

・ベッド上安静。

・痛みを伴う検査。

第2の関心： 子どもとその家族に心のこもった人間的な関心を注ぐ

（7）子どもの感情を思い描き・捉える（生活体の反応）

　子どもの反応に自分流の判断を下すことは避け、発達段階に応じた子どもの立場から、子どもの感情を思い描き、捉えます（生活体の反応）。

＊感じとれない場合は、子どもへの思いが伝わるよう自然な関わりを重ね、予測する手がかりを増やします。

・入院1日目は、ルンバール時も泣けないくらい衰弱、傾眠。

・ふとした時に、「ママ」「いい」と泣き叫ぶ。

・入院10日目、家族の面会時も笑顔は見られない。

第3の関心： 子どもに実践的・技術的な関心を注ぐ

（8）看護の必要性

　子どもにどのような対立が潜んでいるのか（看護の必要性）を以下の視点に沿って考えます。

- ・身体のなかの対立…身体のなかに調和の乱れがないか
- ・身体と心の対立…身体の状態を子どもが納得しているか
- ・心のなかの対立…葛藤が生じていないか
- ・個と社会の対立…子どもと医療者や家族の間に不信感はないか
- ・社会関係内部の対立…医師・看護師間や家族成員間に不一致はないか

・身体のなかの対立

　炎症により、身体の中に侵入した菌の死滅を狙った自然治癒力が働いている。一方で、発熱や血流減少が生じている。

・身体と心の対立

　年齢的に病気の理解が乏しい。回復のために安静にしている必要があるが、家族が近くにいない状況では、職員が近づくだけで泣き叫ぶ。

・心のなかの対立

　なぜ入院しているのか、なぜ家族と離れ知らない人のなかにいるのか、理解できる年齢ではなく、母子分離もままならない状態であり、家族と共に暮らしたいと感じている。

・個と社会の対立

　「ママ」「いい」とふとした時に叫んだり、泣いたりすることから、B君は母親を求めているにもかかわらず、母親と会えない状況がある。また、その状況を入院中につくりだしている。

（9）看護の方向性

　子どもがどのようになれば看護師として安心できるか看護の方向性を考えます。

　　疾患の治療が第一優先であるため、悪化させないために治療薬の投与など治療を確実に行う。また、治療は過剰な自然治癒力の発生を防ぐことにもつながり、髄膜細胞の破壊を抑える効果も考えられる。

　　さらに、回復を促進させるために、児が安静に入院生活を送ることが必要であり、そのために、家族が不在の状況でも泣くことが少なくなり、安心して過ごすことが大切である。

(10) 看護目標の立案

　その状態は対立の調和または対立の解消のいずれかにより、実現できるのかを事実から考え、看護目標を立案します。

(11) 看護の実施と評価

　成長発達に即した人間関係を成立させ、受持つ子どもに必要な看護を計画的に実施・評価します。

　・成長発達に即した人間関係を築くことができるよう自分の言動を調整します。

　・看護を実施する際には、状況の変化を観察して計画を調整し、子どもの反応を見ながら看護行為を行い、評価し、その内容のポイントを看護チームに報告します。

　・申送りや看護記録等で計画立案時からの変化を押さえ、子どもへの看護の責任を果たします。

看護計画の立案・実施・評価

看護目標	上位	病原菌の早期排除
	中位	薬剤の確実な投与による健康障害からの回復

問題解決のための計画（OP・TP・EP）	実施・結果	評価
OP（観察計画） ・バイタルサイン（体温、血圧、脈拍、SpO₂、呼吸回数） ・頭を痛がる様子や、嘔吐の有無 ・髄膜刺激症状の有無 ・意識レベル（JCS） ・羞明の有無と程度 ・髄液検査の結果 ・血液検査の結果 ・点滴の内容、施行時間 **TP（ケア計画）** ・髄膜刺激症状を悪化させないよう室内は暗めに設定する。 ・嘔吐に対応できるようガーグルベースンを設置する。 ・発熱出現時は冷罨法を行い、掛物を調節する。 ・指示された時間に指示された内容の点滴薬を投薬する。 ・症状が軽減したら、清拭や口腔ケアを施行し身体の清潔を保つ。 ・移動時は転倒転落に注意する。 **EP（教育計画）** ・普段と異なる様子があれば、看護師に伝えるよう家族に説明する。 ・症状が増強した場合は看護師に伝えるよう家族に説明する。 ・点滴刺入部の腫れや痛がる様子がある場合、看護師に伝えるよう家族に説明する。 ・ベッドからの転倒転落に注意するよう家族に説明する。	**入院10日目** S：身体に触れようとすると、「ママ」「いい」と泣き叫ぶ。 O：体温37.8℃、血圧100/70mmHg、脈拍134回/分、呼吸数30回/分。病室外から様子を除いている限りは頭を痛がる様子はない。家族の面会時も笑顔はなく少しぐったりしている。 点滴部位を時折気にしている。入眠時やふとした時に刺入部をベッド柵にぶつけることがある。よだれや食事で点滴刺入部を覆っている包帯が汚れ気味である。 **入院11日目** S：Nsが点滴刺入固定部の交換をしている際、泣き叫ぶ。 O：目の前にお気に入りの絵本を持って行き、「これは何？、かっこいいね」などと声をかけると泣くのを止めしばらく凝視している。ベッド上で絵本を読むとその間は、泣かずに過ごすことができる。体温37.7℃、血圧96/62mmHg、脈拍130回/分、呼吸数28回/分。	A：意識レベルはJCSで「2」程度。発熱持続、血圧、脈拍、呼吸数ともに基準値よりも高値で髄膜炎継続。しかし、値は徐々に基準値に近づいているため、回復過程にある。 点滴針の抜去や刺入部からの感染が予測される。 P：・近づくと泣き、正確な観察ができないので、遠目での観察も行う。積極的にB君の生理的欲求を満たしながら、B君の受け入れを待ち、正確な観察を行う。 ・刺入部をベッド柵でぶつけないよう環境整備、児の活動を予測が必要である。包帯の交換を行う。 A：絵本など好きなものに興味が集中することで落ち着くのかもしれない。体温をはじめ他のバイタルサインズも高値を示しており、回復過程にある。 P：今後も正確な状態観察から回復の程度を把握する必要がある。

看護目標	上位	病原菌の早期排除
	中位	免疫力低下を防ぐための感染症罹患予防

問題解決のための計画（OP・TP・EP）	実施・結果	評価
OP（観察計画） ・既往の感染症や予防接種の状況 ・流行性感染症との接触の有無 ・ステロイド剤の副作用の有無 ・検査データ（WBC、CRP、血糖値、細菌検査、胸部X線検査) ・点滴刺入部、腰椎穿刺部の発赤と腫脹の有無、皮膚温の変化 ・発熱の有無や熱型 ・全身の皮膚の発赤や湿疹 ・冷感頭痛などの随伴症状 ・呼吸器感染症の有無 ・腹部症状の有無 ・尿の性状、尿混濁、排尿時痛の有無 ・肛門・殿部の発赤の有無 **TP（ケア計画）** ・手洗い、含嗽の徹底と回数 ・全身の清潔を維持する。 ・腰椎穿刺時の消毒と終了後の圧迫止血時間を守る。 ・抗菌薬・抗生物質の確実な投与 ・点滴刺入固定部の定期的な交換 **EP（教育計画）** ・排泄後、食事の前、その他手指汚染時は、手洗いを徹底するよう家族に説明する。 ・点滴刺入部が汚染された場合は、看護師に伝えるように家族に説明する。	**入院10日目** O：バイタルサインの急激な変動なし。全身皮膚状態変動なし。尿の性状、肛門の発赤なし。点滴部位を時折気にしている。入眠時やふとした時に刺入部をベッド柵にぶつけることがある。よだれや食事で点滴刺入部を覆っている包帯が汚れ気味である。 **入院11日目** S：Nsが点滴刺入固定部の交換をしている際、泣き叫ぶ。 O：目の前にお気に入りの絵本を持って行き、「これは何？、かっこいいね」などと声をかけると泣くのを止めしばらく凝視している。ベッド上で絵本を読むと泣かずに過ごすことができる。	A：2次感染の予兆なし。点滴針の抜去の可能性あり。刺入部からの感染の可能性あり。 P： ・刺入部をベッド柵でぶつけないよう環境整備、児の活動を予測が必要である。包帯の交換を行う。 A：絵本など好きなものに興味が集中することで落ち着くのかもしれない。 P：慣れない環境で泣き、ストレスの多い状況であったが、好きなものに集中することで落ち着くため、できるだけ好きなものに興味を持ってもらい、自己エネルギーを局所の回復に促す。

看護目標	上位	病原菌の早期排除
	中位	合併症を生じさせないよう生活を送る

問題解決のための計画（OP・TP・EP）	実施・結果	評価
OP（観察計画） ・バイタルサイン（体温、血圧、脈拍、SpO₂、呼吸回数） ・頭を痛がる様子や、嘔吐の有無 ・髄膜刺激症状の有無 ・意識レベル（JCS） ・四肢麻痺の有無と程度 ・聴力障害の有無 ・点滴施行の有無と内容 ・痙攣の有無 ・血液、髄液の検査データ	**入院10日目** **S**：身体に触れようとすると、「ママ」「いい」と泣き叫ぶ。 **O**：体温37.8℃、血圧100/70 mmHg、脈拍134回/分、呼吸数30回/分。病室外から様子を除いている限りは頭を痛がる様子はない。家族の面会時も笑顔はなく少しぐったりしている。	**A**：特に合併症は生じていない。 **P**：計画続行。
TP（ケア計画） ・指示された薬剤を指示された時間に投薬する。 ・名前を呼ぶ、遊びなどから四肢麻痺や聴力障害の有無を定期的に評価する。 ・痙攣がみられた際にすぐ対処できるように痙攣時の対処の物品（ストップウォッチ、記録用紙、酸素吸入物品、薬剤）を準備しておく。 ・四肢麻痺、聴力障害、意識障害が出現した際はすぐに医師へ報告して指示を仰ぐ。		
EP（教育計画） ・家族に、B君がぎこちない動きをしたり、話しかけが聞こえにくい様子があったらすぐに看護師へ伝えるよう説明する。 ・頭を痛がる様子や、嘔吐、ボーっとした表情が出現した場合はすぐに看護師へ伝えるよう説明する。		

看護目標	上位	炎症部位の修復（回復）促進
	中位	必要な栄養素と水分の摂取を促進する

問題解決のための計画（OP・TP・EP）	実施・結果	評価
OP（観察計画） ・バイタルサイン（体温、血圧、脈拍、SpO$_2$、呼吸回数） ・頭を痛がる様子や、嘔吐の有無 ・髄膜刺激症状の有無 ・食事摂取状況、食欲の有無 ・水分摂取状況 ・点滴施行の有無と内容量 **TP（ケア計画）** ・発達段階に合わせて食べやすい食形態（一口大など）を工夫する。 ・機嫌が悪いなど嘔気と思われる時を避け、好きなもので栄養素を簡単に捕食できるものを用意する。 ・水分をこまめに摂取できるようベッドサイドの手の届く位置に置き、飲みやすいようにストロー付きコップに用意する。 **EP（教育計画）** ・機嫌がよいときに、好きなもので栄養価の高いものを選んで摂取させるように家族に説明する。 ・水分はなるべくこまめに摂るよう家族に説明する。 ・食事量、水分摂取量が低下した場合、追加点滴の必要性を家族に説明する。	**入院10日目** S：食事介助をするも「ママ」と言ってほとんど食べずに泣いている。 O：夕食は母親が介助して食べさせているが、いつもの半分くらいしか食べれていないとのこと。朝食、昼食の摂取量は1割〜2割程度。入浴後のお茶やおやつのジュースは飲んでいる。	A：体調が悪いこともあり食事摂取量が進んでいない。しかし、母親が介助しているときは半分は摂取できているので、環境的な問題もある。環境が原因で回復が遅れる可能性がある。 P：早期回復を促すためにも環境を整え、栄養摂取を促す。

看護目標	上位	炎症部位の修復（回復）促進
	中位	炎症を増強させないための感染症罹患予防

問題解決のための計画（OP・TP・EP）	実施・結果	評価
OP（観察計画） ・既往の感染症や予防接種の状況 ・流行性感染症との接触の有無 ・ステロイド剤の副作用の有無 ・検査データ（WBC、CRP、血糖値、細菌検査、胸部X線検査) ・点滴刺入部、腰椎穿刺部の発赤と腫脹の有無、皮膚温の変化 ・発熱の有無や熱型 ・全身の皮膚の発赤や湿疹 ・冷感、頭痛などの随伴症状 ・呼吸器感染症の有無 ・腹部症状の有無 ・尿の性状、尿混濁、排尿時痛の有無 ・肛門・殿部の発赤の有無 **TP（ケア計画）** ・手洗い、含嗽の徹底と回数 ・全身の清潔を維持する。 ・腰椎穿刺時の消毒と終了後の圧迫止血時間を守る。 ・抗菌薬・抗生物質の確実な投与 ・点滴刺入固定部の定期的な交換 **EP（教育計画）** ・排泄後、食事の前、その他手指汚染時は、手洗いを徹底するよう家族に説明する。 ・点滴刺入部が汚染された場合は、看護師に伝えるように家族に説明する。	**入院10日目** O：バイタルサインの急激な変動なし。全身皮膚状態変動なし。尿の性状、肛門の発赤なし。点滴部位を時折気にしている。入眠時やふとした時に刺入部をベッド柵にぶつけることがある。よだれや食事で点滴刺入部を覆っている包帯が汚れ気味である。 **入院11日目** S：Nsが点滴刺入固定部の交換をしている際、泣き叫ぶ。 O：目の前にお気に入りの絵本を持って行き、「これは何？、かっこいいね」などと声をかけると泣くのを止めしばらく凝視している。ベッド上で絵本を読むと泣かずに過ごすことができる。	A：2次感染の予兆なし。点滴針の抜去の可能性あり。刺入部からの感染の可能性あり。 P： ・刺入部をベッド柵でぶつけないよう環境整備、児の活動を予測が必要である。包帯の交換を行う。 A：絵本など好きなものに興味が集中することで落ち着くのかもしれない。 P：慣れない環境で泣き、ストレスの多い状況であったが、好きなものに集中することで落ち着くため、できるだけ好きなものに興味を持ってもらい、自己エネルギーを局所の回復に促す。

看護目標	上位	炎症部位の修復（回復）促進
	中位	慣れない入院生活によるストレス増強を避け、もてる力を最大限に発揮する生活を送る

問題解決のための計画（OP・TP・EP）	実施・結果	評価
OP（観察計画） ・2人でいてもB君が不安な様子を示さない職員の有無 ・家族不在時のB君の不安な様子の有無 ・病室の他児に興味を示しているか ・職員に興味を示しているか ・B君の興味を引くものの有無	**入院10日目** O：近づくだけで泣いてしまう。	A：看護ケアの際に泣いてしまうと必要な看護ケアが十分に行えないだけでなく、体力の消耗が生じてしまう。 P：入院生活が体力の消耗につながらないような関わりが必要である。
TP（ケア計画） ・入眠時を除いて1時間に1回以上は訪室し、なるべくベッド内に1人でいる時間を減らす。 ・楽しいとき、悲しいときなど感情の表出を途中でとめないようにする。 ・排泄物の交換、清潔ケアなどの生活援助を常に怠らないようにする。 ・検査やケアについてB君がわかりやすい言動で説明する。 ・採血や内服などB君のいやなことは側にいて一緒に乗り越え、終了後はねぎらいの態度を示す。 ・家族面会時は、できるだけ家族と楽しく話ができるように努める。 ・面会時、家族に休憩を促す。	**入院11日目** 本日は、母親が午前中で仕事を切り上げ、午後から面会に来ていた。 O：B君に近寄ると、母親に抱かれながら顔をうずめる。B君は、私と母親がB君の話や世間話を楽しそうにするのをずっと見ていた。バイタルサイン測定は、母親に抱かれて行い、泣くことはなかった。その後、母親が休憩などで少し離れる時も絵本やおもちゃで遊んでいると泣くことはなかった。	A：徐々に環境にも慣れて泣く時間が少なくなっている。母親と楽しそうに話をするところをB君は見ており、恐怖心が徐々に和らいでいるのではないだろうか。 P：安心できる存在として認知してもらえるよう継続してかかわる。
EP（教育計画） ・疲労が蓄積しないように、面会時間内であっても休憩をとることが悪いことではないことを家族に説明する。		

| 看護目標 | 上位 | 頭蓋内圧亢進症状の緩和 |
| | 中位 | 対処的看護 |

問題解決のための計画（OP・TP・EP）	実施・結果	評価
OP（観察計画） ・バイタルサイン（体温、血圧、脈拍、SpO$_2$、呼吸回数） ・熱型、経口摂取量、水分出納のチェック ・四肢冷感、脱水の有無 ・痛みの程度 ・消化器症状 **TP（ケア計画）** ・発熱時、冷罨法または指示にて解熱薬を与薬する。 ・悪寒時、電気毛布にて保温 : 四肢冷感は昏睡を引き起こすので注意する。 ・機嫌が悪いなど嘔気と思われる時を避け、好きなもので栄養素を簡単に捕食できるものを用意する。 ・指示された薬剤を指示された時間に投薬する。 **EP（教育計画）** ・機嫌がよいときに、好きなもので栄養価の高いものを選んで摂取させるように家族に説明する。	**入院10日目** **O**：ケア時や近づくことで泣き叫ぶ。	**A**：泣くことで血圧の変動が生じる。慣れない環境での恐怖心による泣きなのか頭蓋内圧亢進によるものか判断が難しい。 **P**：泣く時間を少なくするためにもケアは手順よく計画的に行うことが必要である。

看護目標	上位	安心して治療を受ける
	中位	母子分離不安の緩和

問題解決のための計画（OP・TP・EP）	実施・結果	評価
OP（観察計画） ・家族不在時のB君の不安な様子の有無 ・病室の他児に興味を示しているか ・2人でいてもB君が不安な様子を示さない職員の有無 ・B君の気を引くものの有無 **TP（ケア計画）** ・B君が不安にならないように、家族が側にいないときは家族の話をしない。 ・B君に不安が生じた場合は、訴えを聞きディストラクションに努める。 ・B君が泣き叫んでいるときには、無理に声かけをせずにそばで見守る。 ・病室で他児の家族の面会がある場合は、B君が注目しないように、気をそらせたかかわりをする。 ・家族の面会時は検査やケアの予定を入れないように調整する。 ・次回面会日時を家族と共有する。 ・B君にかかわる全職員同じ言動をとれるように職員間で共有する。 ・面会時、家族に休憩を促す。 **EP（教育計画）** ・家族に次回面会時間を看護師に伝えるように説明する。 ・疲労が蓄積しないように、面会時間内であっても休憩をとることが悪いことではないことを家族に説明する。	**入院10日目** S：「ママ」「いい」 O：時折上記発言あり、泣いてしまうことがある。絵本に注目するなどディストラクションをうまく利用すると泣くのを抑えることができる。	A：母子分離はまだできない年齢での入院であるため寂しさがこみあげてくることが予想される。また、疾患との兼ね合いから寂しさとともに泣いてしまうことにより回復が遅れる可能性もある。 P：家族との面会は有意義な時間を過ごせるようにするとともに、家族と会えないときには会えない気持ちを助長しないように配慮する。

262

看護目標	上位	安心して治療を受ける
	中位	安心できる環境づくり

問題解決のための計画（OP・TP・EP）	実施・結果	評価
OP（観察計画） ・2人でいてもB君が不安な様子を示さない職員の有無 ・家族不在時のB君の不安な様子の有無 ・病室の他児に興味を示しているか ・職員に興味を示しているか ・B君の興味を引くものの有無	**入院10日目** O：近づくだけで泣いてしまう。	A：看護ケアの際に泣いてしまうと必要な看護ケアが十分に行えないだけでなく、体力の消耗が生じてしまう。 P：入院生活が体力の消耗につながらないような関わりが必要である。
TP（ケア計画） ・入眠時を除いて1時間に1回以上は訪室し、なるべくベッド内に1人でいる時間を減らす。 ・楽しいとき、悲しいときなど感情の表出を途中でとめないようにする。 ・排泄物の交換、清潔ケアなどの生活援助を常に怠らないようにする。 ・検査やケアについてB君がわかりやすい言動で説明する。 ・採血や内服などB君のいやなことは側にいて一緒に乗り越え、終了後はねぎらいの態度を示す。 ・家族面会時は、できるだけ家族と楽しく話ができるように努める。 ・面会時、家族に休憩を促す。	**入院11日目** 本日は、母親が午前中で仕事を切り上げ、午後から面会に来ていた。 O：B君に近寄ると、母親に抱かれながら顔をうずめる。B君は、私と母親がB君の話や世間話を楽しそうにするのをずっと見ていた。バイタルサイン測定は、母親に抱かれて行い、泣くことはなかった。その後、母親が休憩などで少し離れる時も絵本やおもちゃで遊んでいると泣くことはなかった。	A：徐々に環境にも慣れて泣く時間が少なくなっている。母親と楽しそうに話をするところをB君は見ており、恐怖心が徐々に和らいでいるのではないだろうか。 P：安心できる存在として認知してもらえるよう継続してかかわる。
EP（教育計画） ・疲労が蓄積しないように、面会時間内であっても休憩をとることが悪いことではないことを家族に説明する。		

看護目標	上位	家族の治療に参加したい思いを支援する
	中位	家族エンパワメントの促進

問題解決のための計画（OP・TP・EP）	実施・結果	評価
OP（観察計画） ・家族が望む生活援助の把握 ・家族のケア能力の把握 **TP（ケア計画）** ・治療とB君の状態、検査値の変化を家族と共有するように努める。 ・家族に負担をかけずに、家族ができそうなところを手伝っていただく。 ・B君以外の家族との時間も大切にして現在の家族機能が破綻しないように、家族との面会の計画調整を行う。 **EP（教育計画）** ・新たな感染の予防に努めるように家族に説明する。 ・疲れているときはいつでも交代するので、看護師に伝えるように説明する。	**入院12日目** S：みんなに遊んでもらってB君はいいね。ぐったりしているのか笑わないですよね。すぐ泣いちゃうからみなさんに申し訳なくて。	A：母親がいないときのB君の様子を母親に伝えることで、B君の頑張りが母親に伝わっている。母親はスタッフに気を遣っている。 P：母親がいないときの児の様子を伝えるなどB君の頑張りを促す母親のかかわりが促せるかかわりを行う。まだ、スタッフに気を遣っているところもあるためそのぶんをB君に向けることができるように、母親ができることと看護師がやることを調整していくことが必要である。

看護目標	上位	家族の治療に参加したい思いを支援する
	中位	家族間サポート体制の強化

問題解決のための計画（OP・TP・EP）	実施・結果	評価
OP（観察計画） ・家族員の疲労の有無 ・面会時間 ・家族の信頼関係の乱れの有無 **TP（ケア計画）** ・面会時リラックスしてB君への生活援助に臨めるように、休憩時間をとりながら支援を行う。 ・B君以外の家族との時間も大切にして現在の家族機能が破綻しないように、家族との面会の計画調整を行う。 ・現在の治療の先にあるB君が退院したときの生活調整を家族とともに計画する。 **EP（教育計画）** ・疲れているときはいつでも交代するので、看護師に伝えるように説明する。	S： 今朝、この子のすぐ上の姉が、「今日も病院に行くの？」って泣いちゃって。病院から帰ると私もすぐに寝てしまうので。夫が家のことをやってくれてはいるけれど。Bのことも心配だけど、他の子どもたちや家庭のことを気にしていなかったなとしみじみ思いました。 O： 母親は笑顔が少なく、疲労感がある。	A：現在、B君の病状が急性期を脱し、それまで張りつめていた緊張感が緩みつつある状態。母親が家庭で過ごす時間が少なくなったことによる出来事であり、家庭機能が弱体化している状態である。 P： 家族機能の安定を図るため、母親が家で過ごす時間をB君が入院する以前の状態に戻す。また、母親には心身の疲労が回復した時点で面会に来ていただくなど、家庭内の役割機能を調整していただく。

看護サマリー

実習期間	○× 年 ○○月 ○○ 日〜 ○○ 月 ○△ 日
実習場所	小児 病棟　　　指導担当者： ○○
患者略名	B（君）　男・女　　年齢 1 歳 3 か月

疾患名
細菌性髄膜炎

看護要約
（現病歴）
入院3日前、38.0度の発熱と少量の嘔吐を認め、近医にて上気道炎と診断され、CDTR-PIを処方された。次の日、発熱に加え、嘔吐が3回ほどあり、再度近医を受診したところ、衰弱しているため、もっと大きな病院で精査した方が良いと当院に紹介され入院となった。今回の入院が初めての入院である。
（出生歴）
在胎40週、自然分娩で出生した。出生時の身長 51.0cm、体重 3240g、頭囲 33.5cm、胸囲 33.0cm。Apgarスコア 10点（1分）。
（発育歴・既往歴）
精神運動発達は正常である。予防接種は、BCG、DPT-IPV Ⅰ期およびMRワクチンⅠ期、ヒブワクチンと小児用肺炎球菌ワクチンは3回接種済み。9か月時に突発性発疹に罹患し、自宅にて治療した。
（治療経過）
身長 82cm、体重 10.2kg。体温38.8度、ケルニッヒ徴候とブルジンスキー徴候あり。意識はやや傾眠状態。顔色不良で顔貌は無欲状である。髄膜炎疑いで入院。入院直後からセフトリアキソン（CTRX）、カルバペネム系抗菌薬（PAPM）、デキサメタゾン（DEXA）で治療開始。実習受け持ち日バイタル体温37.8℃、血圧100/70 mmHg、脈拍134回/分、呼吸数30回/分。実習終了日バイタル体温37.0℃、血圧82/68mmHg、脈拍108回/分、呼吸数24回/分。検査値等は医師記録参照。

（看護経過と残された課題）
1. 病原菌の早期排除　2. 炎症部位の修復(回復)促進　3. 頭蓋内圧亢進症状の緩和　4. 安心して治療を受ける　5. 家族の治療に参加したい思いを支援する　を立案。

　実習初日は近づいただけで泣いていたが、実習終了日は一緒に遊び泣くことがなくなった。また、表情も初めは少し疲労感がみられたが、最近は笑顔が出現し、機嫌がよいときが多くなった。食事摂取量も日が経つにつれ、増加し、最近は8割程度朝昼夕摂取している。2日前の髄液検査では、まだ細菌の値が正常値ではないため治療が続行される予定である。家族は未だに何かできることはないかといつもB君のためにできる日常生活援助を行っている。B君も少しづつ回復し、活動が活発になってきているので、家族の疲労の蓄積について配慮していく必要がある。B君は入院生活に慣れ、ケアにも慣れてきているが、年齢的に恐怖がトラウマになることもあるため継続した安心の提供が必要となる。
　以上から看護計画はそのまま継続とする。

引用・参考文献
1) フロレンス・ナイチンゲール著、湯槇ます他訳：看護覚え書；看護であること看護でないこと. 現代社,2011.
2) 薄井坦子：科学的看護論. 第3版、日本看護協会出版会、2014.

第5章

マスターしよう！　実習記録

マスターしよう！　実習記録

●基礎看護実習
〈事例〉23歳、女性、肺炎

本日の目標	①体動による息苦しさがあること、臥床安静が必要な状態であることから自力での清潔保持が困難であり、介助にて清拭と陰部洗浄を実施し、皮膚や粘膜の清潔を保持できる。 ②清拭により爽快感を得ることができる ③清潔援助により病状が変化する可能性があるため、検温を行い清潔援助の実施が可能かどうかを判断する。

時間	行動計画	留意点・根拠・観察項目
	★行動計画★ 患者さんの状態（症状や障害、気持ち）を確認し、援助を考えましょう。患者さんの日課や看護師のスケジュールを参考に、自分の行動計画を立てます。 具体的な内容・方法（いつ、どこで、誰と、どのように、何を用いて行うのか）を示します。 病棟の週間予定（シーツ交換等）は必ず確認し行動計画に反映させます。 ※事前に、患者さんの日常生活行動の範囲や自分で何がどこまでできるのか（セルフケア能力）、どのような希望や意向があるのかを確認しておくとよいでしょう。	★留意点・根拠・観察項目★ 行動計画であげた援助について、なぜこの行動や援助が必要なのか、1つひとつの理由・目的を書きます。また、その援助の留意点をあげます。 患者さんに説明するためにも、理由・目的を明らかにしておくことは重要です。 ケアの初めから終わりまでの一連の流れをイメージして援助計画書を作成し活用しましょう（一般的な手順をまとめ、**患者さんの個別性を加えていく**とよいでしょう）。また観察点も忘れずにあげます。ここでの記載は、重要なポイントをピックアップするだけでも構いません。
8：30	**手洗い（流水と石鹸）、マスクの装着** **情報収集** **申し送り** 　夜間帯の様子を把握する **訪室し患者さんに** **挨拶をする** 　行動目標・計画の発表 〔吹き出し〕情報漏洩しないよう必ずナースステーション、カンファレンスルームで行う	**（理由・目的）** 感染予防のため実施する **（情報収集・申し送り参加の理由・目的）** 今日の行動計画に活かすため（患者さんの状態を知るだけでなく、予定している援助内容、方法、時間が適切かを判断する情報を得るため） **（理由・目的）** 挨拶を行いながら、現在の状態を知る（観察する）ため
8：50		助言を得て行動計画の追加修正を行う

★本日の目標★

目標は、患者さんにどうなってもらいたいのかを考えて目標をあげましょう。患者を主語とした表現にします。

実習後半、看護計画が立案されると、その看護計画の達成に向けた短期目標に向けて具体的な目標（期待される結果）をあげていくことになります。

実習前半では、実習全体の目標（実習要項、評価表などを参考）や前日に気づいた課題等（1日の振り返り）から目標をあげてもよいでしょう。

例えば、「皮膚、粘膜を清潔に保持し爽快感を得られるよう、ベッド上介助にて清拭、陰部洗浄を行おう」と考えた場合は下記の表記になります。（例：①②）

連する、皆さんの目標もあわせてあげてもよいと思います

実施したこと・評価

★実施したこと★

看護援助の内容となぜ行うかの理由・目的に対して**観察したことや実施したことに対する患者さんの反応**などを、必ず、いつ行ったのか（時間）、**どんな場面の記録かわかるように**記載します。5W1Hで記載するといいでしょう。

患者さんの反応の原因や患者さんの状態（どのような原因や理由があってそのような反応が引き出されたか）を推論したり、学習した知識を活用しながら今後どうすればよいかについても考えて記載します。

患者さんの反応に対する自分の言動や、自分が感じたことや気づいたこともきちんと記載します。

得られたデータを基準値やこれまでの経過などと比較し、なぜ、そうなっているのかを考察します。

記録は事実を記載し、計画にないことを実施した場合、その理由も併せて追加記載します。

★評価★

自分が行った援助の方法や手順、計画の予定時間と実施した時間、援助に要した時間なども振り返り、評価しましょう。

8:15　手洗いの場面

　　　手洗いの際、時計を付けたまま洗っていることに途中で気が付いた。手洗いの時は時計をしたままだと～（略）

行動計画に立案した援助を実施してどうであったのか、翌日以降、その援助をどのようにしていきたいのかということも記載していきます。つまり、看護過程の一連のプロセスをここでもふんでいることになりますね！

8:40　申し送り・挨拶の場面

　　　O：夜間発汗が著明。T○℃　P○回／分　Bp○mmHg　意識レベル（略）

　　　A：昨日までと比較しバイタルサインや意識レベルの悪化はない。発汗があり不快ではないか。（略）

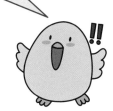

| 9：00 | バイタルサインズ測定
体温、脈拍、呼吸、血圧、経皮的酸素飽和度

Point！ | |

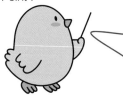

助言を得て足りなかった内容や変更点を追加修正します

（理由・目的）
清潔援助を行える状態かを判断するため実施するため。また予定した清潔援助内容、方法、時間が適切かを判断するため

（留意点）
発熱の有無と呼吸状態については必ず確認する。
そのほかの留意点は援助計画書を参照（血圧測定については、点滴刺入と反対側の腕とする）

（方法）
手順書参照
（観察項目）
T、P、R、Bp、SpO_2、体動による息苦しさの有無、肺音聴取、喀痰の有無・量、痰の喀出状況、痰の性状、咳嗽の有無・程度、苦痛用表情の有無・程度、寒気・倦怠感の有無、皮膚の状態（ツルゴール）、室温

9：30

ベッド上で全身清拭（温湯）・陰部洗浄・更衣（2人で実施）

（理由・目的）
目標参照、安静が必要な時期であり、入浴は行えないため全身清拭を行う
（留意点）
4人部屋カーテンで仕切られた環境での清拭や更衣、肌の露出、援助を受けることへの羞恥心などを感じやすいことが考えられる。自尊心の低下につながらないよう、自分でできることは行いたいという思いを尊重し、羞恥心に配慮しながら自分で行えない部分を援助していく。また、入院後は点滴を行っているため、自由に腕を動かすことができない、服の袖を自分で通せず（着脱が難しい）、自分で更衣することが難しい状況であるため、更衣も一部介助する。
実施中は、体調の変化、特に呼吸状態に注意する。（息苦しさ、顔色など異常に気づいたら看護師に報告する）

10：00

片づけ・実施報告

（方法）
手順書参照
（観察）
実施中：（略）
実施後：（略）

1日の振り返り

ここには、
①本日、学んだことを書きましょう
自分の援助技術がどうだったのか、どうしたらよかったのか振り返る、患者さんとの関係性を振り返る
指導者さんや教員からの助言、カンファレンスでの学びと翌日に生かす課題
②本日の目標と照らし合わせて、実施したことを振り返ってみましょう

9:05 バイタルサイン測定の場面

ここにつながる

S：咳もだいぶ落ち着きました。今朝は熱もだいぶ下がったみたいで楽になりました。かなり汗をかいたみたい。

点滴がなければ自分でできるのに…。着替えたいです。

O：T37.4℃　P80 回 / 分　R18 回 / 分　Bp94/50mmHg　SpO$_2$98%　JCS 清明　視線を合わせて話をする。

発語はスムース。汗で皮膚がじっとりしている。寝巻も湿っている。便意の訴えはない。

（＊観察項目にあげた内容の結果を記載する）

A：バイタルサインの変動はなく呼吸器症状も認めないため清拭の援助は可能である。不快感と更衣の希望もあり（略）

ここにつながる

9：30　全身清拭・陰部洗浄・更衣の場面

S：気持ちいい。さっぱりした

O：看護師と２人で実施する。温タオルを胸部や背部にあてると気持ちいいという言葉が聞かれ、目を閉じ大きく息を吐く。表情は穏やかである。

清拭中、臥床から座位への体位変換時に呼吸困難、息苦しさなどの訴えはみられなかった。

また、ケア中、咳嗽・喀痰喀出もみられなかった。

着脱時の点滴刺入部側の操作は、看護師に依頼し実施する。

腰背部に発赤や寝巻のあとはみられない。（ケア中、後の観察内容等を記載する）

A：（略）

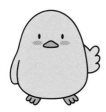

●気をつけよう！実習記録を書く時の注意点

・正しい日本語で、読める文字で記載する

（日常生活における会話の言葉を用いない）

・↓・○・×・！・？・± 等の記号を使用しない

・専門用語を用いる

・事実とアセスメントを区別する

・あいまいな表現をしない

・主観的な思い込みで解釈しない

・患者さん・家族の尊厳を損なうおそれのある表現はしない

・付箋を使用しない（貼ったまま提出しない）

・教員、指導者からのコメント、指導に対して修正を加える時は色を変える

●老年看護学実習

毎日の行動計画 〈実習初日編〉

〈事例〉80歳、女性、右大腿骨頸部骨折 人工骨頭置換術後2日目 既往歴（高脂血症、高血圧症）

本日の行動目標　－実習初日－
❶ 病棟の特徴と構造、1日の流れ、週間予定、患者さんの療養環境を理解することができる。
❷ 受け持ち患者さんの安全・安楽を配慮したうえで実習に関する説明を行い、承諾を頂くことができる。
❸ 受け持ち患者さんの疾患・検査・治療・看護に関する情報を収集することができる。

時間	行動項目	実施内容・留意点
8：30	1) 実習病棟の師長・実習指導者に挨拶する	(1) 実習目的・目標を発表する (2) 行動目標・実施内容を発表する
	2) 病棟オリエンテーションをうける ❶ 〔関連する行動目標の番号を記載するとよい〕	(1) 病棟の特徴 (主な疾患・検査・治療・看護体制・病棟目標など) (2) 構造・実習物品の位置と使用上の注意 (3) スケジュール（一日・週間） (4) 電子カルテの取扱い方法
10：00	3) 受け持ち患者さんに自己紹介の後に実習説明を行い、承諾を得る ❷	(1) 患者情報をふまえ、実習指導者立ち会いのもと実施する (2) 加齢による視・聴力低下に対応する 　・ご自身のメガネや補聴器がある場合は、着用してもらう。 　・承諾書の文字が見えずらい場合、ボールペンでなぞりながら説明する 　・やや低めの声でゆっくり説明する。 (3) 術後の創痛が増強しないよう体位に注意する（見学） 　・創痛を確認し、実習に関する説明が可能か判断する。 　・疼痛が強い場合は、説明する時間を調整する。 　・禁忌肢位 (右股関節、屈曲・内転・内旋) に注意し、臥床または 30～45°ファウラー位で説明する。 　・学生に気兼ねしていないか、しぐさや表情から把握する。
	4) 電子カルテとコミュニケーションから情報を収集する ❸	(1) 既往歴と治療　(2) 現病歴と現在までの経過 (3) 安静度と治療内容 (4) 現在（入院中）、困っていること (5) 入院前の ADL・社会的役割 (6) 退院時に期待する条件・姿 (7) 病識　(8) 家族構成　など
13：00	5) ケアの実際を見学し、自立度と援助のポイントを把握する ❸	(1) 昼食場面　(2) 清潔援助場面　(3) 排泄援助場面

本日の振り返り (評価)　　本日の行動目標に照らし振り返りを行い、明日につなげる点を明確に記載します。

行動目標 ❶は、オリエンテーションを受けて達成できた。
行動目標 ❷は、脱臼肢位を意識し見学したが、体位変換時は創痛が伴うため、説明の際、穏やかな表情であった。脱臼しやすい時期のため、安全・安楽に体位変換を実施する。

> 直接、本人から情報（s・o データ）を得ることで、退院を視野に入れた療養生活に生じている課題が見えてきます。（身体的・精神的・社会的側面）

行動目標 ❸は、カルテには「夜間良眠」と記載あり。本人は「夜、眠れない」「食欲がない」清拭やリハビリテーションは「身体がだるくて、今日は無理です」と実施していない。

> 対象の立場から課題解決を目指すことが大切です。多職種連携の視点から看護を捉えます。

〈明日以降〉　独居のAさんにとって、骨折・入院・手術は、予想外のことでショックが大きい。今まで通りの生活（独居）に戻れるか不安で熟眠感が得られず、日中の食事や活動に影響している。訴えを共感しつつ、退院に向けてのリハビリテーションは重要であるため、安全・安楽に配慮しつつ意欲や自信がもてるよう、理学療法士と連携し援助する。

実習の経過別編（実習初日）

実施・結果・評価	記入ポイント
行動項目に沿って実施したことを記入し、結果・評価は SOAP で記述しよう！	病棟構造は、実習生として理解すべき内容であり、高齢患者の生活の場として捉えます。事故につながるリスクがないか、予防策や回復促進するリハビリテーション等の計画に役立ちます。具体的に記入しよう！

病棟構造は、実習生として理解すべき内容であり、高齢患者の生活の場として捉えます。事故につながるリスクがないか、予防策や回復促進するリハビリテーション等の計画に役立ちます。具体的に記入しよう！

> 避難経路、談話室、洗面所、お風呂場、ベッド周囲、廊下の幅、手すりの有無、トイレまでの距離・構造

病棟のスケジュールと長年に渡たる自宅での生活リズムを比較します。その人らしい療養のあり方を捉える必要があります。

> 食事、起床・就寝時間など把握しよう！
> シーツ交換日、入浴日など把握しよう！

> 高齢者の老化による影響を配慮しよう！

> 患者の安全・安楽な体位を考える（図示も良い）
> 見学・実施なのか、観察の視点を具体的に記載しよう！

30～45°ファウラー位
外転枕で禁忌肢位を予防

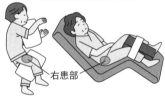

右患部

左側臥位で患部は上にする。
外転枕で禁忌肢位を予防する。

> 患者中心の看護を実践する。観察から判断する。

> 山のような情報から必要な情報を収集するには、実習記録の項目ごと意識してまとめます。高齢者看護は、「その人の生活する力」が高まるよう支援します。「患者を中心とした看護を実践する」を念頭に患者の立場からコミュニケーションとろう！　a. 入院中、b. 入院前、c. 退院時の条件とは？

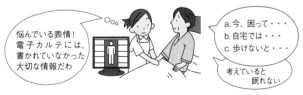

悩んでいる表情！
電子カルテには、書かれていなかった大切な情報だわ

a. 今、困って・・・
b. 自宅では・・・
c. 歩けないと・・・

考えていると眠れない

> 実際のコミュニケーションから高齢患者の入院前の生活状況を知ることができ、退院後の生活に求める条件や健康を維持するための課題を明らかにしよう！

毎日の行動計画　〈実習2日目以降〉

〈事例〉80歳、女性、右大腿骨頸部骨折　人工骨頭置換術術後3日目
既往歴（高脂血症、高血圧症）

本日の行動目標　　－実習2日目以降－
❶ 術後3日目の全身状態を観察し、異常徴候の早期発見に努める。
❷ 術後合併症を予防するために、ADLを拡大することができる。
❸ 術後の経過および退院後の生活に対する不安を表現することができる。

時間	行動項目	実施内容・留意点
	前日、気になったことなどの変化について、積極的に情報を収集し、行動計画を修正する	術式、麻酔、処置などの経過日数から生じやすい問題について取り上げ、観察することが重要。既往歴に高血圧症があり、血圧の変動には注意が必要である。また、全身麻酔による術後経過で腸蠕動が改善する時期である。
8：30	手洗い・挨拶 情報収集❶（電子カルテ・申し送り・ウォーキングカンファレンス・Aさんから）	(1) 食事の摂取量、睡眠状態、熟眠感 (2) 創痛（VAS評価：0-10 変動） (3) 出血量（ドレーン抜去部、創部）
9：00	行動計画修正・発表	
10：00	バイタルサインの測定と全身状態の観察❶	(1) 発熱、脈拍・血圧の変動 (2) 創部・ドレーン抜去孔（出血・滲出液） (3) 食欲、腸蠕動音
11：00	**全身清拭・全身の観察** **足浴（背もたれ椅子使用）❷** 全身清拭は、全身状態を観察する機会となる。既往歴に高脂血症・高血圧があり、ADL拡大に時間がかかるとさまざまな点においてリスクが高まるため、重要な観察項目である。	(1) 深部静脈血栓症の徴候（deep vein thrombosis；DVT） 　　下肢の腫脹、鈍痛、表在静脈拡張、色調変化、ホーマンズ徴候 (2) 肺血栓塞栓症の徴候（呼吸困難、胸部痛） (3) 腓骨神経麻痺の徴候（第5趾を除いた足趾背側の感覚鈍麻、しびれ、下垂足：足関節背屈困難） (4) 骨突出部位の皮膚色、損傷の有無（踵部、仙骨等） (5) 足背動脈の触知、左右差（足浴後、弾性ストッキング装着） 　　＊ベッドからの移動は看護師とともに実施する
	コミュニケーション❷❸ **トイレ誘導（車椅子使用）**	(1) 活動するメリット（認識） (2) 術後合併症（認識） 　　＊車椅子やトイレ移乗は看護師とともに実施する
12：00	**昼食配膳、ポジショニング** **洗面介助❷**	〈昼食時の体位〉 (1) 腹部を圧迫していない、創痛の増強がない、姿勢が辛くないことを確認する。
14：00	**リハビリテーション❷❸** **カンファレンス**	〈リハビリテーション中のコミュニケーション〉 (1) 訴え（心配事・悩み事）に共感する。 (2) 術後は早期離床し活動することが回復に繋がると説明する。 (3) リハビリテーション活動への努力を認める。 (4) 担当の理学療法士からのアドバイスを共に聞く。 (5) リハビリテーション終了後、思いを聞く。

本日の振り返り(評価)

本日の行動目標に照らし振り返りを行い、明日につなげる点を明確に記載します。

行動目標 ❶ は、・・・
行動目標 ❷ は、・・・
行動目標 ❸ は、・・・

実習の経過別編（実習2日目 以降）

実施・結果・評価	記入ポイント

行動項目に沿って実施したことを
SOAP で記述しよう

1) 実施した援助に対する患者の反応
（S・O データ）を記入する。
2) 実患者の反応にはどのような意味がある
と考えるか（A:Assessment）
3) 実今後、どのような援助が必要か
（P:plan）
● 実施内容は、看護計画立案するまで、
具体的に記入する（5w2h）
● 看護計画立案後は「看護計画」参照
となる

前日の振り返りから、行動目標を記載します。

看護計画立案後は、短期目標からその日の到達目標を記載する。同時に、
患者主語に表現しよう

●看護計画立案後の「実施・結果」は、看護計画の評価欄　に記載する。
また、記載日は、事前に設定した評価日である。

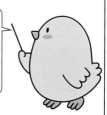

高齢者看護には、「臨床判断能力」が求められます。
高齢者は、突然症状が悪化しやすい特徴があ
るため現病歴だけではなく既応歴も含めて、
全身状態を捉えます。
合併症のリスクに対して、「徴候」を見のがさ
ないように観察し、報告することが大切です。

高齢者看護には、「生活できる力の支援」が求められます。
高齢者は、入院によって、身体・精神・社会的にフレイルな状態となります。
積極的なリハビリテーションは、フレイル予防となり、自立する力を
高めます。

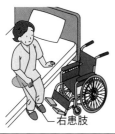
右患肢

高齢、術後の離床時間が少ない中、右患肢は脱臼予防と免荷を守る必要
がある。患者さんが理解し行動が伴うよう説明が大切である。また、立
位バランスが悪いため、移乗介助は大変重要です。

〈足浴時〉
・右股関節が禁忌肢位（屈曲・内転・内旋）とならないよう援助する。

〈移乗介助の方法〉
・左健肢に対して車椅子やトイレ 45°となるように配置する
・ベッドは足底が床に着く高さとする
・右患肢に力を入れないことを説明する（免荷）
・左膝関節 90°で前傾姿勢から立位を促す
・学生は車椅子後方から患者の移動を支援する
・看護師は、右患肢側から移動を支援する
・車椅子乗車後は、外転枕を装着する。

「多職種連携」により患者の回復を促進できるよう支援します。例えば、
ベッドサイドでも行えるリハビリテーションメニューについて理学療
法士から情報を得て、病棟で継続的に取組むことが重要です。

●成人看護学（慢性期）実習

〈事例〉55歳、男性　2型糖尿病　高血糖。高血糖の改善と血糖コントロール、教育入院

本日の目標	行動計画の書き方 #1の問題点の「期待される結果」が達成されるために本日何を目標にするか、#2も同様に目標を立てます。患者さんの立場で目標の設定を行います。 検査、処置やカンファレンスの見学など、学生の目標を明確にするとよいでしょう。	
	患者さんの目標 ①糖尿病教室参加後、理解状況を表出することができる。 ②右足の炎症の観察を行い、治癒を促進するための予防行動ができる。	

時間	行動計画		実施結果および評価
8：30	手洗い・挨拶 情報収集	問題点が明確になるまでは、援助方法、観察項目などを具体的に記載する。計画立案後は前日の評価をふまえ看護計画に留意することを記載しましょう。	
9：00	行動計画発表・修正		
9：30	環境整備 バイタルサイン　観察	検査データの把握：血糖値・HbA1c・生化学検査・血算値・CRP、尿糖、尿中ケトン体等、 観察項目：痛み、気分不良の有無・低血糖症状・精神面の変調・全身倦怠感や動きにくさ程度、睡眠状態・休養の状態、排泄状況、糖尿病教室への参加意欲など 運動前に足の観察をする重要性を説明する。 足上げ運動左右20回、足関節の屈伸運動左右30回	#1の問題を解決するための計画でも、患者の状態により日々の調整が必要です
10：00 10：30	足の観察 筋力運動	昨日、運動後に疲労感が強かった訴えがあったので、臥床状態での両膝屈伸運動20回、端座位での肩関節運動20回に減らして様子をみる。効果的に運動ができているか、疲労感、意欲など観察する。	
11：40	血糖検査確認 インスリン注射確認	本人が行わない時は促す、ノートに血糖値を記載したか確認する	
12：30	昼食摂取量の確認	インスリン療法実施状況確認（清潔操作、インスリン量等） 食欲、間食の有無、水分量、食事療法に対する理解度、不満	
13：55	糖尿病教室参加 テーマ：第2回食事療法について（栄養士）	糖尿病教室参加の呼びかけ 糖尿教室参加状況の確認 ・糖尿病教室の内容は理解しているか。	
15：00	糖尿病教室の理解度 観察 個別指導	・自分なりに振り返り、自己の経験の意味をとらえているか ・自分なりに小さい目標をあげることができているか ・学んだことを生活に取り入れようとしているか	
15：30	カンファレンス	・指導を受けた内容に満足しているか ・これまでの状態と比べて反応はどうか、変化がみられるか	
16：00	実習終了の挨拶	カンファレンステーマ「受け持ち患者への指導について」	
目標達成状況と明日への課題	本日の行動目標に照らし合わせて振り返り、明日のケアにつなげていきましょう。	
	行動目標1については… 行動目標2については…	

●本事例（壮年期の２型糖尿病）における援助計画の視点

〈対象の生活する力を支援する能力〉〈臨床判断を行うための基礎的な能力〉
〈多職種と連携・協働する力〉　を高めるための視点

　２型糖尿病は、生活習慣の乱れが大きな原因の１つです。肥満など糖尿病になりやすい体質に、食事、運動、仕事、ストレスなどの生活習慣や環境などの要因が加わり発症する病気です。事例のように、壮年期の男性の特徴として、仕事中心となり生活が乱れ発症要因が増加します。加齢とともに病的老化のリスクを高めることにもつながります。対象の生活状況を十分把握し、患者さんとともに生活習慣を見直し、食事や運動などの教育指導も含めた支援が重要になります。科学的根拠に基づいた臨床判断が求められます。そのためには高血糖の治療により病態は変化しやすく基礎知識の学習は必須になります。

　糖尿病の患者さんの看護では、医師、管理栄養士、理学療法士、薬剤師等の多職種が患者さんにかかわります。教育入院では、看護師だけでなく、管理栄養士による食事療法の実際についての指導や理学療法士による運動療法の指導、薬剤師によるインスリン、血糖降下薬など薬物療法の指導などがあります。本事例では、医師や理学療法士と相談して、仕事を続けながらでもできる運動を考えるなども必要になるでしょう。これらの多職種と連携・協働しながら、具体的な援助を計画し、患者さんがその人らしく自己管理を継続していけるよう、本人および家族を含めた支援を行うことが重要になります。

〈コミュニケーション能力〉〈あらゆる対象の健康維持、増進に働きかける能力（保健指導能力）〉　を高めるための視点

　一生涯、コントロールが必要となる２型糖尿病では、患者さんと医療者とのコミュニケーションはとても重要です。患者さんからの医師や看護師などへの自己管理についての相談や、医療者からの情報提供など、双方向的なコミュニケーション、インフォームド・コンセントが大切になります。看護師は、入院時から意図的にコミュニケーションを図り、患者さんがなぜ自己管理がうまくできなかったのか、その人のコントロール不良の要因は何か、などアセスメントすることが、治療、看護の第一歩になります。患者さんとの対話を大切にしていきましょう。

　さらに、治療が奏功し、血糖コントロールが安定した場合でも、退院に向けて生活習慣の改善とともに、新たな生活様式を一緒に考えることが大事になります。本事例のように、社会的な役割への期待と責任が大きくなる壮年期の場合、仕事と健康維持の両立に求められる自己管理能力を高めることは容易なことではありません。その人がかかえる不安や悩みを十分傾聴し、継続的なケアをしていくことが重要になります。

●成人看護学（急性期）実習

〈事例〉62歳、男性、急性心筋梗塞　　PCI（経皮的冠動脈形成術）治療を受け2日目である

本日の 行動目標	患者の目標 ① PCI治療後の合併症（血栓塞栓、不整脈、穿刺部位出血、血腫）の微候出現時、早期に対処される。 ② 今後の治療経過に対する不安、疑問等を表出できる。 学生の目標 「学生の目標」も上げておくとケア実践の方向性を意識して計画でき、自己の行動につながります。	
時間	**行動計画**	**実施結果および評価**
ケアの時間 を記入する。	実施内容は、できるだけ具体的に記入する。 ケアの手順などは、別紙に詳しく書いておくのもよい。検査や処置が優 先されることもあるので、柔軟に時間変更を考える。検査・処置を見学し たい場合には、あらかじめ伝える。	
8：30	挨拶（病棟・患者さん） 情報収集〔カルテから夜間帯の様子や昨晩から朝にかけて新 たに行われた検査結果を把握する〕	
8：50 9：00	行動計画修正・発表 **バイタルサインズの測定**（T、P、R、BP、SpO₂） ※穿刺部の疼痛の有無、出血、腫脹、血腫の有無、胸痛、動悸、 不整脈、ECG上の異常波形の有無、呼吸状態の観察（呼 吸困難、呼吸音聴取）、排便の有無、尿カテーテルの観察（尿 量、性状）、自覚症状、睡眠状態など。	実施結果および評価は、記号を付け ず、文章で記述してもよい。
9：40	**清潔ケア** 洗面、全身清拭（ベッド端坐位で行う）、胸部症状の有無、 不整脈の有無、皮膚の状態観察	情報の分類を明確化できるように、「実 施した結果＝患者の反応、観察データ （S,O）」、「評価と今後の計画（A,P）」 と、SOAP形式で記入するとさらにわか りやすい。
10：00	**心臓リハビリテーションの見学** 床上自由から室内歩行へ変更可能か判断される。負荷時の胸 部症状の有無、不整脈の有無、自覚症状、バイタルサインの 変化	
12：00	**昼食配膳**（心臓リハビリテーションで異常なければベッドサイド 坐位とする）	
13：00	**心エコー検査** 胸部症状の有無、疲労感	
13：30	**バイタルサインズの測定**（T、P、R、BP、SpO₂） 観察項目は※と同様 **コミュニケーション**（AMの状態から症状の変化はないか、 精神面はどうか）	
14：00	**尿道カテーテル抜去（予定）** 尿量、尿性状、抜去後の排尿の有無	
15：00	カンファレンス	
16：00	**実習終了の挨拶**	
目標達成度 の評価と課 題	※記入のポイント 　本日の行動目標に沿って、達成度を評価していく。 　今後のケアの方向性や新たな課題なども記述する。	

●本事例（急性心筋梗塞）における援助計画の視点

〈臨床判断を行うための基礎的な能力〉〈対象の生活する力を支援する能力〉〈多職種と連携・協働する力〉を高めるための視点

　急性心筋梗塞を発症した成人期の患者さんの看護では、科学的根拠に基づいた臨床判断による迅速な対応が求められます。病態の基礎知識、治療や看護の学習を行い看護実践に活かしていきましょう。

　PCI後、心筋逸脱酵素のピークアウトが確認されると、心臓リハビリテーションが開始され、徐々に安静度が緩和され生活行動が拡大していくことになります。臥床状態が長期化しないように、安全に早期に離床していくことが、患者さんの回復力を高め元の生活に戻っていく力を支援することにつながります。

　心臓リハビリテーションとは、運動療法のみを意味するのではなく、現在では食事療法や禁煙指導を含めた包括的なリハビリテーションを目指すものになっています。看護師だけでなく、医師、理学療法士、薬剤師、管理栄養士、臨床心理士等、多職種が患者さんにかかわることになります。

　PCI翌日では、まずは離床プログラム（運動療法）が導入されます。ベッド上安静から端坐位へと安静度を拡大し、長時間座位を維持することができるか、バイタルサインや心電図、患者さんの自覚症状を確認しながら行われます。安全に生活行動を拡大させていくためには、どの程度の負荷をかけてよいのかを理学療法士や医師と情報共有しながら、療養生活上の注意点を把握していくことが必要になります。

> ☞　心臓リハビリテーションガイドラインや、実習先施設の心臓リハビリテーションプロトコルを事前に見ておくことが大切になります。

〈コミュニケーション能力〉〈あらゆる対象の健康維持、増進に働きかける能力（保健指導能力）〉を高めるための視点

　本事例は、急性心筋梗塞の発症翌日からの受け持ちであり、患者さんはまさに急性期の時期と言えます。身体状態の安定化が第一優先となりますが、同時に回復後の生活を見据えながらかかわることが重要となります。患者さんから「夜は眠れたか」「何か違和感は続いていないか」「発症時の強烈な痛みと比較して今どの程度の痛みがあるか」などを聴き取るなかで、これまでの生活における自覚症状やこの病気に対する印象や思いが語られることがしばしばあります。「健康知覚─健康管理パターン」に分類される情報になります。そのような自覚症状があった場合には、退院後に受診する必要性を認識してもらうことにつながる第一歩になりますので、患者さんとの対話を大切にしていきましょう。患者さんの言葉を傾聴し、コミュニケーションを図ることで内的動機づけを高め、成人の特徴である自己決定性にもとづく経験を生かした支援につながります。

　さらに、生活行動が拡大されるにつれ、患者さんの療養の場はCCUから一般病棟へ患者さんは移動することになります。現在の治療経過とバイタルサインや胸部所見、CCUでの様子や表出された思いをしっかりと伝達し、継続的に援助していくことが重要になります。

●精神看護学実習

〈事例〉38歳、男性、統合失調症。23歳で発症したが受診せず自己コントロールしながら仕事をしていた。29歳の時に入院治療。その2年後に服薬自己中断して2回目の入院。今回3回目の入院。薬の飲み忘れと父親が他界したことで心のバランスが崩れ、不眠・幻覚・妄想が再燃した。

1　毎日の行動計画のポイント
　　1）実習初日の行動計画

> 事例：年齢、性別、疾患、入院状況など、概要を提示ください。4章とは、区分された章立てのため読者がこの章から患者の語ることに関心をもって聴くことができる

　　　　年　　　　月　　　　日

学生の目標：

> 学生の目標について
> 初日に適した一例を記載してみては？

患者の目標：初日は、患者の目標は記載できません

本日の計画			実施・結果・評価・考察
計画内容	コミュニケーションの留意点	観察項目 精神状態の観察	カルテからの情報をまとめる
1　出会いのコミュニケーション 　氏名・学校名・学年・受け持ち期間・実習時間・何ができるのかを伝える。 2　同意書の説明 3　実習期間で達成できる目標の共有 　改めて実習期間を伝え、この期間の特定の目標を話し合い共有する。 　今の夢や希望をたずねる。 患者が迷っているときや返答がないときは「将来のために今やっておくと得になること一緒に探しましょう」「○○さんがお話してくれるなかから、一緒にやっていくことを見つけましょう」と伝える。	思考の状態を考慮し、ゆっくり、はっきり、短い言葉で説明する。 積極的な関心をもつ。対人関係が苦手な人が多いので緊張を与えないようにする。話をさえぎらない。頷き、繰り返しの技法を活用。見つめない。ゆっくりはっきり短い言葉で話す。1mの距離を保つ。	少し離れた位置で、患者が一人のときの精神状態を観察する（独語、会話しているような口唇の動き、頷き、一点を見つめる）会話しているときに現れる精神状態（話のまとまり、順序性、話のつまり、突然の話題の変更）身体状態の観察能面様表情、姿勢、緊張度、振戦、動き、口唇周囲の動き、貧乏ゆする、声の大きさ、距離が近い	精神科の電子カルテは、医師、精神保健福祉士、作業療法士、臨床心理士、薬剤師など多職種の記録を見ることができます。多職種が共有できるように、1つひとつの事実を確実に、明確に、それぞれの情報の関係を補足的に、多角的に捉え、事実から導いたアセスメントをし、記録しています。多職種の記録を読むことは多職種との連携・協働を意識したことになります。 　医師の記録には、精神療法時に患者が語った内容か「」で記載されています。患者は、学生には話さなかった幻聴や妄想について精神療法中に語ることがあります。医師の記録には、これらが詳細に記録されています。患者の言葉で語られる症状、医師が把握した回復や悪化の徴候が計時的に記録されています。これらを読むと変化がわかります。 　精神保健福祉士の記録は、発達段階の記録、障害年金・生活保護需給など金銭面、住宅業況、家族背景、家族の思いや苦悩、保健所の介入、障害福祉サービスの利用歴などさまざまな情報がまとめて記載されています。退院に向けどのような準備がされているのか、なぜ退院できないのか、弊害となることはどんなことなのか詳細に記録されています。精神保健福祉士の記録を読むと、退院に向けての課題が明確になりやすく、入院中の早期から退院に向けて介入がしやすくなります。

> 実習初日は、受持患者さんの前日までの状態がわからない。まず、基本的な観察項目をあげておこう。

2）ベッドサイドへ行こう

3）コミュニケーションからの情報

この場面を再構成した理由（再構成の目的を記載する）	場面・状況（場所・時間・状況の場面なのか）： 日時：　年　月　日（　）　　時　分	接近の目的（受け持ち　　　日目）

私が見たこと 聞いたこと	私が感じたり 考えたりしたこと	私が言ったり 行ったりしたこと	私が分析したこと・考察したこと	
			私についての 分析考察	対象についての 分析考察

臨床判断を行うための基礎的能力を養う。看護基礎教育第5次改正（令和2年）

患者等対象との人間関係を形成するには、その基礎となるコミュニケーション能力が求められ、さらなる強化の必要性が指摘された。看護基礎教育第5次改正（令和2年）

実習初期に、プロセスレコードをたくさん書いてみましょう。そして、分析・考察してみましょう。

自分のコミュニケーションの特徴がわかります。異和感やズレを感じたのはどうしてかを考えてみましょう。患者さんの言葉を聴こうとしているか。言葉に込めた気持ちや思い、苦悩を受け取ろうとしているか。自分の伝えたいことが伝わるような言葉を選択しているか、論理的か。たくさんのことに気づきます。

一般的にプロセスレコードは、看護者の感情や思考を振り返るために使用されることが多いです。実は、それだけではありません。精神看護実習の場合、病状の変化や回復の度合い・病期、何を大切に生きてきたのか、どのような時期が患者にとって輝かしい時代だったのかなどなど知ることができます。発言を文字にすることで、その場で気づかなかった患者さんの病態、気持ちや伝えたいことが明確になることがあります。本当に伝えたいことを妄想といった病的体験によって表現することもあるのです。

4）計画立案後の行動計画

受け持ち　　　　　日目　　　　　　　　年　　　月　　　日

学生の目標：Aさんが外出について看護師や担当医に意思を伝えられるようAさんと相談し方法を見つけ一緒に練習する

患者の目標：短期目標6　入院中、喫茶店で美味しいコーヒーを飲むため、外出できるか受持看護師と担当医に相談する

本日の計画		実施・結果・評価・考察
【コミュニケーション内容】	観察項目	
【コミュニケーション内容】 1　朝の挨拶、目に付いたよいところを言葉で伝える 2　本日の身体感覚、精神状態の確認 3　本日の目標を確認共有する。 4　目標を達成する方法について話し合い、学生が受持看護師役のSSTで練習することを提案する 5　よかったこと、できたことをそのつど伝える 【会話時の学生の基本的姿勢】 1～16に留意する 対象を中心とした看護を提供するために、コミュニケーション能力の更なる強化が求められています。基本姿勢は追加していきましょう。 【生活環境調整】 2　Aさんが安心して自分の行うことについて考えたり行動したりできるように環境を調整する。 「一緒にやってみましょう」と行動を促す	観察計画1～11 追加：楽しい話題のときと、緊張をともなう場面での表情、口調、発汗、身体可動、疲労感の違い 緊張をともなう場面での独語の有無、幻覚妄想の有無をAさんに確認 計画に記載されている項目は、OP何番参照でよい 負荷がかかる行動後の心身の変化、特に精神状態の変化の観察が重要	学生は、Aさんが受持看護師さんに外出について相談できるようにSSTを活用したい旨を指導者に相談した。指導者と学生は、受持看護師さんに主旨を説明し、Aさんが声をかけたときにできるだけ上手くいくように配慮した。学生は、Aさんに、学生が受持看護師になるので相談する場面の練習することを提案した。「できませんよ」というAさんに、「看護師さん役をすると学生の私の勉強になるので付き合ってください」と、とっさに言った。デイルームの端の静かな場所でSSTを実施した。気づいてよかったところをすべて伝えた。指導者さんにも見てもらおうとAさんに提案した。指導者さんの前で再度SSTを実施した。 　外出したい旨を伝える練習をしようと誘うと、Aさんは一瞬戸惑い「できませんよ」と断わった。学生の勉強にもなると再度誘うと「やってみます」という。SSTを実施した。学生がよかったところを伝えると笑顔でうれしそうだが、照れていた。指導者さんの前では実施したときは、少し緊張した表情だった。学生と指導者にできるよと何度も言われ、意を決しナースステーションに行き、受持看護師に「入院中、喫茶店で美味しいコーヒーを飲むため、外出できるか」とたずねた。焦って言葉に詰まるところがあったが、内容は伝えることができた。 　学生は、Aさんが自分で計画し実行できたことは素晴らしいことだと伝えた。諦めないで小さな目標を1つひとつ達成していくことの大切さについてAさんを通して学んだことを伝えた。

実習中から多職種と連携・協働しながら看護を実践する経験をしてみましょう。まずは、指導者さんや受持看護師さんに協力を求めてみましょう。指導者さんを通し、患者の主治医や精神保健福祉士と連携をとってみましょう。

●小児看護学実習

毎日の記録　　　　　　　　　　　　実習 2 日目　受け持ち 2 日目

〈事例〉Ｂ君、1 歳 3 か月、男児　発熱と嘔吐、顔色不良で来院し、髄膜炎治療目的で入院.
今日の実習目標

本日の目標	B 君は、髄膜炎による頭蓋内圧亢進から回復過程をたどっているため、回復を阻害しないよう三叉神経、頸神経などを中心に神経刺激を極力抑え、発達段階をふまえた生活が送れるよう調整する。 毎日の記録は、実習において学生さんが「何を捉え、何を考え、どのように行動したか」を見える化するものです。 「今日の実習目標」では、今日の実習で達成できるであろう具体的な患者目標を立案します。 つまり、実習目標は、患者が回復過程を歩むために本日必要であることを記入します。

時　間	行　動	1 日の行動計画（具体的留意点・工夫や方法・観察ポイント）
8：30 9：00	病棟申し送り 行動計画発表	「1 日の行動計画」では、1 日のスケジュールを具体的な留意点や工夫、方法、観察ポイントも含め、記入します。ここで、行動計画は今日の目標に準じていることが鉄則です。
9：30	検温	学内演習で学習した手順（呼吸数→心拍→体温→血圧測定）で行う。本日の目標に照らし、呼吸数と心拍は一度に測定し、脱衣に合わせ体温測定も行い、できるだけ神経刺激（触れる）時間を少なくする。 血圧は B 君にとって重要な情報であるため、正確に行う。嫌がるなどの表出がある場合は、血圧計に触れて遊んだり、ディストラクションを行う。 ベッド上で寝ている B 君を上から覗き込むと恐怖心を与えるため、目線を合わせた位置で行う。
9：45	清拭	頭蓋内圧亢進を予防するために清潔ケアは清拭を行う。 恐怖を感じることもあり、啼泣による神経刺激が考えられるため、できるだけ本人の意思を確認し、B 君が納得してからケアを行う。 また、体位変換を極力少なくし、実施時間も極力少なくする。清潔ケア時は、保温に努めエネルギーの消耗に気をつける。
10：15	おやつ介助（見学）	
10：45	絵本、歌、おもちゃを使った遊び	（看護師が B 君にどのようにかかわっているか観察する）ベッド上安静のため、激しい動きを伴うボール投げなどの遊びは避ける。
11：20	午睡（学生：休憩）	発達段階を考え、午睡時間を設ける。 午睡は、成長ホルモンの分泌促進につながるため積極的に行う。 入院している子どもは、緊張していることが多いため、午睡を促すケアが必要になる。
12：30	昼食介助	
13：30	午睡 （学生：情報収集）	
14：30	検温	
14：50	申し送り	
15：00	カンファレンス	

本日の目標に照らして、目標の達成や課題についてまとめます。

●今日のまとめ・明日への課題

B 君は比較的穏やかに過ごすことができた。入院前は好奇心旺盛であることを考えると、回復過程にあるのか、まだ本調子ではない。本調子になった場合は、動き回るなど、突然、神経刺激が多い生活になる可能性もあるため、活気については注意が必要である。
ふとした瞬間に不安になるのか「ママ（が）いい」という発言があり、涙ぐむ様子があった。母子分離によるストレスが高まることも予測され、回復が遅れる可能性もあるため、今後、B 君の精神的安定に努める必要がある。

〈おやつの後：場面再構築の理由〉
神経刺激を極力抑えたかったが、B君がぐずり始めた。そこで、ディストラクションを試そうと思いかかわったところ午睡に向かうことができた。なぜ午睡まで促すことができたか分析したい。時間の経過は、①②③④…と番号に従う。

今日の振り返り		
対象の言動	学生はどう感じどう思ったか	学生はどう行動したか
①おやつを食べた後、B君が涙ぐみながら、「ママ」「いい」と言う。	②ママに会いたくなったのかな。今は、会えないから何か他のことで注意を引いて、ストレスを溜めてほしくない。回復が遅れてしまう。	③ママに会いたいね。そうだB君絵本読む？と言う。
④絵本を払いのけて、ベッドの端に寄る。	⑤違う話したから怒っちゃったかな。絵本に気が向くように読んでみよう。	⑥B君、見て。きれいな絵が描いてあるよ。ほら。
⑦絵本を見せた瞬間は「ママがいい」と言うことを止める。その後はまたぐずっている。	⑧一瞬は注目してくれた。でもまたぐずり始めたなぁ。絵本読み続けてみよう。	⑦絵本を読みながら、「お花がきれいだね」とか「にゃんにゃん（猫）が笑ってるね」と言う。
⑧初めは、ぐずりながらベッドの端にいたが、読み進めていくうちに、絵本に近づく。しかし、私が目を合わせるとぐずるようになる。	⑨絵本に興味はあるみたいだけど、B君に目を合わせるとぐずるので、まだ私がどういう人かを見ている。不安に感じないように接したい。	⑩絵本を読むのに抑揚をつけたり、大げさに読んでみる。また、笑顔で読んでみる。猫を犬と間違えて読む。
⑪「ない（違う）」「ワンワン」と言う。	⑫言い間違ったのを聞いていたんだ。私に伝えて来たということは少し興味をもったかな。絵本を通じて会話してみよう。	⑬「ワンワンだったね。B君よく知ってるね。（車を指して）それじゃこれは？」と言う。
⑭「ブーブ」と言う。	⑮会話ができるようになった。この調子でもう少しお話しして、気を紛らわせたいなぁ。	⑯「そうだね。B君よく知ってるね〜すごいすごい」と言う。
⑰笑顔になる。	⑱絵本読み終えたら、次はタッチングや抱っこをして安心してほしいな。	⑲「おしまい。次は、何読む？」と聞きながら、「こっちにおいで、抱っこしようか」と言う。
⑳うなずいて、笑顔で私に近づいてくる。	㉑これで少し落ち着いたかなぁ。泣いちゃったし、遊んで少し休息をとらせてあげたいな。	㉒B君を抱っこし、絵本を選んでもらい、その絵本を読んだり、おもちゃで遊んだり、歌を歌う。
㉓一緒に遊びながら、ウトウト眠りにつく。		

「プロセスレコード」は、具体的な看護場面を記入します。学生さんが「何を捉え、何を考え、どのように行動したか」を具体的に記述することで、学生さんの看護場面を客観的に評価します。そして、今後の看護ケアにつなげることがこの項目を記入する目的です。

臨床判断能力は、観察する力が大切だね

〈このプロセスからわかること〉
私（学生）は⑧でぐずっているB君が一瞬でも絵本に興味を抱いていることを捉えている。⑨では、絵本に興味はあるけれども、私という存在に不安があるのではと感じ、私に興味を抱いてもらうようにふるまっている。また⑱では、B君が安心しやすい環境の調整を考え、㉑では安静な環境を整え、病気の回復につなげようと考え行動している。
一連のプロセスから病気の回復に向けて、B君が安心するということを目標に対応していることがわかる。私が目標をもったことで思考と言動が結びついていったものと考えられる。

正しく使おう！医療用語

人体各部の名称

　実習では、記録や報告する場面で専門用語が必要となりますが、看護学生にとって読みずらかったり、聞き慣れない言葉が多く存在します。

　ここでは、学生の皆さんの学修に活用できるように、よく使用される専門用語についての読みや漢字を中心に取り上げています。

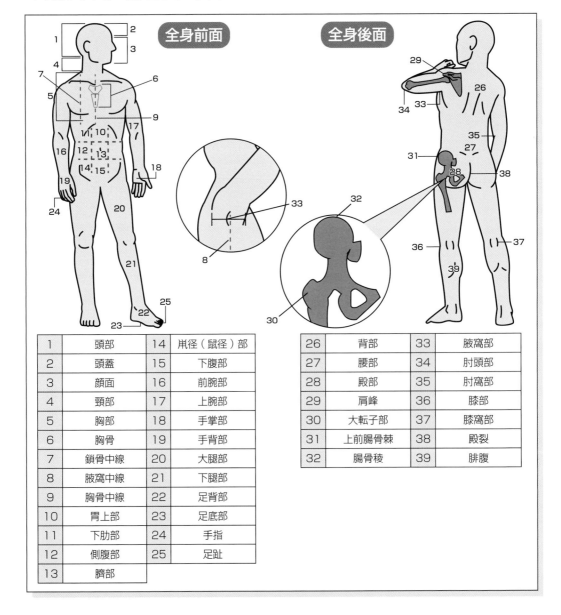

1	頭部	14	鼡径（鼠径）部
2	頭蓋	15	下腹部
3	顔面	16	前腕部
4	頸部	17	上腕部
5	胸部	18	手掌部
6	胸骨	19	手背部
7	鎖骨中線	20	大腿部
8	腋窩中線	21	下腿部
9	胸骨中線	22	足背部
10	胃上部	23	足底部
11	下肋部	24	手指
12	側腹部	25	足趾
13	臍部		

26	背部	33	腋窩部
27	腰部	34	肘頭部
28	殿部	35	肘窩部
29	肩峰	36	膝部
30	大転子部	37	膝窩部
31	上前腸骨棘	38	殿裂
32	腸骨稜	39	腓腹

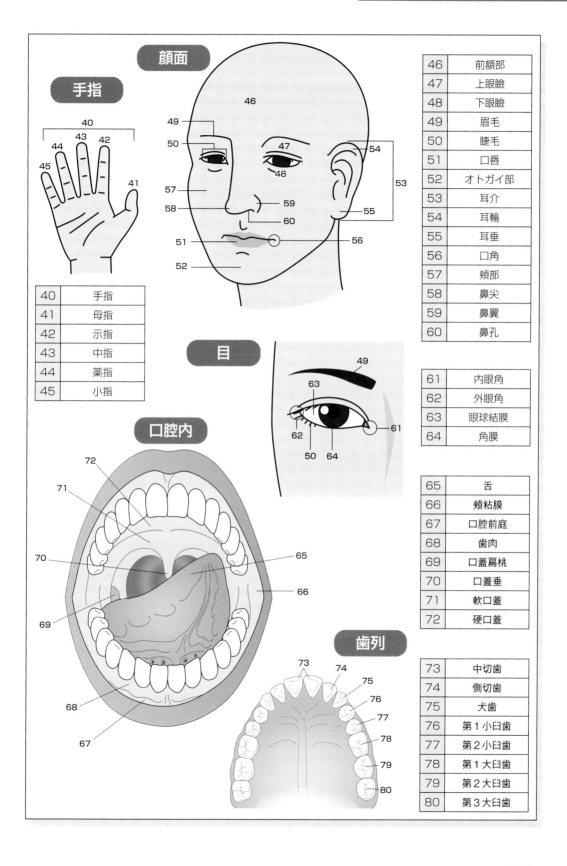

手指

40	手指
41	母指
42	示指
43	中指
44	薬指
45	小指

顔面

46	前額部
47	上眼瞼
48	下眼瞼
49	眉毛
50	睫毛
51	口唇
52	オトガイ部
53	耳介
54	耳輪
55	耳垂
56	口角
57	頬部
58	鼻尖
59	鼻翼
60	鼻孔

目

61	内眼角
62	外眼角
63	眼球結膜
64	角膜

口腔内

65	舌
66	頬粘膜
67	口腔前庭
68	歯肉
69	口蓋扁桃
70	口蓋垂
71	軟口蓋
72	硬口蓋

歯列

73	中切歯
74	側切歯
75	犬歯
76	第1小臼歯
77	第2小臼歯
78	第1大臼歯
79	第2大臼歯
80	第3大臼歯

皮膚・粘膜に関連する用語

	読み	漢字	意味
あ	あっこん	圧痕	皮膚などを指などで圧迫したときに残る凹み
か	かいよう	潰瘍	皮膚や粘膜が真皮や皮下組織まで欠損した状態
	かひ	痂皮	表皮が欠損した際、血液や滲出液、壊死組織などが固着した状態。かさぶた
	かんしん	汗疹	発汗により起こる皮疹
	かんにゅうそう	陥入爪	爪の先端側面が皮膚に食い込んだ状態 痛みや炎症を伴う
	きゅうしん	丘疹	触るとわかるような隆起で、5mm以下のものをいう
	けいがん	鶏眼	限局的に発生する角質肥厚で角栓を形成し、疼痛を伴う。うおのめ
	けっせつ	結節	真皮・皮下組織に存在する0.5～3cmの隆起性病変
	こうけつ	硬結	盛り上がった形の発疹
さ	しっしん	湿疹	表皮で発生する炎症の総称
	しはん	紫斑	皮下や粘膜下の出血などにより、紫色にみえる色素斑
	しゅりゅう	腫瘤	体内の発生した塊。こぶ、しこりなど
	じょくそう	褥瘡	長時間の圧迫による血流障害に関連した皮膚の損傷や壊死。床ずれ
	すいほう	水疱	滲出液などによって隆起した発疹。水風船のような隆起
な	のうほう	膿疱	内部に膿がたまっている皮疹。皮疹中央部が黄色・淡黄色の膿が確認できる
は	はくはん	白斑	メラニン色素の変化によって、一部分が白く色が抜けているもの
	はくり	剥離	表皮が摩擦などによって真皮よりはがれた状態
	はんこん	瘢痕	損傷後に繊維性組織（肉芽など）に置き換わったもの。皮膚の萎縮や色の変化がみられる
	ひしん	皮疹	「発疹」ともいう。皮膚に現れた病変
	びらん	－	皮膚表面や粘膜筋板までの損傷。浅い潰瘍
	ふしゅ	浮腫	間質や体腔内に体液成分が貯留した状態。むくみ
	ぼうしん	膨疹	皮膚の一部に発生した浮腫により発生した膨隆で、短時間で喪失する。蕁麻疹が代表的
	ほっせきしん	発赤疹	発赤を伴う皮疹
ら	りんせつ	鱗屑	角質が剥離したまま皮膚表面に付着した状態

疼痛・かゆみに関連する用語

	読み	漢字	意味
あ	あっつう	圧痛	指で押すなどして圧迫したときに出現する痛み
さ	しゃくねつつう	灼熱痛	焼けるような感覚を伴う痛み。神経損傷時に起こる
	せんしつう	穿刺痛	鋭利のもので刺されたような激痛
	せんつう	疝痛	腹部に発生する周期的に反復する痛み

	読み	漢字	意味
	そうよう	掻痒	皮膚・粘膜の表面に出現する掻きたくなるような不快感。かゆみ
た	どんつう	鈍痛	鈍く重苦しく感じる痛み

損傷に関する用語

	読み	漢字	意味
か	きれつ	亀裂	角質化した皮膚表面に起こる断裂。あかぎれ
	こうしょう	咬傷	昆虫や動物に咬まれることによってできる損傷
さ	さっかしょう	擦過傷	摩擦によって発生する傷。擦り傷
	スキンテア	－	摩擦などによって表皮、および表皮と真皮が下層の組織からはがれること。高齢者の脆弱な皮膚に発生する裂傷
た	だぼく	打撲	物にぶつかることで起こる損傷
は	はくり	剥離	表皮が摩擦などによって真皮よりはがれた状態
や	ようはしょう	痒破傷	痒みなどでひっかくことによって起こる傷。ひっかき傷
ら	れっしょう	裂傷	皮膚が割れて開いたような創

関節・運動機能に関する用語

	読み	漢字	意味
か	こうしゅく	拘縮	関節、筋、靱帯などの軟部組織が炎症や損傷などにより固まり動きにくくなった状態
た	だっきゅう	脱臼	関節部において骨が関節からはずれた状態
な	ねんざ	捻挫	関節の過度な回転や伸展などで起こる関節や靱帯の損傷

呼吸・循環に関する用語

	読み	漢字	意味
か	がいそう	咳嗽	せき
	かがくこきゅう	下顎呼吸	下顎を下に動かしながら行う呼吸
	かくしゅつ	喀出	気道から痰などを排出すること
	かくたん	喀痰	気道から喀出された痰
	かたこきゅう	肩呼吸	肩を上下させて行う努力呼吸の1つ
	かっけつ	喀血	気道から血液を排出すること
	かんぼつこきゅう	陥没呼吸	努力呼吸の一種　吸気時に胸部の一部が陥没する
	きいこきゅう	奇異呼吸	呼吸時に胸郭が左右対称でない呼吸
	きざこきゅう	起座呼吸	座位になると息苦しさが緩和するため、座って行う呼吸
	きみゃく	奇脈	呼吸に応じて強弱が変化する脈。呼気時に強くなる

	読み	漢字	意味
	きょうぶあっぱくかん	胸部圧迫感	胸部が圧迫されるような感覚
	きょうないくもん	胸内苦悶	不安感を伴う胸部の不快感
	けったい	結滞（結代）	心臓の収縮があるため心音は聴取できるが、拍出量が少ないため脈が途切れる状態
さ	ぜんめい	喘鳴	気道が狭窄することで呼気時におこる「ヒューヒュー」「ゼーゼー」といった高音性持続性の呼吸音

脳・神経・感覚に関する用語

	読み	漢字	意味
か	がんしん	眼振	眼球の不随意的な往復運動。眼球振盪（がんきゅうしんとう）の略
	ぎそうかん	蟻走感	蟻がはっているようなむずむずした感覚
	げんうん	眩暈	めまい
	こうおんしょうがい	構音障害	言葉を発する言語音が機能的、器質的障害によって正しく発声できない状態
さ	させい	嗄声	咽頭周辺の機能的、気質的病変により声がかすれたような状態になること
	しゅうめい	羞明	日常において一般的な光量を眩しく感じること
た	たべん	多弁	言葉が多く、続けざまに喋るような状態
ら	ろれつ	呂律	舌が上手く回らず、発語が不明瞭な状態

消化器系に関する用語

	読み	漢字	意味
あ	おしん	悪心	むかつき、嘔気
か	かんとん	嵌頓	腹部内臓や各器官が腹壁の隙間から脱出し、復帰できない状態。嵌頓ヘルニア
	きつぎゃく	吃逆	しゃっくり
た	とけつ	吐血	血液を嘔吐すること
は	ふくぶぼうまんかん	腹部膨満感	お腹が張っているような感覚

排泄に関する用語

	読み	漢字	意味
か	げけつ	下血	血液を肛門から排出すること
	げり	下痢	流動性がある、あるいは液状の排便を繰り返すこと。腹部の不快感を伴うことが多い
さ	しっきん	失禁	本人の意思にかかわらず尿や便を排泄すること
は	ひんにょう	頻尿	排尿回数が増えること。日中8回以上を昼間頻尿、夜間1回以上を夜間頻尿という
	べんぴ	便秘	排便回数や水分含有量の減少などに伴い、排便困難を伴うもの
	ぼうにょう	乏尿	尿生成が減少し、尿量が400mL／日以下になった状態

ま	むにょう	無尿	尿生成がほとんど停止し、尿量が100mL／日以下になった状態

状態・性状などに関する用語

	読み	漢字	意味・「　」使用例
あ	いかんせん	易感染	免疫力の低下などによって容易に感染症を発生しやすい状態
	いしきこんだく	意識混濁	注意力の低下や時間、場所、人物の情報に混乱が生じている状態
	いほうおん	胃泡音	胃管チューブ挿入後の確認時、空気を流入した際に聞かれる発泡音
	うし	齲歯	虫歯
	うっけつ	鬱血 （うっ血）	末梢において静脈血の還流が阻害された状態。静脈の怒張や組織周辺の色調の変化が認められる
	うったい	鬱滞 （うっ滞）	血液のみでなく、組織液やリンパ液を含む循環が滞っている状態。発生箇所周辺組織には浮腫が発生している場合が多い
	うつねつ	鬱熱	放熱できず、身体に熱がこもることで起こる発熱
	えし	壊死	細胞や組織が死んだ状態
	えそ	壊疽	感染などによって細胞や組織が腐敗した状態
か	かすい	下垂	筋や組織の緊張が低下し、周辺組織が重力にしたがってって下がること。「口角下垂」「眼瞼下垂」など
	かどういきせいげん	可動域制限	関節や関節周辺組織の障害によって、関節の正常な可動範囲に満たない状態
	かんおう	陥凹	皮膚などの軟部組織がくぼんでいる状態
	かんかい	寛解	症状が安定している状態
	かんぼつ	陥没	骨などの硬い組織が損傷してへこんだ状態
	ぎゃっけつ	逆血	点滴チューブなどに血液が逆流すること
	きょうしゅく	強縮	筋肉への反復刺激によって発生した持続的な収縮
	きょけつ	虚血	組織や臓器への動脈血の供給が減少、あるいは途絶した状態
	きんまん	緊満	内部に貯留したものによって表面が膨隆し張っている状態。「乳房緊満」「膀胱緊満」「腹部緊満」など
	けいみん	傾眠	刺激すると目を開くがすぐに閉じるような状態
	けいれん	痙攣	コントロールできない筋肉の断続的な収縮
	こうしゅく	拘縮	関節や靭帯、筋、腱などが柔軟性を失い、関節の可動域が減少した状態
	こうちょく	硬直	筋肉などの持続的な収縮や柔軟性が失われ硬くなった状態
	こんすい	昏睡	刺激に対して反応しないような状態。
	こんめい	混迷	意識はあるが、刺激に対して行動や発語などの表出がない状態
さ	しっきん	失禁	自分で排泄コントロールができず漏らしてしまう状態
	しんせん	振戦	全身あるいは身体の一部に不随意的に起こる筋肉の律動的な収縮。ふるえ
	ぜっこんちんか	舌根沈下	舌根部が咽頭へ落ち込んだ状態。上気道閉塞の原因となる
	そくせん	尖足	足関節が底屈したまま拘縮した状態
た	たいしゅく	退縮	組織や臓器が機能を失い縮小すること。「歯肉の退縮」など

	読み	漢字	意味
	チアノーゼ	－	血中の還元ヘモグロビンが増加することによって皮膚や粘膜が暗紫色に変化している状態
	ちょうぜんどうおん	腸蠕動音	消化管の運動に伴い発生する音
	どちょう	怒張	血圧の上昇や血液の停滞などによって、血管が通常よりも膨れ上がった状態
は	はいようせいいしゅく	廃用性萎縮	長期間の安静や寝たきりなどで、使用しないことによりおこる筋の萎縮
	はこう	跛行	足を引きずるような歩行
	ひこう	肥厚	組織などが増殖し、厚さを増すこと。肥厚爪など
	ひだい	肥大	組織や臓器の容積が増加した状態。「心肥大」「肝肥大」など
	びへい	鼻閉	外鼻腔から咽頭鼻部にかけての閉塞および狭窄によって起こる。鼻づまり
	ふくざつおん	副雑音	胸部の聴診で呼吸時に聴取される異常音。ラ音や胸膜摩擦音がある
	ふくめい	腹鳴	腸管内のガスが移動することによって発生する音
	ぼうりゅう	膨隆	盛り上がってふくらんでいる状態。「腹部膨隆」など
ま	まもう	磨耗	こすれて磨り減っている状態
ら	りゅうき	隆起	高く盛り上がっている状態。「外後頭隆起」など
	りょうしい	良肢位	関節が拘縮・硬直した場合、日常生活が送りやすいと考えられている関節の角度・型
	りゅうるい	流涙	涙をながす、あるいは眼が潤んでいる状態
	れいかん	冷感	身体の一部に冷たさや肌寒さを感じる感覚

動作・姿勢に関連する用語

	読み	漢字	意味
あ	あいき	曖気	げっぷ
	えんげ	嚥下	口腔内に入っている飲食物を飲み込むこと
か	かいない	回内	前腕を回転して手のひらを下に向ける
	がいせん	外旋	長骨（上腕骨や大腿骨など）を軸として体の外側に回転させること
	がいてん	外転	中心部（体幹や中指）から外側に動かすこと
	かいがい	回外	前腕を回転して手のひらを上に向けること
	ぎょうがい	仰臥位	仰向けで寝ている体位
	くっきょく	屈曲	関節を中心にして曲げること。前方に曲げる事を前屈。後方に曲げることを後屈という
	けっしん	欠伸	あくび
	こつばんこうい	骨盤高位	仰臥位の状態で頭部を低くし、膝から下を高くした体位。トレンデレンブルク体位
さ	しゅんもく	瞬目	まばたき
	しょうあく	掌握	手を握ること。使用例は、「掌握運動」
	しんてん	伸展	関節を中心にして伸ばすこと
	せっしゅ	摂取	飲食して体に取り込むこと。使用例は、「水分摂取」など
	そうは	掻破	痒みに対して掻くこと、あるいは皮膚などを傷つけること

	そくがい	側臥位	横向きで寝ている体位。どちらが下かによって、右側仰位、左側仰位を区別する
	そしゃく	咀嚼	口腔内の食べものを噛み砕くこと
た	たんざい	単座位	足を下ろしてベッドや椅子に座ること
	ちょうざい	長座位	上半身のみを起こして両足を伸ばした状態で座ること
	ていくつ	底屈	足関節から先を伸ばしてつま先を立てること
	てんとう	転倒	転ぶこと
	てんらく	転落	ベッドなどから落ちること
	どせき	努責	腹圧を高めていきむこと
な	ないせん	内旋	長骨（上腕骨や大腿骨など）を軸として体の内側に回転させること
	ないてん	内転	中心部（体幹や中指）から内側に動かすこと
は	ファウラー位	－	仰臥位の状態で上半身を高くした体位
	ふくがい	腹臥位	腹部を下にして寝ている体位
	ほじ	保持	一定の状態を保つこと。使用例は、「関節保持」「体位保持」など
ら	りしょう	離床	安静状態から活動レベルを上げること

援助・処置に関連する用語

	読み	漢字	意味
あ	あっぱく	圧迫	強く抑えること。使用例は、「胸部圧迫」
	いじょう	移乗	ベッドと車椅子間、ベッドとストレッチャー間などで移動し乗り換えること
	いんせん	陰洗	陰部を清潔にするための清潔援助の1つ。陰部洗浄の略
か	かくり	隔離	感染予防や危険防止のために隔て離すこと
	かんきょうせいび	環境整備	生活環境を清潔にすることや危険を予防するために生活環境を整えること
	きかんそうかん	気管挿管	上気道の確保のために経鼻的、経口的に管を挿入すること
	きゅういん	吸引	器具などを用いて痰や排液を吸い込み取り除くこと
	きょたん	去痰	気道にある痰を取り除くこと
	きんき	禁忌	治療や身体状況に関連して検査、投薬などを禁止すること
	きんしょく	禁食	検査や治療のために食事を禁止すること
	クーリング	－	冷却すること
	けっさつ	結紮	手術などで血管を糸で縛ること
	こうい	更衣	衣服を着替える、あるいは着替えさせること
	こうそく	拘束	自傷他害のおそれがある場合に行動を制限すること
	こくち	告知	病名などを知らせること
さ	さいたん	採痰	検査などで痰を採取すること
	さいにょう	採尿	検査などで尿を摂取すること
	さいべん	採便	検査などで便を採取すること
	しにゅう	刺入	検査や処置を行う際に針を差し込むこと
	じょあつ	除圧	褥瘡の予防などで体の一部にかかる圧を分散または取り除くこと

しょくち	触知	触診で皮膚越しに感知すること
すいぶんすいとう	水分出納	体内に入る水分量と出る水分量のこと
せいしき	清拭	清潔行動ができない場合に全身あるいは一部を拭いて清潔を維持すること
せいはつ・けっぱつ	整髪　結髪	頭髪を結い整えること
せっかい	切開	手術や処置においてメスなどで軟部組織を切り開くこと
そうちゃく	装着	検査や処置のために器機や手袋、エプロンなどをつけること
た たいいへんかん	体位変換	自分で身体の位置を換えられない場合に介助によって体位を換えること
体位ドレナージ	－	排痰を促すために体位を変えて重力によって喀出を促すこと
デブリードメント（デブリ）		組織の回復を促進するため壊死組織を切開・除去すること
ちょうふ	貼付	シート状の治療薬を貼ること
てきべん	摘便	便秘で自力での排便が困難な時に指を肛門に挿入して、便を掻き出すこと
どうにょう	導尿	尿道からカテーテルなどを入れて尿を排出すること
とうよ	投与	患者に薬剤を渡すこと、あるいは飲ませること
とさつ	塗擦	軟膏などを皮膚にすり込むように塗ること
は はいき	排気	消化管や胸腔などにたまった空気を取り除くこと
ばっこう	抜鉤	創部を縫い合わせた金属針を取り除くこと
ばっし	抜糸	創部を縫い合わせた糸を取り除くこと
ま ミルキング	－	チューブやドレーンなどを指や器具を用いて内容物の流動を促す行為

評価・程度に関する用語

	読み	漢字	意味・「　」使用例
か	かじょう	過剰	量や程度がいき過ぎた状態。「過剰摂取」 など
	かびん	過敏	刺激に対して感受性が高い状態。「聴覚過敏」「神経過敏」など
	げんじゃく	減弱	反射などの程度が減少している状態
	げんたい	減退	機能が衰え弱っていくこと。「記憶力減退」「視力減退」など
	こうしん	亢進	程度や勢いが高まった状態。「食欲亢進」「反射亢進」など
	こんだく	混濁	液体が透明性を失い混濁した状態。「白色混濁（白濁）」「混濁尿」など
	こんにゅう	混入	異なるものが混じる様子。「異物混入」「血液の混入」など
さ	しつじゅん	湿潤	湿っていてじめじめしている様子。「湿潤環境」など
	しょうりょう	少量	摂取した食事などを表すもので、わずかしか食べられなかった場合の表現
	ぜんりょう	全量	摂取した食事などを表すもので、すべてあるいはほとんどを摂取した場合の表現
	そうしつ	喪失	心身の機能を失うこと。「反射喪失」「対象喪失」など
は	はんりょう	半量	摂取した食事などを表すもので、全体の約半分量を摂取した場合の表現
	ふめいりょう	不明瞭	はっきりしておらずぼんやりとしている状態。「境界不明瞭」など
	ふりょう	不良	状態がよくないこと。「流出不良」など
ま	めいりょう	明瞭	はっきりしている状態。「境界明瞭」など

ら	りょうこう	良好	状態が良いこと。「経過良好」「流出良好」など

色・色調に関連するもの

	読み	漢字	意味
あ	あんかっしょく	暗褐色	暗い深い褐色
	あんししょく	暗紫色	暗い紫色。代表的なものはチアノーゼ
	あんせきしょく	暗赤色	暗い赤色。代表的なものは静脈血
	おうかっしょく	黄褐色	枯葉のような黄色みがかった茶色
	おうどしょく	黄土色	茶色がかった黄色
か	かいはくしょく	灰白色	白みがかった灰色
	かっしょく	褐色	茶色。チョコレート、コーヒーから連想される色
	けっせい	血性	透明度がない血液のような赤色。ほぼ血液
	こっかっしょく	黒褐色	より黒色が強い褐色
	こっくしょく	黒色	墨色。代表的なものはタール便
さ	せいししょく	青紫色	暗い青紫。暗紫色より青みがかった色。代表的なものはチアノーゼ
	せっかっしょく	赤褐色	より赤みの強い褐色
	そうはく	蒼白	皮膚に血色がなく白あるいは青白くみえる状態。使用例は、「顔面蒼白」など
た	たんおうしょく	淡黄色	淡い黄色。漿液性。代表的なものは健常な尿の色
	たんけっせい	淡血性	赤が強いオレンジ色。漿液性のものに血液が混入している場合にみられる
	たんたんけっせい	淡淡血性	淡血性より更に明るい色
な	にゅうはくしょく	乳白色	白く混濁している状態。乳び色ともいう

その他

	読み	漢字	意味
あ	あきゅうせいき	亜急性期	急性期の時期を過ぎて病状が安定する時期
か	きゅうせいき	急性期	症状が急に発症し、その後の進行が早い時期
さ	しゅうまつき	終末期	治療による回復が困難で亡くなることが予測され、患者、家族、医療関係者が対応や準備する時間
た	てんいん	転院	入院中の病院から別の病院へ移ること
	てんとう	転棟	入院中の病棟から別の病棟に移ること
は	ほうしつ	訪室	部屋を訪れること
ま	まんせいき	慢性期	病状の進行が緩やかで経過が長い時期
ら	りいん	離院	病院を離れること。許可がない状態で勝手に離れることを「無断離院」という
	りしょう	離床	病床を離れて行動すること
	りとう	離棟	病棟を離れること。許可がない状態で勝手に離れることを「無断離棟」という

母性、小児に特徴的な用語

	読み	漢字	意味
あ	アウス	－	人工妊娠中絶
	いつにゅう	溢乳	哺乳後にミルクを吐き出すこと
	おそ	悪阻	つわり
	おろ	悪露	出産後に排出される血液や分泌物
か	きゅうてつ	吸啜	新生児が乳首などを吸うこと。使用例は、「吸啜反射」など
	けいちつぶんべん	経腟分娩	胎児が腟を通って娩出されること。自然分娩と同義
	こうじんつう	後陣痛	胎児や胎盤を娩出した後に起こる子宮収縮
	ぜんくじんつう	前駆陣痛	分娩の2～3週間前から起こる分娩に至らない不規則な子宮収縮
さ	さんつう	産痛	分娩経過に伴う疼痛。分娩の進行に伴い疼痛の発生場所や程度が異なる
	しきゅうこうかいだい	子宮口開大	分娩の進行に伴い子宮口が開いている状態
	しきゅうふっこ	子宮復古	子宮が妊娠前の状態に戻ること
	じんつう	陣痛	分娩時に起こる周期的・反復的な子宮収縮
	じんつうかんけつ	陣痛間歇	陣痛消失後から次の陣痛が始まるまでの時間
	せいきざん	正期産	妊娠37週以上42週未満の期間の分娩
	せっぱくそうざん	切迫早産	妊娠22週以上37週未満の期間に破水や子宮収縮などによって分娩になる可能性があるもの
	せんえんぶんべん	遷延分娩	基準的な時間を経過しても胎児娩出されないものをいう。初産の場合30時間以上、経産婦の場合は15時間以上
	そうたい	双胎	2人の胎児を有する状態。使用例は、「双胎妊娠」など
た	たいげ	帯下	子宮や腟からの分泌物。おりもの
	たいこう	胎向	子宮内における胎児の向き
	たいせい	胎勢	子宮内における胎児の姿勢
	たいし	胎脂	妊娠24週以降に出現する胎児の皮膚の表面に付着している物質
	たいじかこうかん	胎児下降感	胎児が骨盤内に降りていくような感覚
	ちつせんじょう	腟洗浄	検査や処置の前に腟内を洗い流す処置
	ていきゅう	啼泣	乳幼児が泣くこと
な	なんご	喃語	乳児期における意味のない言葉
	にんしんおそ	妊娠悪阻	つわりが重篤化し、栄養障害や機能障害が出現した状態
は	はいろ	排臨	陣痛に伴い胎児の頭が腟に見え隠れする状態
	はすい	破水	分娩進行にともなって胎膜が破裂し、羊水が流出すること
	はつろ	発露	胎児の頭が腟に現れ陣痛の強弱に関係することなく現れたままの状態
	びじゃくじんつう	微弱陣痛	分娩が進行できないような弱い陣痛
	ぶんべんていし	分娩停止	陣痛はあるが分娩が進行しない状態
	べんしゅつ	娩出	胎児や胎盤が母体から出ること

	読み	漢字	意味
	べんしゅつりょく	娩出力	腹圧や子宮の収縮などによって胎児・胎盤を押し出す力
	ボトルフィーディング	−	哺乳を用いて授乳を行い排気させるまでの一連の行為
	ほにゅう	哺乳	母乳や人工乳を与えること
	ほにゅうけんお	哺乳嫌悪	乳首の吸いつきが悪く、嫌がること。哺乳嫌忌
ま	もくよく	沐浴	新生児の温浴

精神に特徴的な用語

	読み	漢字	意味
あ	アイディンティティ・クライシス	−	主に青年期に陥る自己認識の危機
	アカシジア	−	抗精神病薬の副作用
	アディクション	−	依存症・中毒
	いしょく	異食	本来食用じゃないものを食べる行為
か	がいねんいつだつ	概念奔逸	考えにまとまりがなくなり、多弁になる思考の傷害
	かんしゃく	癇癪	怒りやそれから来る突発的な行動を抑えられない状態
	かんじょうしっきん	感情失禁	わずかな刺激で過剰に感情を表出する情動障害
	きしねんりょ	希死念慮	自らの命を断ちたいと願うこと
	きょうはく	強迫	止めようと思っても止められない状態
	げんかく	幻覚	実際に存在しないのに存在するかのように認識すること。幻聴、幻視、幻臭などがある
さ	さくらん	錯乱	思考や判断力が欠如し混乱した状態
	じさつきと	自殺企図	自らの命を断とうと行動を起こすこと
た	とんそう	遁走	ストレスやその原因から逃げたそうとする精神状態　あるいは、特定の場所から逃げること
は	ぼうぎょきせい	防衛機制	ストレスやその原因などに直面した際に自己を守るようにはたらく反応
ま	もうそう	妄想	物事に対する意味づけや判断の誤った確信で、思考内容の障害
	めいてい	酩酊	アルコールや薬剤によって中毒症状が出現した状態

参考書籍
1) 伊藤正男他総監修：医学書院医学辞典. 医学書院、2009.
2) 和田攻他総編集：看護学大事典. 医学書院、2002.
3) 永井良三他監：看護学大辞典. 第6版、メチカルフレンド社、2013.
4) 藤倉八江子他監：ナースのための人体解剖&看護用語・略語ポケット事典. ユーキャン学び出版、2014.
5) 日本色研事業編：色名小事典. 日本色研事業、1988.
6) 三省堂編修所編：広辞林. 三省堂、1983.
7) 全日本病院協会：終末期医療に関するガイドライン；よりよい終末期を迎えるために. 2016.

看護学生のための
実習に役立つ 記録の書き方

編著者	塚本都子、上谷いつ子
	ツカモトミヤコ　ウエタニイツコ
発行人	中村雅彦
発行所	株式会社サイオ出版
	〒101-0054
	東京都千代田区神田錦町 3-6　錦町スクウェアビル 7 階
	TEL 03-3518-9434　FAX 03-3518-9435
カバーデザイン	株式会社メデューム
DTP	株式会社メデューム
本文イラスト	日本グラフィックス
印刷・製本	株式会社朝陽会

2021 年 5 月 10 日　第 1 版第 1 刷発行　　ISBN 978-4-907176-94-5　　Ⓒ Miyako Tsukamoto

●ショメイ：カンゴガクセイノタメノ ジッシュウニヤクダツ キロクノカキカタ

乱丁本、落丁本はお取り替えします。